Peter Kelders Mega-Bestseller *Die Fünf »Tibeter«®* ist zum Inbegriff eines ganzheitlichen Programms geworden, das Gesundheitsbewusstsein und Lebensfreude vereint. Das Erfolgsgeheimnis ist ganz einfach: Es macht Spaß und wirkt. Den Sechsten »Tibeter«® hat Peter Kelder in seinem Buch die »Krönung des ganzen Übungssystems« genannt. Mit dem vorliegenden Doppelband wird das Geheimnis um den »Sechsten« gelüftet. Christian Salvesen macht in seinem Buch klar, worum es beim Sechsten »Tibeter«® wirklich geht. Er erläutert den philosophisch-psychologischen Hintergrund und zeigt, wie man mit Hilfe weiterer, ergänzender Übungen und Meditationen ein intensiveres Körpergefühl entwickeln und die individuelle Liebesfähigkeit stärken kann.

*Peter Kelder* wuchs bei Adoptiveltern im Mittleren Westen der USA auf. Schon früh verließ der gebildete und sprachgewandte junge Mann sein Elternhaus, um die Welt bis zu ihren entlegendsten Winkeln zu bereisen. In den 1930er Jahren begegnete Kelder in Kalifornien jenem Mann, der ihm das Geheimnis der Fünf »Tibeter« anvertraute, das er mit seinem Buch allen zugänglich machte. Sein eigenes Leben jedoch hielt Peter Kelder vor der Öffentlichkeit verborgen.
*Christian Salvesen*, geb. 1951 in Celle, verbrachte nach Abschluss seines Philosophiestudiums mehrere Jahre in Indien und war Schüler der Tantra-Meister Osho und Barry Long. Durch seine Meditationssendungen im NDR und WDR sowie im Zuge seiner publizistischen Arbeit kam er mit den bedeutendsten spirituellen Lehrern unserer Zeit in Kontakt. Er ist verheiratet und lebt als Journalist, Musikproduzent und Buchautor in der Nähe von München.

*Unsere Adresse im Internet: www.fischerverlage.de*

Peter Kelder

# Die Fünf »Tibeter«®

Das alte Geheimnis aus den Hochtälern des Himalaja lässt Sie Berge versetzen

Aus dem Englischen
von Christopher Baker

Christian Salvesen

# Der Sechste »Tibeter«®

Das Geheimnis erfüllter Sexualität

Fischer Taschenbuch Verlag

Limitierte Sonderausgabe
Veröffentlicht im Fischer Taschenbuch Verlag,
einem Unternehmen der S. Fischer Verlag GmbH,
Frankfurt am Main, September 2006


Druck und Bindung: Ebner & Spiegel, Ulm
Printed in Germany
ISBN-13: 978-3-596-50972-0
ISBN-10: 3-596-50972-6

# Die Fünf »Tibeter«®

Das alte Geheimnis aus den Hochtälern des Himalaja lässt Sie Berge versetzen

# Inhalt

## Das alte Geheimnis der »Quelle der Jugend«



## Das Geheimnis, das Sie Berge versetzen lässt

## Der Fünf-»Tibeter«-Serviceteil

# Das alte Geheimnis der »Quelle der Jugend«

# Erster Teil

*Jeder Mensch wünscht sich ein langes Leben.*
*Aber kein Mensch möchte alt sein.*
Jonathan Swift

## Schangri-La?
## Der Horizont hinter dem Horizont

Vor einigen Jahren saß ich eines Nachmittags im Park und las meine Zeitung, als ein älterer Herr auf mich zukam und sich neben mich setzte. Er schien auf die Siebzig zuzugehen, sein Haar war grau und spärlich, seine Schultern waren gebeugt, und er lehnte sich beim Gehen auf einen Spazierstock. Wie hätte ich wissen können, dass dieser Augenblick den Verlauf meines Lebens für immer ändern würde.

Es dauerte nicht lange, und wir waren in ein angeregtes Gespräch verwickelt. Es stellte sich heraus, dass der alte Herr ein pensionierter Offizier der Britischen Armee war, der der Krone auch im Diplomatischen Corps gedient hatte. Als Folge davon hatte er im Laufe der Zeit praktisch jeden Winkel der Welt bereist. Und Colonel Bradford – ich werde ihn so nennen, obwohl das nicht sein richtiger Name ist – fesselte mich mit höchst unterhaltsamen Erzählungen von seinen Abenteuern.

Als wir uns trennten, verabredeten wir ein Wiedersehen, und schon nach kurzer Zeit hatte sich eine engere Freundschaft zwischen uns entwickelt. Wir trafen uns häufig, in seiner Wohnung oder in meiner, und führten Diskussionen und Gespräche, die bis tief in die Nacht dauerten.

Bei einer dieser Gelegenheiten wurde mir klar, dass es etwas von Bedeutung gab, worüber Colonel Bradford sprechen wollte, aus irgendeinem Grund jedoch zögerte. Ich versuchte ihm taktvoll diese Befangenheit zu nehmen, indem ich ihm versicherte, dass ich, falls er mir erzählen wollte, was ihn beschäftigte, dies mit strenger Vertraulichkeit behandeln würde. Langsam zunächst, doch dann mit zunehmendem Vertrauen, begann er zu sprechen.

Als er einige Jahre zuvor in Indien stationiert war, war Bradford von Zeit zu Zeit mit herumziehenden Einheimischen aus entlegenen Gegenden des Landesinneren in Verbindung gekommen und hatte viele fesselnde Geschichten über ihr Leben und ihre Bräuche gehört. Eine seltsame Geschichte, die sein besonderes Interesse weckte, hörte er ziemlich häufig, und immer von den Bewohnern eines bestimmten Landstrichs. Die Bewohner anderer Teile des Landes schienen nie davon gehört zu haben.

Die Geschichte betraf eine Gruppe von Lamas, tibetischen Mönchen, die der Geschichte zufolge das Geheimnis der ewigen Jugend entdeckt hatten. Über die Jahrtausende war das außerordentliche Geheimnis von den Mitgliedern dieser mystischen Vereinigung übermittelt worden. Zwar gaben sie sich keinerlei Mühe es geheim zu halten, doch war ihr Kloster so abgelegen und isoliert, dass sie praktisch von der Außenwelt abgeschlossen waren. Aus diesem Grund war bisher nichts von ihrem Wissen an die Außenwelt gedrungen.

Dieses Kloster und seine »Quelle der Jugend« war für die Einheimischen, die davon erzählten, zu einer Art Legende geworden. Sie erzählten von alten Männern, die auf geheimnisvolle Weise ihre Gesundheit, Kraft und Vitalität zurückgewannen, nachdem sie das Kloster gefunden hatten und eingetreten waren. Aber niemand schien die genaue Lage dieses seltsamen und wunderbaren Ortes zu kennen.

Wie so viele andere Männer hatte auch Colonel Bradford im Alter von 40 Jahren begonnen, alt zu werden, und das ließ sich offenbar nicht aufhalten.

Je mehr er von dieser wunderbaren »Quelle der Jugend« hörte, desto mehr gelangte er zu der Überzeugung, dass solch ein Ort tatsächlich existierte. Er begann Informationen zu sammeln: Richtungsangaben, die Art der Landschaft, das Klima und andere Daten, die ihm helfen konnten, den Ort ausfindig zu machen. Und sobald Colonel Bradford seine Nachforschungen begonnen hatte, wurde er in zunehmendem Maß von dem Wunsch besessen, diese »Quelle der Jugend« zu finden.

Der Wunsch, so erzählte er mir, war so unwiderstehlich geworden, dass er sich entschlossen hatte, nach Indien zurückzukehren und ernsthaft nach diesem Zufluchtsort und seinem Geheimnis ewiger Jugend zu suchen. Und er fragte mich, ob ich mich seiner Suche anschließen wolle.

Normalerweise wäre ich der Erste, der auf eine so unwahrscheinliche Geschichte skeptisch reagierte. Aber der Colonel meinte es völlig ernst. Und je mehr er mir von dieser »Quelle der Jugend« erzählte, desto mehr kam ich zu der Überzeugung, dass etwas Wahres daran sein könnte. Eine Weile überlegte ich mir ernsthaft, mich der Suche des Colonels anzuschließen. Aber als ich anfing, praktische Gegebenheiten in meine Überlegungen einzubeziehen, gewann die Vernunft die Oberhand, und ich entschied mich dagegen.

Schon kurz nachdem der Colonel abgereist war, kamen mir Zweifel, ob ich die richtige Entscheidung getroffen hatte. Um meinen Entschluss zu rechtfertigen, sagte ich mir, dass es vielleicht töricht sei, das Altern besiegen zu wollen. Vielleicht sollten wir uns alle einfach damit abfinden, in Anmut und Würde alt zu werden und vom Leben nicht mehr zu verlangen als andere auch.

Aber dennoch spukte irgendwo in meinem Kopf weiterhin die *Möglichkeit*: eine »Quelle der Jugend«. Welch aufregender Gedanke! Um seinetwillen hoffte ich, dass der Colonel sie finden würde.

Jahre vergingen, und in der Hektik des Alltags verschwand Colonel Bradford und sein »Schangri-La« schließlich auch aus meiner Erinnerung. Dann, als ich eines Abends in meine Wohnung zurückkam, fand ich einen Brief in der Handschrift des Colonels. Ich öffnete ihn schnell und las eine Nachricht, die anscheinend in freudiger Erregung geschrieben worden war. Der Colonel teilte mir mit, dass er trotz frustrierender Verzögerungen und Rückschläge glaube, jetzt unmittelbar vor der Entdeckung der »Quelle« zu stehen. Er gab keinen Absender an, doch ich war erleichtert, wenigstens zu wissen, dass er noch am Leben war.

Viele Monate sollten vergehen, bevor ich wieder etwas von ihm hörte. Als endlich ein zweiter Brief eintraf, zitterten meine Hände, als ich ihn öffnete. Im ersten Moment konnte ich seinen Inhalt nicht glauben. Die Neuigkeiten waren besser, als ich auch nur hätte hoffen können. Der Colonel hatte die »Quelle der Jugend« nicht nur gefunden, sondern wollte sie sogar von seiner Reise mit zurückbringen und irgendwann im Lauf der nächsten zwei Monate bei mir eintreffen.

Vier Jahre war es jetzt her, seit ich meinen alten Freund zuletzt gesehen hatte. Und ich begann mich zu fragen, wie er sich in dieser Zeitspanne wohl verändert haben könnte. Hatte diese »Quelle der Jugend« ihn befähigt, die Uhr des fortschreitenden Alters anzuhalten? Würde er so aussehen wie damals, als ich ihn zum letzten Mal sah, oder würde er nur ein Jahr älter erscheinen anstatt vier?

Schließlich kam die Gelegenheit, diese Fragen zu beantworten. Als ich eines Abends allein zu Hause war, klingelte überraschend das Haustelefon. Als ich abnahm, meldete der Portier: »Ein Colonel Bradford ist hier, um Sie zu besuchen.« Eine Welle der Erregung überkam mich, als ich sagte: »Schicken Sie ihn gleich herauf.«

Kurz danach klingelte es, und ich riss die Türe auf. Aber zu meiner Enttäuschung sah ich vor mir nicht Colonel Bradford, sondern einen fremden, viel jüngeren Mann. Meine Überraschung bemerkend, sagte der Mann: »Haben Sie mich denn nicht erwartet?«

»Ich dachte, es wäre jemand anders«, antwortete ich ein bisschen verwirrt.

»Ich dachte, ich würde mit mehr Begeisterung empfangen werden«, sagte der Besucher mit freundlicher Stimme. »Schauen Sie mein Gesicht genau an. Muss ich mich wirklich vorstellen?«

Meine Verwirrung verwandelte sich zunächst in Verblüffung und dann in ungläubiges Staunen, als ich die Gestalt vor mir anstarrte. Langsam stellte ich fest, dass ihre Züge tatsächlich denen von Colonel Bradford ähnelten. Aber dieser Mann sah aus, wie der Colonel vor Jahren ausgesehen haben mochte – in seinem besten Alter. Anstelle eines gebeugten, blässlichen alten Mannes mit einem Stock sah ich eine große, aufrechte Gestalt. Sein Gesicht strahlte Gesundheit aus, und er hatte dichtes, dunkles Haar mit kaum einer Spur von Grau.

»Ich bin es wirklich«, sagte der Colonel, »und wenn Sie mich nicht hineinbitten, muss ich annehmen, dass Sie sich schlechte Manieren zugelegt haben.«

In freudiger Erleichterung umarmte ich den Colonel, und unfähig, meine Aufregung im Zaum zu halten, führte ich ihn unter einem Schwall von Fragen herein.

»Warten Sie, warten Sie«, protestierte er gutmütig. »Kommen Sie erst wieder zu Atem, und dann erzähle ich Ihnen alles, was passiert ist.« Und das tat er.

In Indien angekommen, war der Colonel sofort in Richtung tibetische Grenze aufgebrochen und hatte nach der Gegend gesucht, in der sich die berühmte Quelle ewiger Jugend angeblich befinden sollte. Zum Glück war er mit der Sprache dieses Landesteils einigermaßen vertraut, und er verbrachte viele Monate damit, Verbindungen herzustellen und sich mit Leuten anzufreunden. Viele weitere Monate war er damit beschäftigt, die Teile des Puzzles zusammenzusetzen. Es war ein zeitaufwendiger, mühseliger Prozess, aber seine Hartnäckigkeit brachte ihm schließlich den ersehnten Lohn. Nach einer langen und gefährlichen Expedition in die unerschlossenen Gebiete des Himalaja fand er schließlich das Kloster, das, der Legende zufolge, das Geheimnis ewiger Jugend und Verjüngung besaß.

Ich wünschte, dass Zeit und Platz mir erlauben würden, all die Dinge zu berichten, die Colonel Bradford erlebte, nachdem er in das Kloster aufgenommen worden war. Vielleicht ist es auch besser, dass ich dies nicht tue, denn vieles davon klingt mehr wie Phantasie als Tatsache. Die interessante Lebensweise der Lamas, ihre Kultur und ihre völlige Losgelöstheit von der Außenwelt sind für westliche Menschen schwer zu begreifen und zu verstehen.

In dem Kloster waren nirgendwo ältere Männer und Frauen zu sehen. Die Lamas nannten den Colonel gutmütig »den Greis«, denn seit langem hatten sie niemanden gesehen, der so alt aussah wie er. Er war für sie ein höchst ungewöhnlicher Anblick.

»In den ersten beiden Wochen nach meiner Ankunft fühlte ich mich wie ein Fisch auf dem Trockenen. Ich staunte über alles, was ich sah, und manchmal konnte ich kaum glauben, was ich vor Augen hatte. Bald begann meine Gesundheit besser zu werden. Ich konnte nachts tief und fest schlafen, und beim Aufwachen fühlte ich mich jeden Morgen erfrischter und tatkräftiger. Es dauerte nicht lange, da stellte ich fest, dass ich meinen Stock nur noch brauchte, wenn ich in den Bergen herumwanderte.

Eines Morgens etwa drei Monate nach meiner Ankunft erlebte ich die größte Überraschung meines Lebens. Ich hatte zum ersten Mal einen großen, wohl geordneten Raum des Klosters betreten, der als eine Art Bibliothek für alte Manuskripte benutzt wurde. An einem Ende des Raums befand sich ein bis zum Boden reichender Spiegel. Da ich während der beiden vergangenen Jahre ständig in dieser abgelegenen und primitiven Gegend umhergereist war, hatte ich während der ganzen Zeit nie mein Spiegelbild gesehen. So trat ich jetzt mit einiger Neugier vor das Glas.

Ungläubig starrte ich auf das Bild, das ich vor mir hatte. Meine körperliche Erscheinung hatte sich so drastisch verändert, dass ich volle 15 Jahre jünger aussah. All die Jahre hatte ich gehofft, dass die ›Quelle der Jugend‹ wirklich existierte. Jetzt hatte ich den physischen Beweis dafür vor meinen Augen.

Die Freude und Erregung, die ich empfand, sind nicht mit Worten zu beschreiben. In den folgenden Wochen und Monaten verbesserte sich mein Aussehen noch weiter, und die Veränderung wurde für alle, die mich kannten, immer offensichtlicher. Es dauerte nicht lange, bis ich meinen Ehrentitel ›Der Greis‹ nicht mehr zu hören bekam.«

An dieser Stelle wurde der Colonel durch ein Klopfen an der Tür unterbrochen. Ich öffnete und ließ ein Paar herein, mit dem ich zwar gut befreundet war, das sich aber keinen ungelegeneren Zeitpunkt für seinen Besuch hätte aussuchen können. Ich verbarg meine Enttäuschung so gut ich konnte, machte sie mit dem Colonel bekannt, und wir alle plauderten eine Weile miteinander. Dann stand der Colonel auf und sagte: »Es tut mir Leid, dass ich schon so früh gehen muss, aber ich habe heute Abend noch eine Verpflichtung. Hoffentlich sehe ich Sie alle bald wieder.« Doch an der Tür wandte er sich zu mir und sagte leise: »Könnten Sie morgen mit mir zu Mittag essen? Ich verspreche Ihnen, dass Sie dann alles über die ›Quelle der Jugend‹ erfahren werden.«

Wir verabredeten eine Zeit und einen Ort, und dann ging der Colonel. Als ich zu meinen Freunden zurückkehrte, bemerkte der Mann: »Er ist ganz bestimmt ein faszinierender Mann, aber ist er nicht ein bisschen jung für einen pensionierten Offizier?«

»Für wie alt hältst du ihn?«, fragte ich.

»Nun, er sieht nicht mal aus wie vierzig«, antwortete mein Gegenüber, »aber aus dem Gespräch würde ich schließen, dass er doch mindestens so alt sein muss.«

»Ja, mindestens«, sagte ich ausweichend. Und dann lenkte ich das Gespräch auf ein anderes Thema. Ich wollte die unglaubliche Geschichte des Colonels nicht weitererzählen, zumindest nicht, bevor er alles vollständig erklärt hatte.

Am nächsten Tag gingen der Colonel und ich nach dem gemeinsamen Mittagessen in das Zimmer, das er in einem nahe gelegenen Hotel bewohnte. Und dort schließlich erzählte er mir alle Einzelheiten über die »Quelle der Jugend«.

»Die erste wichtige Sache, die man mich lehrte, nachdem ich in das Kloster eingetreten war«, sagte der Colonel, »war dies: Der Körper hat sieben Energiezentren, die man sich als wirbelnde Kraftfelder vorstellen kann. Die Hindus nennen sie *Chakren.* Das sind kraftvolle elektrische Felder, unsichtbar für das Auge, aber nichtsdestoweniger sehr real.

Diese sieben Energiewirbel regieren die sieben Hormondrüsen des endokrinen Systems, die wiederum alle körperlichen Funktionen beeinflussen, darunter auch den Alterungsprozess.

Der erste Wirbel (Wurzel-Chakra genannt) befindet sich am unteren Ende der Wirbelsäule. Der zweite Wirbel (das Sakral-Chakra) ist im Unterbauch unter dem Bauchnabel zu finden. Der dritte Energiewirbel (das Solarplexus-Chakra) befindet sich über dem Bauchnabel aber unterhalb des Brustkorbes. Der vierte Wirbel (das Herz-Chakra) ist in der Mitte des Brustbeins zu finden. Der fünfte Energiewirbel (das Hals-Chakra) befindet sich in der Gegend des Kehlkopfes. Der sechste Wirbel (das Stirn-Chakra) ist in der Mitte der Stirn zwischen den Augenbrauen zu finden. Und der siebte und oberste Energiewirbel schließlich (das Scheitel-Chakra) befindet sich auf dem Schädeldach.

In einem gesunden Körper dreht sich jeder dieser ›Wirbel‹ mit hoher Geschwindigkeit und ermöglicht es dadurch der vitalen Lebensenergie, auch *Prana* oder ›ätherische Energie‹ genannt, durch das endokrine System aufwärts zu fließen. Wenn aber einer oder mehrere dieser Wirbel anfangen, sich langsamer zu drehen, dann ist der Fluss der vitalen Lebensenergie behindert oder blockiert und – nun ja, das ist einfach eine andere Bezeichnung für Altern und schlechte Gesundheit.

Diese sich drehenden ›Wirbel‹ dehnen sich bei einem gesunden Menschen so weit aus, dass sie aus dem Körper herausragen, bei einem alten, schwachen und kränklichen dagegen erreichen sie kaum die Körperoberfläche. Die schnellste Art, Jugend, Gesundheit und Vitalität wiederzugewinnen, ist, diese Energiezentren dazu zu bringen, sich wieder normal zu drehen. Es gibt fünf einfache Übungen, die das zustande bringen. Jede einzelne davon ist hilfreich, doch um die besten Ergebnisse zu erzielen, bedarf es aller fünf. Diese fünf Übungen sind eigentlich gar keine Übungen. Die Lamas nennen sie Riten, und ich selbst verwende gern diese Bezeichnung.«

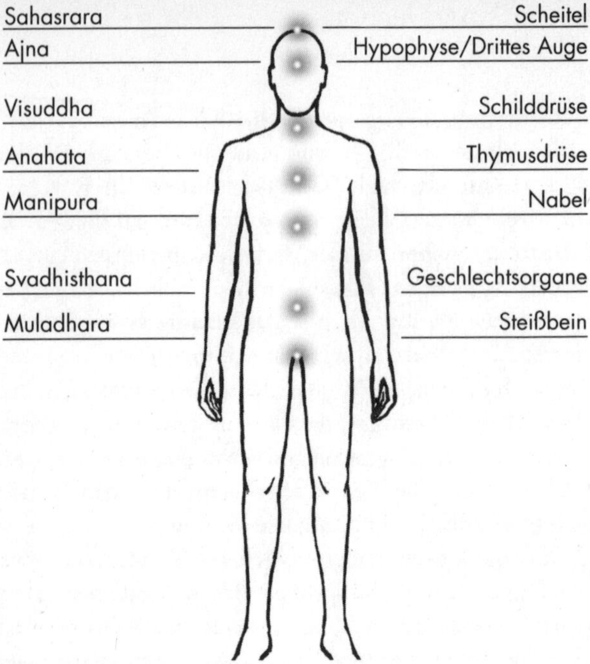


Die Lage der sieben Energiewirbel (Chakren)

*Die sieben Energiewirbel des Körpers regieren die sieben endokrinen Drüsen. Sie sind wie auf einer Säule folgendermaßen aufgereiht: der erste befindet sich am unteren Ende der Wirbelsäule, der zweite im Unterbauch unterhalb des Bauchnabels, der dritte im Oberbauch, oberhalb des Bauchnabels und unterhalb des Brustkorbs, der vierte in der Mitte der Brust, der fünfte im Hals, der sechste in der Mitte der Stirn zwischen den Augenbrauen, und der siebte auf dem Schädeldach. Diese Energiewirbel rotieren mit einer hohen Geschwindigkeit. Ist die Geschwindigkeit für alle gleich, befindet sich der Körper in einem vollkommenen gesundheitlichen Zustand. Verlangsamt sich die Rotation eines oder mehrerer Wirbel, setzt der Alterungsprozess und damit der körperliche Verfall ein.*

# Die fünf Energie-Riten

## Die Fünf »Tibeter«: Der erste Ritus

»Der erste Ritus«, fuhr der Colonel fort, »ist einfach. Er wird eigens zu dem Zweck ausgeführt, die Drehgeschwindigkeit der Wirbel zu beschleunigen. Kinder tun dies bei ihren Spielen andauernd.

Sie müssen nur aufrecht stehen und die Arme ausbreiten, parallel zum Boden. Jetzt drehen Sie sich um sich selbst, ohne die Stelle, auf der Sie sich befinden, zu verlassen, bis Ihnen leicht schwindlig wird. Etwas ist wichtig: Sie müssen sich von links nach rechts drehen. Mit anderen Worten, wenn Sie eine Uhr mit dem Zifferblatt nach oben auf den Boden legen würden, drehen Sie sich in die gleiche Richtung wie die Uhrzeiger.

Die meisten Erwachsenen werden sich anfangs nur etwa ein halbes Dutzend Mal drehen können, bevor ihnen ziemlich schwindlig wird. Als Anfänger sollten Sie nicht versuchen, mehr zu machen. Und wenn Ihnen danach ist, sich hinzusetzen oder hinzulegen, um sich von dem Schwindelgefühl zu erholen, dann sollten Sie auf jeden Fall genau das tun. Ich habe das zuerst nicht anders gemacht. Üben Sie diesen Ritus für den Anfang nur so lange, bis Ihnen leicht schwindlig wird. Mit der Zeit, wenn Sie alle fünf Riten üben, werden Sie sich immer öfter drehen können, und das Schwindelgefühl lässt immer mehr nach.

Um das Schwindelgefühl zu verringern, können Sie einen Kniff von Tänzern und Eiskunstläufern anwenden. Bevor Sie anfangen sich zu drehen, konzentrieren Sie Ihren Blick auf einen Punkt gerade vor Ihnen. Wenn Sie anfangen sich zu drehen, halten Sie Ihren Blick so lange wie möglich auf diesen Punkt gerichtet.

Schließlich werden Sie ihn aus Ihrem Gesichtsfeld verschwinden lassen müssen, damit sich Ihr Kopf mit Ihrem Körper herumdrehen kann. Wenn das passiert, drehen Sie Ihren Kopf schnell herum, und richten Sie Ihren Blick so bald Sie können wieder auf Ihren Punkt. Dieser Bezugspunkt hilft Ihnen, weniger desorientiert und schwindlig zu werden.

Als ich in Indien war, verblüffte es mich zu sehen, wie die Maulawiyah, oder wie die bekanntere Bezeichnung ist, die tanzenden Derwische, sich in religiöser Ekstase fast unaufhörlich im Kreise drehen. Nachdem ich in den ersten Ritus eingeführt worden war, erinnerte ich mich an zwei Dinge in Verbindung mit dieser Praxis. Erstens drehten sich die tanzenden Derwische immer nur in einer Richtung. Zweitens waren die älteren Derwische viril, stark und robust, viel mehr als die meisten Männer ihres Alters.

Als ich mit einem der Lamas darüber sprach, klärte er mich darüber auf, dass diese Drehbewegung der Derwische tatsächlich eine sehr wohltuende Wirkung habe, aber auch eine weniger günstige. Er erklärte, dass ihr übermäßiges Drehen einige der Wirbel überstimuliere und zur Erschöpfung führe. Dies hat den Effekt, dass der Fluss der vitalen Lebensenergie zuerst beschleunigt und dann blockiert wird. Diese aufbauende und niederreißende Wirkung ist die Ursache dafür, dass die Derwische eine Art psychischen Schub erleben, den sie irrtümlich, wie mir scheint, mit spiritueller oder religiöser Erfahrung verbinden.«

»Die Lamas dagegen«, fuhr der Colonel fort, »drehen sich nicht bis zum Exzess. Während sich die tanzenden Derwische oft hundertmal drehen, tun die Lamas dies nur etwa ein dutzend Mal – höchstens 21 mal – genug, um die Energiewirbel zum Drehen zu stimulieren.«

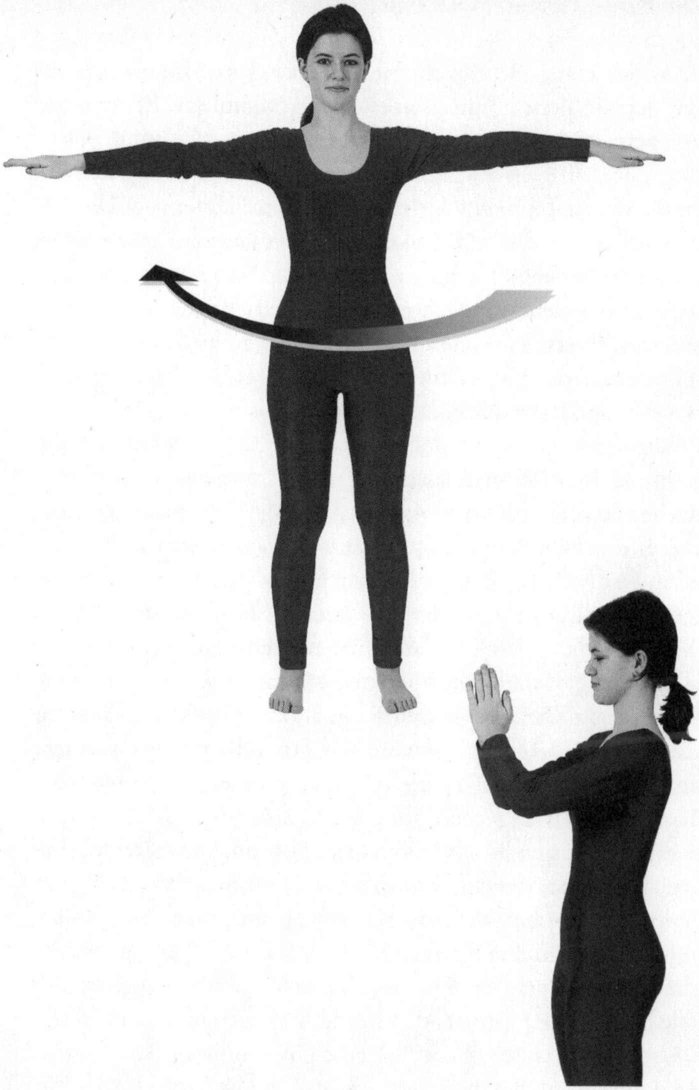

Der Erste »Tibeter«

## Die Fünf »Tibeter«: Der zweite Ritus

»Auf den ersten Ritus«, fuhr der Colonel fort, »folgt ein zweiter, der die sieben Wirbel noch weiter stimuliert. Er ist sogar noch einfacher. Beim zweiten Ritus liegt man flach auf dem Boden, mit dem Gesicht nach oben. Am besten legt man sich auf einen dicken Teppich oder eine gepolsterte Unterlage. Die Lamas vollziehen diesen Ritus auf einer Art Gebetsteppich. Er ist etwa 60 Zentimeter breit und fast zwei Meter lang, ziemlich dick und besteht aus Wolle und einer Art Pflanzenfaser. Sein einziger Zweck ist es, den Körper vor der Kälte des Bodens zu schützen. Trotzdem ist alles, was die Lamas tun, von religiöser Bedeutung, daher der Name ›Gebetsteppich‹.

Wenn Sie flach auf dem Rücken liegen, strecken Sie die Arme an Ihren Körperseiten entlang aus und legen die Handflächen auf den Boden, wobei Sie die Finger eng zusammenhalten. Dann heben Sie Ihren Kopf vom Boden und ziehen das Kinn an die Brust. Zugleich heben Sie Ihre Beine in eine senkrechte Stellung. *Der Rücken bleibt vollständig am Boden.* Wenn möglich, nehmen Sie die Beine weiter über den Körper in Richtung des Kopfes. Die Knie sollten dabei gestreckt sein. Senken Sie dann sowohl den Kopf als auch die Beine langsam wieder zum Boden. Lassen Sie alle Muskeln sich entspannen, und wiederholen Sie dann den Ritus – ohne sich zu überfordern.

Halten Sie sich bei jeder Wiederholung an einen *Atemrhythmus*: Atmen Sie tief ein, wenn Sie Kopf und Beine heben; atmen Sie vollständig aus, wenn Sie sie senken. Zwischen den Wiederholungen, während Sie Ihre Muskeln sich entspannen lassen, atmen Sie im gleichen Rhythmus weiter. [Ein Metronom oder eine leichte rhythmische Musik sind hier hilfreich]. *Je tiefer Sie atmen, desto besser.* Wenn Sie eine gut trainierte Bauch- und Rückenmuskulatur besitzen, können Sie diesen Ritus mit durchgedrückten Knien üben. Für die meisten Menschen ist es

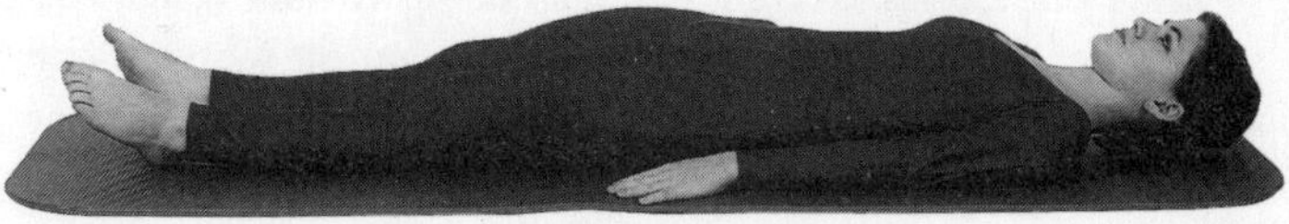

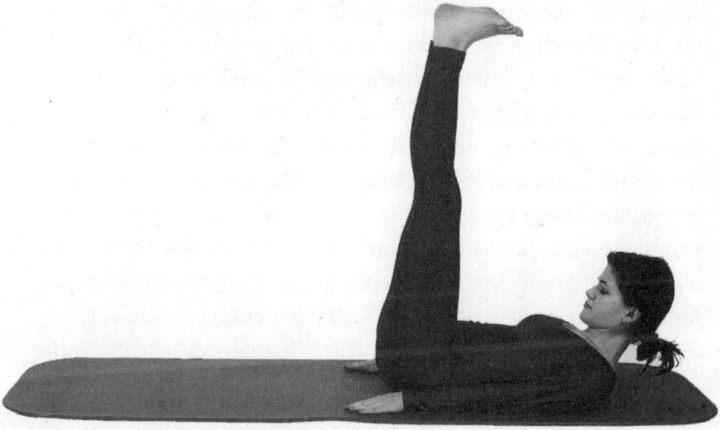

Der Zweite »Tibeter«

jedoch ratsam, die Knie beim Heben und Absenken der Beine angewinkelt zu lassen.

Einer der Lamas erzählte mir, dass er, als er zum ersten Mal versuchte, diesen einfachen Ritus zu üben, so alt, schwach und klapprig war, dass es ihm unmöglich war, seine Beine in eine senkrechte Stellung zu heben. So fing er damit an, dass er seine Beine in einer gebeugten Stellung hob, sodass seine Knie nach oben zeigten und seine Füße herabhingen. Nach und nach war er dann in der Lage, seine Beine zu strecken, bis er sie nach drei Monaten völlig mühelos gestreckt oben halten konnte.«

»Ich staunte über diesen speziellen Lama«, sagte der Colonel. »Als er mir dies erzählte, war er das vollkommene Bild von Gesundheit und Jugend, obwohl ich wusste, dass er viele Jahre älter war als ich. Aus reiner Freude an der ›Anstrengung‹ pflegte er eine Ladung Gemüse, die gute 100 Pfund wog, auf seinem Rücken vom Garten zum Kloster hinaufzutragen, das über 100 Meter höher lag. Er nahm sich Zeit, aber er blieb auf dem Weg hinauf nicht ein einziges Mal stehen. Wenn er ankam, schien er nicht im Geringsten erschöpft zu sein. Als ich zum ersten Mal versuchte, ihm den Hügel hinauf zu folgen, musste ich mindestens ein Dutzend Mal stehen bleiben, um wieder zu Atem zu kommen. Später war ich in der Lage, den Hügel genauso mühelos wie er zu ersteigen und ohne meinen Stock. Aber das ist eine andere Geschichte.«

## Die Fünf »Tibeter«: Der dritte Ritus

»Der dritte Ritus sollte unmittelbar nach dem zweiten geübt werden. Er ist ebenfalls einfach. Sie müssen nur mit aufrechtem Körper auf dem Boden knien, wobei *die Zehen aufgestellt* sind. Die Hände sollten dabei seitlich, etwas von hinten, an die Oberschenkelmuskeln gelegt werden.

Neigen Sie jetzt Kopf und Nacken nach vorn, und ziehen Sie

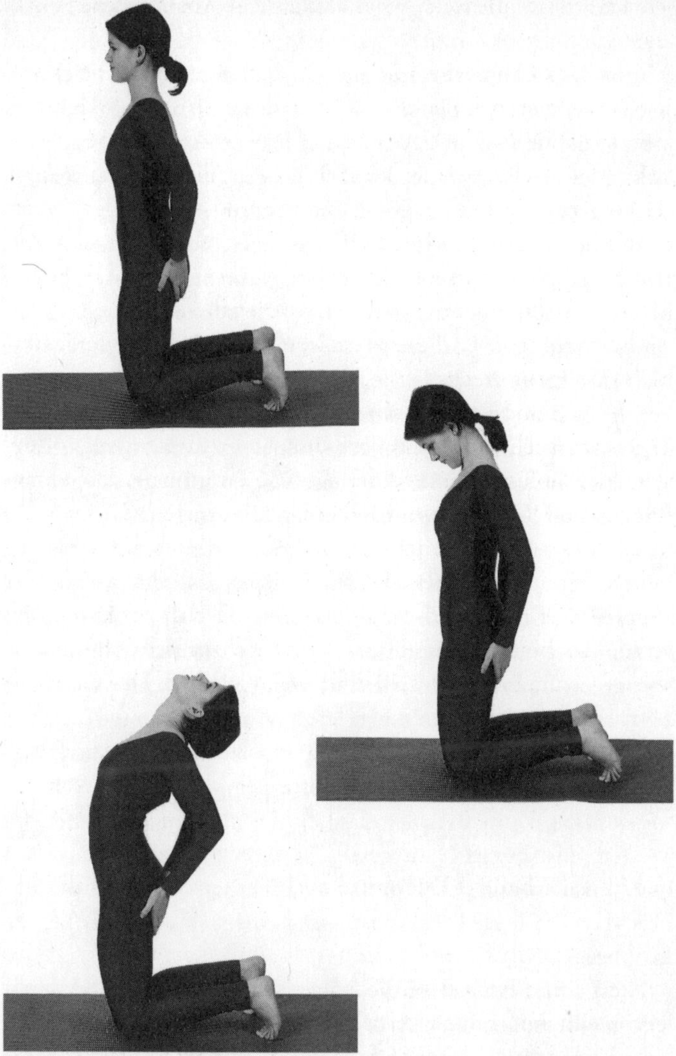

Der Dritte »Tibeter«

das Kinn an die Brust. Legen Sie dann Kopf und Nacken behutsam nach hinten – nur so weit, wie es sich gut anfühlt –, und lehnen Sie sich gleichzeitig zurück, indem Sie die Wirbelsäule leicht nach hinten beugen. Während Sie sich zurückbeugen, stützen Sie sich mit den Armen und Händen an den Oberschenkeln oder am Becken ab. Danach kehren Sie in die Ausgangsstellung zurück und beginnen den Ritus erneut.

Wie beim zweiten Ritus sollten Sie auch hierbei einem *Atemrhythmus* folgen. Atmen Sie tief ein, wenn Sie sich nach hinten beugen. Atmen Sie aus, wenn Sie in die aufrechte Stellung zurückkehren. *Tiefes Atmen ist äußerst zuträglich*; füllen Sie deshalb Ihre Lungen, so gut Sie nur eben können.

Ich habe mehr als 200 Lamas diesen Ritus gemeinsam ausüben sehen. Um ihre Aufmerksamkeit nach innen zu lenken, schlossen sie ihre Augen. Auf diese Weise vermieden sie Ablenkungen und konnten sich nach innen konzentrieren.

Vor Tausenden von Jahren entdeckten die Lamas, dass alle Antworten auf die unwägbaren Geheimnisse des Lebens im Inneren zu finden sind. Sie entdeckten, dass all die Dinge, die zusammenwirken, um unser Leben zu gestalten, ihren Ursprung im Inneren eines jeden Menschen haben. Der westliche Mensch war nie in der Lage, diese Auffassung zu verstehen und zu begreifen. Er denkt, wie auch ich es tat, dass unser Leben durch unkontrollierbare Kräfte der materiellen Welt geformt wird. Zum Beispiel glauben die meisten Menschen im Westen, dass es ein Naturgesetz ist, dass unsere Körper altern und verfallen müssen. Durch ihre Innenschau wissen die Lamas, dass dies eine Illusion ist – und eine sich selbst erfüllende Prophezeiung.

Die Lamas, besonders diejenigen dieses speziellen Klosters, leisten eine bedeutende Arbeit für die Welt. Diese Arbeit wird jedoch auf astraler Ebene verrichtet. Von dieser Ebene aus unterstützen sie die Menschheit rund um die Erde. Denn sie liegt hoch über den Schwingungen der physikalischen Welt und ist ein starker Brennpunkt, wo mit wenig Energieverlust viel bewerkstelligt werden kann.

Eines Tages wird die Welt staunend erwachen, um Großes zu sehen, was von diesen Lamas und anderen ungesehenen Kräften geschaffen wurde. Schnell kommt die Zeit näher, in der ein neues Zeitalter anbrechen und eine neue Welt sichtbar werden wird. Es wird eine Zeit sein, in der der Mensch lernt, die mächtigen inneren Kräfte freizusetzen, die ihn befähigen, Krieg und Seuchen, Hass und Bitterkeit zu überwinden.

Die so genannte ›zivilisierte‹ Menschheit lebt in Wahrheit im dunkelsten aller dunklen Zeitalter. Jedoch werden wir auf bessere und wunderbare Dinge vorbereitet. Jeder von uns, der danach strebt, sein Bewusstsein auf eine höhere Ebene zu heben, trägt dazu bei, das Bewusstsein der Menschheit als Ganzes zu erhöhen.

Auf diese Weise hat die Ausübung der fünf Riten eine Wirkungskraft, die weit über den persönlichen, physischen Nutzen, den sie bringen, hinausgeht.«

## Die Fünf »Tibeter«: Der vierte Ritus

»Als ich den vierten Ritus zum ersten Mal ausführte«, sagte der Colonel, »schien er sehr schwierig zu sein. Doch nach einer Woche war er so einfach zu praktizieren wie alle anderen auch.

Setzen Sie sich zuerst auf den Boden mit den Beinen gerade nach vorne ausgestreckt, die Füße ungefähr auf Schulterbreite auseinander. Halten Sie Ihren Körper aufrecht, und legen Sie Ihre Handflächen neben Ihrem Gesäß auf den Boden. Ziehen Sie dann Ihr Kinn nach vorn gegen die Brust.

Jetzt lassen Sie Ihren Kopf nach hinten sinken. Heben Sie gleichzeitig Ihren Körper, sodass sich die Knie beugen, während die Arme gestreckt bleiben. Der Rumpf wird mit den Oberschenkeln eine gerade Linie bilden, parallel zum Boden. Sowohl

Arme wie Unterschenkel zeigen senkrecht zum Boden. Spannen Sie dann – ohne den Atem anzuhalten – für einen Augenblick jeden Muskel Ihres Körpers an. Und schließlich, wenn Sie in die ursprüngliche, sitzende Stellung zurückkehren, entspannen Sie Ihre Muskeln und ruhen sich aus, bevor Sie den Vorgang wiederholen.

Auch bei diesem Ritus ist wieder die Atmung wichtig. Atmen Sie tief ein, wenn Sie Ihren Körper anheben. Sie brauchen den Atem nicht anzuhalten, während Sie die Muskeln anspannen. Atmen Sie vollständig aus, wenn Sie wieder zum Sitzen kommen und im gleichen Rhythmus weiter, wenn Sie sich (was für viele hilfreich ist) zwischen den Wiederholungen ausruhen.«

»Nachdem ich das Kloster verlassen hatte«, fuhr der Colonel fort, »ging ich in einige größere indische Städte und leitete als ein Experiment Kurse sowohl auf Englisch als auch auf Hindi. Ich fand heraus, dass die älteren Mitglieder beider Gruppen das Gefühl hatten, dass bei diesem Ritus nichts Gutes herauskommen könne, wenn sie ihn nicht von Anfang an perfekt ausführen könnten. Es war äußerst schwierig, sie davon zu überzeugen, dass dies nicht zutrifft. Schließlich überredete ich sie, den Ritus auszuführen, so gut sie konnten, um zu sehen, was im Verlauf eines Monats passieren würde. Sobald ich sie dazu gebracht hatte, beim Üben der Riten einfach das Mögliche zu tun, waren die Ergebnisse nach einem Monat mehr als befriedigend.

Ich erinnere mich, dass ich in einer Stadt eine ganze Reihe älterer Leute in einem meiner Kurse hatte. Als sie diesen speziellen Ritus – den vierten – versuchten, konnten sie kaum ihre Körper vom Boden heben; sie konnten auch nicht annähernd eine horizontale Position erreichen. In dem gleichen Kurs waren einige viel jüngere Leute, die keine Schwierigkeiten hatten, den Ritus schon am ersten Tag perfekt auszuführen. Das entmutigte die älteren Leute so, dass ich die beiden Gruppen trennen musste. Ich erklärte der älteren Gruppe, dass ich, als ich diesen Ritus zum ersten Mal versucht hatte, ihn auch nicht bes-

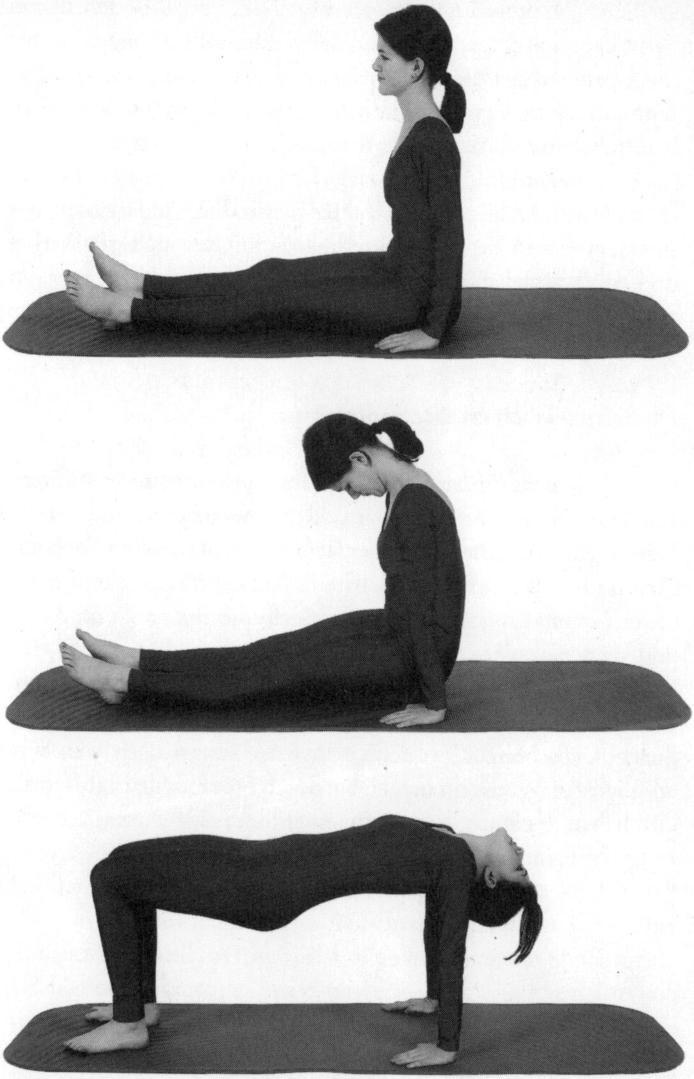

Der Vierte »Tibeter«

ser hatte ausführen können als sie. ›Aber‹, erzählte ich ihnen, ›jetzt kann ich diesen Ritus 50 Mal wiederholen, ohne auch nur die geringste nervliche oder Muskelanstrengung zu spüren.‹ Und um das zu beweisen, tat ich es vor ihren Augen. Von da an brach die ältere Gruppe alle Rekorde in ihren Fortschritten.

Der einzige Unterschied zwischen Jugend und Lebenskraft einerseits und Alter und schlechter Gesundheit andererseits besteht einfach in der Geschwindigkeit, mit der sich die Wirbel drehen. Normalisiere den Grad der Geschwindigkeit, und ein alter Mensch fühlt sich wie neu geboren.«

## Die Fünf »Tibeter«: Der fünfte Ritus

Der Colonel fuhr fort: »Wenn Sie den fünften Ritus ausführen, sind Sie mit dem Gesicht zum Boden gewandt. Sie sind auf die Hände gestützt, mit den Handflächen und den Füßen flach auf dem Boden. Während dieses Ritus sollten die Hände und Füße jeweils etwa schulterbreit voneinander entfernt sein, und Arme und Beine sollten gestreckt gehalten werden.

Beginnen Sie mit den Armen senkrecht zum Boden und der Wirbelsäule durchgebogen, sodass der Körper nach unten durchhängt. Neigen Sie jetzt den Kopf langsam so weit wie möglich zurück. Dann biegen Sie den Körper an den Hüften ab und heben ihn an, sodass er ein umgedrehtes ›V‹ bildet. Gleichzeitig bringen Sie das Kinn nach vorn und ziehen es an die Brust. Das ist schon alles. Kehren Sie in die Ausgangsstellung zurück, und fangen Sie erneut an.

Am Ende der ersten Woche wird ein Durchschnittsmensch diesen Ritus als besonders bereichernd empfinden. Sobald Sie in ihm geübt sind, lassen Sie Ihren Körper aus der angehobenen Stellung mit Leichtigkeit heruntersinken bis zu einem Punkt, wo er beinahe, aber nicht ganz, den Boden berührt.

Folgen Sie dem gleichen tiefen Atemmuster wie bei den vor-

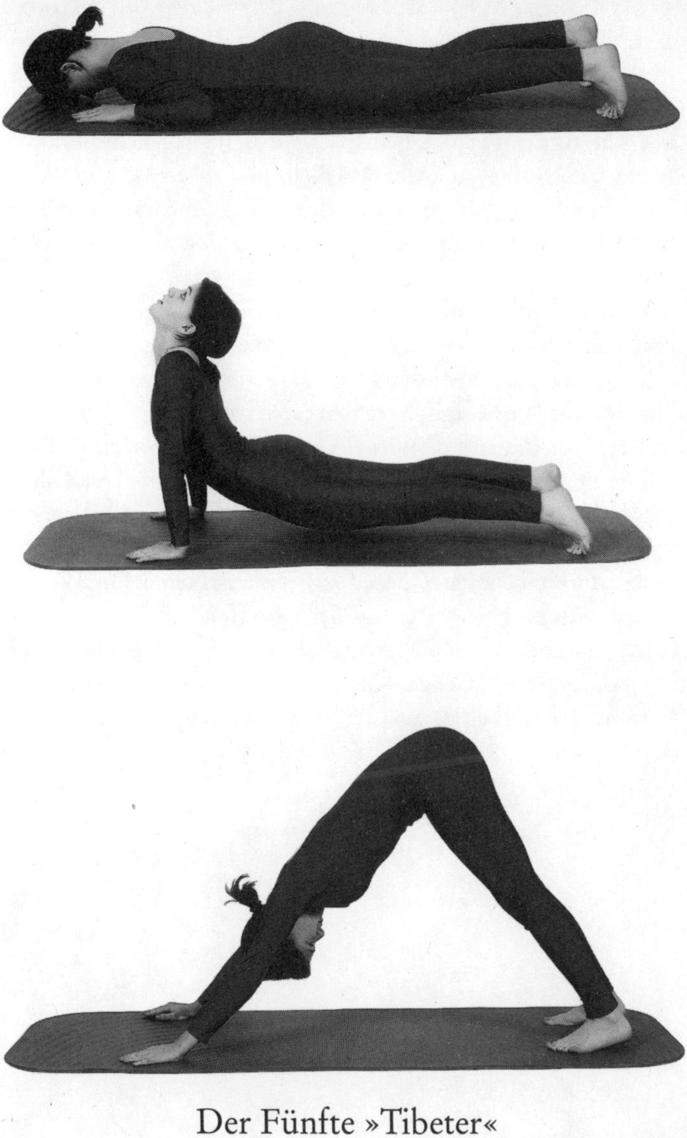

Der Fünfte »Tibeter«

herigen Riten. Atmen Sie tief ein, wenn Sie den Körper anheben. Atmen Sie vollständig aus, wenn Sie ihn senken.«

»Überall wo ich hinkomme«, fuhr der Colonel fort, »nennen die Leute diese Riten zuerst isometrische Übungen. Es ist wahr, dass die fünf Riten nützlich sind, um steife Muskeln und Gelenke zu strecken und den Muskeltonus zu verbessern. Aber das ist nicht ihr Hauptzweck. Der wahre Gewinn aus diesen Riten ist, dass sie die Geschwindigkeit der sich drehenden Energiewirbel normalisieren. Sie werden dazu gebracht, sich mit einer Geschwindigkeit zu drehen, die für, sagen wir, einen kraftvollen und gesunden Menschen von 25 Jahren richtig ist.«

»Bei einem solchen Menschen«, erklärte der Colonel, »drehen sich alle Wirbel mit derselben Geschwindigkeit. Wenn man andererseits die sieben Wirbel eines Mannes oder einer Frau mittleren Alters sehen könnte, würde man sofort feststellen, dass sich manche von ihnen beträchtlich verlangsamt haben. Sie würden sich alle mit unterschiedlicher Geschwindigkeit drehen und dadurch nicht harmonisch zusammenarbeiten. Die langsameren würden bewirken, dass der betreffende Körperteil verfällt, während die schnelleren Nervosität, Ängstlichkeit und Erschöpfung verursachen würden. So ist es der unharmonische Zustand der Wirbel, der schwache Gesundheit, Verfall und Altern hervorbringt.«

# Fragen und Antworten

Während der Colonel die fünf Riten beschrieb, waren bei mir immer wieder Fragen aufgetaucht, und jetzt, da er geendet hatte, begann ich einige davon zu stellen.

»Wie oft wird jeder Ritus ausgeführt?«, war meine erste Frage.

»Für den Anfang«, erwiderte der Colonel, »schlage ich vor, dass Sie in der ersten Woche jeden Ritus dreimal am Tag üben. Steigern Sie dann in jeder folgenden Woche um zweimal, bis Sie für jeden Ritus bei täglich 21 Mal angelangt sind. Mit anderen Worten, in der zweiten Woche üben Sie jeden Ritus fünfmal, in der dritten Woche siebenmal, in der vierten Woche neunmal täglich und so weiter. Nach zehn Wochen werden Sie bei der vollen Zahl von 21-mal pro Tag angekommen sein.

Wenn Sie Schwierigkeiten haben, den ersten Ritus, das Drehen, so oft auszuführen wie die anderen, dann tun Sie es einfach so oft Sie können, ohne dass Ihnen zu schwindlig wird. Mit der Zeit wird es Ihnen dann möglich sein, sich die vollen 21 Male zu drehen.

Ich kannte einen Mann, der die Riten über ein Jahr lang ausführte, bevor er sich so oft drehen konnte. Er hatte keine Schwierigkeit, die anderen vier Riten auszuführen, und so steigerte er das Drehen ganz allmählich, bis er die vollen 21 Mal schaffte. Und er hatte vorzügliche Resultate.

Einige Leute finden es schwierig, sich überhaupt zu drehen. Wenn sie das Drehen weglassen und die anderen Riten vier bis sechs Monate lang ausüben, stellen sie für gewöhnlich fest, dass sie dann anfangen können, auch das Drehen in Angriff zu nehmen.«

»Zu welcher Tageszeit sollten die Riten ausgeübt werden?«, war meine nächste Frage an den Colonel.

»Sie können entweder am Morgen oder am Abend ausgeübt

werden«, antwortete er, »je nachdem, was besser passt. Ich praktiziere sie sowohl morgens als auch abends, aber für den Anfänger würde ich so viel Stimulierung nicht empfehlen. Wenn Sie die Riten etwa vier Monate lang ausgeführt haben, könnten Sie damit anfangen, morgens weiter die volle Anzahl auszuüben und dann zusätzlich abends jeden Ritus dreimal zu wiederholen. Steigern Sie auch dies ganz allmählich, wie bei der allmorgendlichen Übungsfolge, bis Sie bei den vollen 21 Mal angekommen sind. Aber es ist nicht notwendig, die Riten mehr als 21-mal zu machen, weder am Morgen noch am Abend, es sei denn, Sie sind wirklich motiviert, das zu tun.«

»Ist jeder dieser Riten gleich wichtig?«, fragte ich als nächstes.

»Die fünf Riten arbeiten Hand in Hand und sind alle gleich wichtig«, sagte der Colonel. »Wenn Sie, nachdem Sie die Riten eine Weile lang ausgeübt haben, feststellen, dass Sie nicht in der Lage sind, sie alle die erforderliche Anzahl von Malen durchzuführen, versuchen Sie, die Riten auf zwei Übungsfolgen aufzuteilen, eine am Morgen, die andere am Abend. Wenn Sie es bei einem der Riten unmöglich finden, ihn überhaupt auszuüben, lassen Sie ihn weg, und machen Sie die anderen vier. Dann, nach einigen Monaten, probieren Sie den Ritus, mit dem Sie Schwierigkeiten hatten, wieder. Es kann sein, dass sich die Resultate auf diese Weise etwas langsamer einstellen, aber einstellen werden sie sich trotzdem.

Unter keinen Umständen sollten Sie sich jedoch überanstrengen, denn das würde genau das Gegenteil bewirken. Machen Sie einfach so viel Sie sich zumuten können, und bauen Sie allmählich auf. Und lassen Sie sich niemals entmutigen! Es gibt wenige Menschen, die nicht mit Zeit und Geduld allmählich alle fünf Riten 21-mal am Tag ausführen können.

Bei ihren Versuchen, ihre Schwierigkeiten mit einem der Riten zu überwinden, werden manche Leute sehr erfinderisch. Ein alter Mann in Indien fand es unmöglich, den vierten Ritus auch nur einmal ordentlich auszuführen. Er gab sich nicht damit zufrieden, einfach nur seinen Körper vom Boden hochzubekommen. Er war entschlossen, eine horizontale Stellung zu erreichen, wie ich sie zuvor beschrieben habe. Also besorgte er sich eine etwa 25 cm hohe Kiste und polsterte ihre Oberseite. Dann legte er sich flach auf die Kiste, stellte seine Füße am einen Ende auf den Boden und seine Hände am anderen Ende. Aus dieser Stellung war es ihm recht gut möglich, seinen Torso in eine waagrechte Position zu bringen.

Nun, dieser Trick mag den alten Herrn nicht gerade befähigt haben, den Ritus 21-mal auszuführen. Was er dagegen ermöglichte, war, dass er seinen Körper so hoch heben konnte, wie viel stärkere Männer. Und dies hatte eine positive psychologische Wirkung, die für sich allein schon recht förderlich war. Es ist nicht so, dass ich seine Technik unbedingt empfehlen würde, aber sie könnte anderen helfen, die es für unmöglich halten, auf irgendeine andere Weise Fortschritte zu erzielen. Ein wenig Erfindungsgabe wird Ihnen da weitere Wege zeigen.«

An meine letzte Frage anschließend, fragte ich den Colonel: »Was ist, wenn einer dieser fünf Riten ganz weggelassen wird?«

»Diese Riten sind so wirksam«, erwiderte er, »dass man auch dann zu ausgezeichneten Resultaten kommt, wenn man einen weglässt, dafür aber die anderen vier regelmäßig und in voller Wiederholungszahl ausübt. Sogar ein Ritus allein wird schon Wunder wirken, wie man am Beispiel der tanzenden Derwische, die ich zuvor erwähnte, sehen kann. Die älteren Derwische, die sich nicht so exzessiv drehten wie die jüngeren, waren stark und männlich – ein gutes Anzeichen dafür, dass schon ein Ritus allein starke Wirkungen haben kann. Wenn Sie also herausfinden, dass Sie einfach nicht alle Riten ausüben können, oder dass Sie sie nicht insgesamt 21-mal ausführen können, so können Sie doch sicher sein, dass Ihnen alles, wozu auch immer Sie in der Lage sind, gute Ergebnisse bringen wird.«

Meine nächste Frage war: »Können die Riten auch in Verbindung mit anderen Übungsprogrammen ausgeführt werden, oder würden die beiden miteinander im Widerspruch stehen?«

»Auf jeden Fall«, sagte der Colonel, »wenn Sie schon eine Art von Übungsprogramm haben, setzen Sie es fort. Wenn Sie keines haben, sollten Sie daran denken, mit einem zu beginnen. Jede Form von Übung, besonders aber Übungen für Herz und Gefäße, helfen dem Körper, ein jugendliches Gleichgewicht aufrechtzuerhalten. Darüber hinaus werden die fünf Riten helfen, die Drehung der Wirbel zu normalisieren, sodass der Körper noch empfänglicher für die wohltuenden Wirkungen von anderen Übungen wird.«

»Haben Sie sonst noch irgendwelche Anregungen«, fragte ich ihn.

»Es gibt noch zwei Dinge, die hilfreich sind. Ich habe bereits das tiefe rhythmische Atmen erwähnt, während man zwischen den Wiederholungen der Riten ausruht. Zusätzlich wäre es hilfreich, sich zwischen den einzelnen Riten aufrecht hinzustellen, mit den Händen auf den Hüften, und mehrere Male tief und rhythmisch zu atmen. Wenn Sie ausatmen, stellen Sie sich vor, dass alle Anspannung, die in Ihrem Körper ist, herausfließt, sodass Sie sich ganz entspannt und wohl fühlen können. Wenn Sie einatmen, stellen Sie sich vor, dass Sie sich mit einem Gefühl der Erfüllung und des Wohlbehagens anfüllen.

Ein anderer Vorschlag ist, nach dem Üben der Riten entweder ein lauwarmes oder ein kühles Bad zu nehmen, aber kein kaltes. Schnell erst mit einem nassen, dann mit einem trockenen Handtuch über den Körper zu gehen, ist wahrscheinlich sogar noch besser. Vor einem muss ich Sie allerdings warnen: Sie dürfen nie eine Dusche oder ein Bad nehmen oder sich mit einem nassen Handtuch abreiben, die kalt genug sind, Sie innerlich abzukühlen. Wenn Sie das tun, haben Sie sich um den ganzen Gewinn gebracht, den Sie aus dem Ausüben der Riten gezogen haben.«

Ich war aufgeregt über all das, was der Colonel mir erzählt

hatte, aber ganz tief in meinem Inneren muss doch noch ein Rest Skepsis gewesen sein. »Ist es möglich, dass die ›Quelle der Jugend‹ wirklich so einfach ist wie das, was Sie mir beschrieben haben?«, fragte ich.

»Alles was nötig ist«, antwortete der Colonel, »ist, die fünf Riten täglich zu üben – anfangs mit dreimaligem Wiederholen jeder Übung und dann allmählich zu steigern, bis Sie jeden einzelnen Ritus 21-mal am Tag ausführen. Das ist das wunderbar einfache Geheimnis, das der ganzen Welt nützen könnte, wenn es bekannt wäre.«

»Natürlich«, fügte er hinzu, »müssen Sie die Riten jeden Tag üben, um *wirklichen* Nutzen daraus zu ziehen. Einen Tag in der Woche dürfen Sie auslassen, aber niemals mehr. Und wenn Sie es zulassen, dass eine Geschäftsreise oder irgendeine andere Verpflichtung diese tägliche Routine unterbricht, wird Ihr gesamter Fortschritt darunter leiden.

Zum Glück finden es die meisten Leute, die mit den fünf Riten anfangen, nicht nur einfach, sondern auch erfreulich und lohnend, dies jeden Tag zu tun – besonders dann, wenn sie anfangen, die wohltuende Wirkung zu spüren. Schließlich dauert es nur etwa 20 Minuten, alle fünf zu machen. Und jemand, der körperlich fit ist, kann die Riten in zehn oder noch weniger Minuten ausführen. Wenn Sie Mühe haben, auch nur so viel freie Zeit zu finden, dann stehen Sie einfach am Morgen ein wenig früher auf, oder gehen Sie abends etwas später ins Bett.

Die fünf Riten dienen ganz ausdrücklich dem Zweck, dem Körper seine Gesundheit und jugendliche Vitalität zurückzugeben. Andere Faktoren tragen entscheidend dazu bei, ob Sie Ihre physische Erscheinung so dramatisch verändern werden, wie ich das getan habe. Zwei dieser Faktoren sind geistige Einstellung und Motivation.

Sie haben festgestellt, dass manche Menschen mit 40 alt aussehen, andere dagegen mit 60 noch jung. Es ist die geistige Einstellung, die diesen Unterschied ausmacht. Wenn Sie fähig sind, sich trotz Ihres Alters als jung zu empfinden, werden auch andere Sie so sehen. Sobald ich damit angefangen hatte, die fünf Riten zu üben, gab ich mir Mühe, aus meinem Kopf das Bild von mir als schwachem alten Mann zu tilgen. Stattdessen festigte ich in meiner Vorstellung ein Bild von mir in meinen besten Jahren. Und ich setzte Energie in Form von sehr starkem Verlangen hinter dieses Bild. Das Ergebnis ist das, was Sie jetzt sehen.

Für viele Menschen wäre dies ein schwieriges Unterfangen, weil sie es unmöglich finden, die Art und Weise, wie sie sich selbst sehen, zu verändern. Sie glauben, dass der Körper darauf programmiert ist, früher oder später alt und schwach zu werden, und nichts wird sie in dieser Ansicht erschüttern. Trotzdem werden sie sich, wenn sie einmal damit anfangen, die fünf Riten zu üben, jünger und kraftvoller fühlen. Dies wird ihnen in der Folge helfen, ihr Bild von sich selbst zu verändern. Ganz allmählich werden sie beginnen, sich selbst als jünger zu empfinden. Und es wird nicht lange dauern, bis auch andere Menschen Bemerkungen darüber machen, dass sie jünger aussehen.

Es gibt noch einen anderen, äußerst wichtigen Faktor für diejenigen, die entscheidend jünger aussehen wollen, und zwar gibt es noch einen zusätzlichen Ritus, den ich bis jetzt absichtlich zurückgehalten habe. Aber dieser sechste Ritus ist ein Thema, das ich mir für einen späteren Zeitpunkt aufheben werde.«

# Zweiter Teil

*Kein Mensch ist frei,*
*der ein Sklave des Leibes ist.*
Lucius Annaeus Seneca

## Fortschritte im Himalaja-Klub

Es war fast drei Monate her, seit Colonel Bradford aus Indien zurückgekehrt war, und viel war in dieser Zeit geschehen. Ich hatte sofort angefangen, die fünf Riten zu üben, und war sehr zufrieden mit den ausgezeichneten Resultaten. Der Colonel war verreist gewesen, um sich um persönliche Angelegenheiten zu kümmern, sodass ich einige Zeit keinen Kontakt mit ihm gehabt hatte. Als er mich schließlich wieder anrief, erzählte ich ihm eifrig von meinen Fortschritten und versicherte ihm, dass ich bereits zu meiner vollsten Zufriedenheit bewiesen hatte, wie höchst wirksam die Riten sein können.

In der Tat war meine Begeisterung über die Riten so groß geworden, dass ich begierig war, die Informationen an andere Menschen weiterzugeben, die auch davon profitieren könnten. Deshalb fragte ich den Colonel, ob er es in Betracht ziehen würde, eine Gruppe zu leiten. Auch er hielt dies für eine gute Idee und erklärte sich dazu bereit, aber nur unter drei Bedingungen.

Die erste Bedingung war, dass die Gruppe einen Querschnitt aus Männern und Frauen aller Bevölkerungsschichten bilden müsse: Akademiker, Arbeiter, Hausfrauen und so weiter.

Die zweite Bedingung war, dass kein Mitglied der Gruppe unter 50 Jahren sein dürfte, obwohl sie 100 oder mehr Jahre alt sein konnten, wenn es mir gelänge, Menschen in diesem Alter zu finden, die bereit wären, mitzumachen. Der Colonel bestand darauf, obwohl die fünf Riten jüngeren Menschen genauso gut tun.

Und die dritte Bedingung war, dass die Gruppe auf 15 Mitglieder zu beschränken sei. Dies war eine ziemliche Enttäuschung für mich, denn ich hatte mir eine viel größere Gruppe vorgestellt. Nachdem ich ohne Erfolg versucht hatte, den Colonel dazu zu bringen, seine Einstellung zu ändern, stimmte ich schließlich allen drei Bedingungen zu.

Schon bald hatte ich eine Gruppe zusammengebracht, die allen Anforderungen entsprach, und diese Gruppe war von Anfang an ein großer Erfolg. Wir trafen uns einmal in der Woche, und schon in der zweiten Woche glaubte ich bei einigen Mitgliedern Veränderungen sehen zu können. Der Colonel ersuchte uns jedoch, unsere Fortschritte nicht miteinander zu diskutieren, und ich hatte keine Möglichkeit, herauszufinden, ob die anderen mir zustimmen würden. Dann, am Ende des Monats, wurde ich von meiner Ungewissheit befreit. Wir hielten eine Art Testtreffen ab, bei dem wir alle aufgefordert wurden, uns gegenseitig unsere Ergebnisse mitzuteilen. Jeder der Anwesenden berichtete von zumindest einer Verbesserung. Manche schilderten ihre Fortschritte in leuchtenden Farben, und ein paar davon konnte man sogar bemerkenswert nennen. Ein Mann, der auf die 75 zuging, hatte am allermeisten profitiert.

Die wöchentlichen Treffen des »Himalaja-Klubs«, wie wir ihn nannten, gingen weiter. Als schließlich die zehnte Woche kam, übten praktisch alle Mitglieder alle fünf Riten 21-mal am Tag. Alle behaupteten nicht nur, sich besser zu fühlen, sie glaubten auch, dass sie jünger aussahen, und einige scherzten sogar, dass sie nun nicht mehr ihr wahres Alter verrieten.

Dies erinnerte mich daran, dass der Colonel, als wir ihn einige Wochen zuvor nach seinem Alter gefragt hatten, gesagt hatte, dass er uns diese Information bis zum Ende der zehnten Woche vorenthalten würde. Nun, dieser Zeitpunkt war jetzt gekommen, aber der Colonel war noch nicht eingetroffen. Jemand schlug vor, dass jeder von uns das Alter des Colonels raten und es auf ein Stück Papier schreiben solle. Wenn wir dann die Wahrheit erführen, könnten wir sehen, wer ihr am nächsten gekommen war. Wir stimmten dem zu, und die Zettel wurden gerade eingesammelt, als der Colonel hereinkam.

Als wir erklärten, was wir im Schilde führten, sagte Colonel Bradford: »Bringen Sie sie her, damit ich sehen kann, wie gut Sie geschätzt haben. Und dann werde ich Ihnen sagen, wie alt ich wirklich bin.« Mit amüsierter Stimme las der Colonel jeden der Zettel laut vor. Alle hatten geschätzt, dass er in den Vierzigern sei, und die meisten hatten auf die frühen Vierziger getippt.

»Meine Damen und Herren«, sagte er, »ich danke Ihnen für Ihre großzügigen Komplimente. Und nachdem Sie ehrlich mit mir waren, werde ich es auch mit Ihnen sein. An meinem nächsten Geburtstag werde ich 73 Jahre alt werden.«

Zuerst starrten ihn alle ungläubig an. War es wirklich möglich, dass ein 73 Jahre alter Mann nur beinahe halb so alt aussah? Dann drängte sich uns die Frage auf, wieso der Colonel Erfolge erzielt hatte, die so viel eindrucksvoller waren als die unseren.

»Vor allem«, erklärte der Colonel, »machen Sie diese wundervolle Arbeit erst seit zehn Wochen. Wenn Sie zwei Jahre davon hinter sich haben, werden Sie eine viel ausgeprägtere Veränderung feststellen. Aber es gehört noch mehr dazu. Ich habe Ihnen noch nicht alles gesagt, was es zu wissen gibt.

Ich habe Ihnen fünf Riten gegeben, deren Zweck es ist, Ihnen jugendliche Gesundheit und Vitalität zu verleihen. Sie werden Ihnen auch helfen, ein jüngeres Aussehen zurückzugewinnen. Aber wenn Sie wirklich wollen, dass die Gesundheit und das Aussehen der Jugend vollständig wiederhergestellt werden, gibt es einen sechsten Ritus, den Sie üben müssen. Ich habe bis jetzt nichts darüber gesagt, weil er sinnlos für Sie gewesen wäre, wenn Sie nicht zuerst gute Ergebnisse aus den anderen fünf erzielt hätten.«

## Der sechste Ritus

Der Colonel warnte die Gruppe, dass sie, um aus diesem sechsten Ritus Nutzen ziehen zu können, sich eine sehr harte Disziplin auferlegen müssten. Er schlug uns vor, einige Zeit darüber nachzudenken, ob wir gewillt waren, dies für den Rest unseres Lebens zu tun. Und diejenigen, die mit dem sechsten Ritus weiterzumachen wünschten, lud er ein, in der folgenden Woche wiederzukommen. Nachdem sie darüber nachgedacht hatten, kamen nur fünf Mitglieder der Gruppe wieder, doch der Colonel sagte, dass dies ein besseres Ergebnis sei, als ihm mit irgendeiner seiner Gruppen in Indien gelungen wäre.

Als er ihnen von diesem zusätzlichen Ritus erzählte, erklärte der Colonel, dass dieser die *Regenerationsenergie* des Körpers heben würde. Dieser Prozess würde nicht nur eine geistige Erneuerung bewirken, sondern auch den ganzen Körper erneuern. Aber er warnte, dass dies eine Selbstbeschränkung erfordern würde, die die meisten Menschen nicht zu akzeptieren bereit seien.

Dann fuhr der Colonel mit seiner Erklärung fort: »Beim Durchschnittsmann und der Durchschnittsfrau wird ein großer Teil der Lebenskraft, der die sieben Energiewirbel nährt, in sexuelle Kraft umgewandelt. Ein großer Teil dieser Energie geht schon in den unteren Wirbeln verloren, sodass sie nie in die oberen Chakren gelangen kann.

Um ein ›Supermann‹ oder eine ›Superfrau‹ zu werden, muss diese gewaltige Energie zuerst aktiviert und dann nach oben gerichtet werden, sodass sie von allen Wirbeln genutzt werden kann, ganz besonders vom siebten. Mit anderen Worten: Es ist notwendig, sich auf das Zölibat einzulassen, sodass die Sexualenergie zu einem höheren Nutzen *umgeleitet* werden kann.

Nun ist es eine sehr einfache Sache, vitale Lebenskraft nach oben zu richten, und doch sind die Versuche der Menschen durch die Jahrhunderte für gewöhnlich fehlgeschlagen. Im Westen haben religiöse Orden genau dies verursacht und sind gescheitert – weil sie versuchten, Fortpflanzungsenergie zu beherrschen, indem sie sie unterdrückten. Es gibt nur einen Weg, diesen mächtigen Trieb zu beherrschen, und das ist nicht, indem man ihn vergeudet oder unterdrückt, sondern indem man ihn *umwandelt* – ihn umwandelt und zugleich *emporhebt.* Auf diese Weise haben Sie das ›Lebenselixier‹, wie es die Alten nannten, nicht nur entdeckt, Sie haben es dann auch zur *Anwendung* gebracht, was den Alten nur selten gelungen ist.

Nun, um den sechsten Ritus auszuführen, beachten Sie Folgendes: Er sollte nur geübt werden, wenn Sie einen *Überschuss an sexueller Energie* haben und ein natürliches Verlangen besteht, dem Ausdruck zu verleihen. Zum Glück ist dieser Ritus so einfach, dass Sie ihn überall und jederzeit ausüben können, wann immer Sie das Bedürfnis spüren.

Das ist alles: Stellen Sie sich aufrecht hin, und lassen Sie alle Luft aus Ihren Lungen entweichen. Beugen Sie sich dabei nach vorn, und legen Sie Ihre Hände auf die Knie. Pressen Sie den letzten Rest an Luft heraus, und kehren Sie dann, mit leeren Lungen, in die aufrechte Stellung zurück. Legen Sie die Hände auf die Hüften, und drücken Sie sie nach unten. Dadurch werden Ihre Schultern nach oben geschoben. Ziehen Sie dabei den Bauch so weit wie möglich ein, und heben Sie gleichzeitig die Brust an.

Halten Sie diese Stellung jetzt so lange Sie es aushalten. Wenn Sie schließlich gezwungen sind, wieder Luft in Ihre leeren Lungen aufzunehmen, lassen Sie die Luft durch die Nase einströmen. Wenn die Lungen voll sind, atmen Sie durch den Mund aus. Beim Ausatmen entspannen Sie Ihre Arme und lassen sie natürlich locker an den Seiten herunterhängen. Atmen Sie dann mehrmals tief durch Mund oder Nase ein, und lassen Sie die Luft durch Mund oder Nase wieder entweichen. Das ist der Ritus, der das ganze System abrundet – die Krönung des Ganzen! Für die meisten Menschen sind *nur drei Wiederholungen* erforderlich, um die sexuelle Energie umzuleiten und ihre starke Kraft aufwärts zu lenken.

Es gibt nur einen Unterschied zwischen einem Menschen, der gesund und vital ist, und einem ›Supermann‹ oder einer ›Superfrau‹. Der erstere leitet vitale Lebenskraft in Ausdruck und Austausch der sexuellen Energie, während die letzteren diese Kraft nach oben lenken, um Gleichgewicht und Harmonie durch alle sieben Wirbel zu schaffen. Das ist der Grund, warum ein solcher Mensch jeden Tag und jeden Augenblick jünger wird. Er erzeugt in sich selbst das wahre ›Elixier des Lebens‹.

Jetzt können Sie verstehen, dass ich die ›Quelle der Jugend‹ die ganze Zeit in mir trug. Die fünf Riten – oder sechs, um genauer zu sein – waren lediglich ein Schlüssel, der die Tür aufsperrte. Wenn ich an Ponce de León denke und an seine vergebliche Suche nach dem ›Jungbrunnen‹, dann denke ich, welch ein Jammer es war, dass er so weit umherzog, um doch mit leeren Händen zu enden. Er hätte sein Ziel erreichen können, ohne seine Heimat auch nur zu verlassen. Aber genau wie ich, so glaubte auch er, dass sich der ›Jungbrunnen‹ in einem entfernten Winkel der Welt befinden müsse. Nie kam ihm die Vermutung, dass er die ganze Zeit direkt in ihm selbst verborgen lag.

Bitte verstehen Sie, dass es, um den sechsten Ritus sinnvoll auszuüben, notwendig ist, dass die betreffende Person auch tatsächlich einen sexuellen Trieb verspürt. Er oder sie können Sexualenergie kaum umwandeln, wenn da wenig oder gar nichts umzuwandeln ist. Es ist unmöglich für einen Menschen, der keinen Sexualtrieb mehr verspürt, aus diesem Ritus einen Nut-

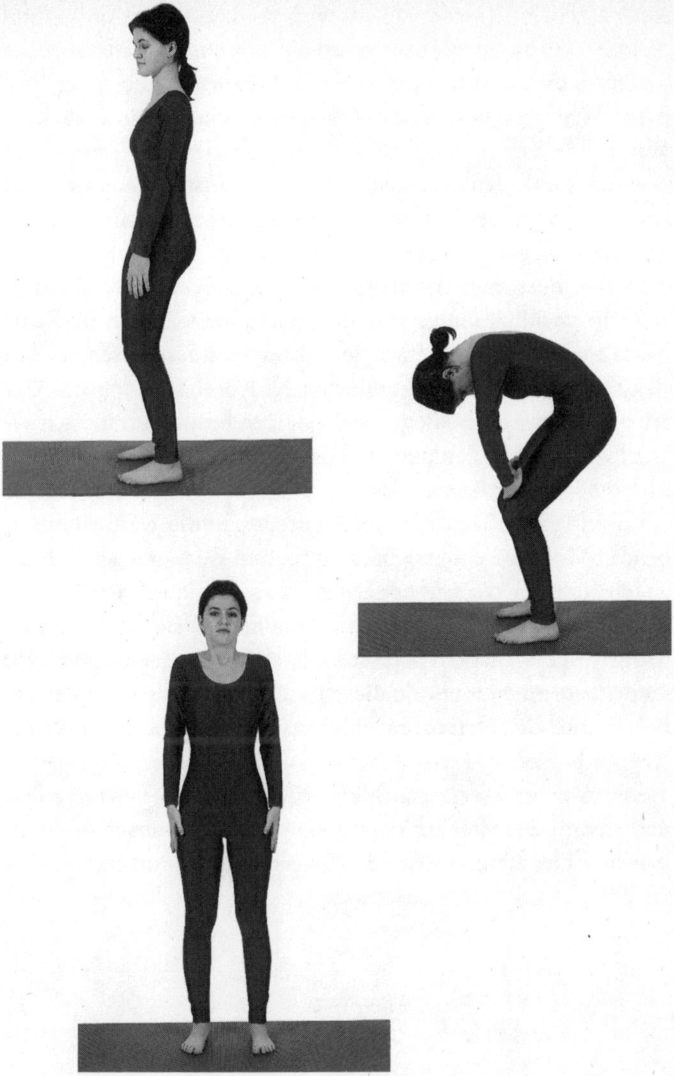

Der sechste Ritus

zen zu ziehen. Er oder sie sollte dies nicht einmal versuchen, denn es würde nur zu Entmutigung führen. Stattdessen sollte dieser Mensch, ungeachtet seines Alters, zuerst die anderen fünf Riten lange genug üben, bis er seinen Sexualtrieb zurückgewinnt.

Auch sollte den sechsten Ritus nicht ausführen, wer nicht aufrichtig motiviert ist. Wenn sich ein Mensch unvollständig fühlt, was den Ausdruck seiner Sexualität angeht, und darum kämpfen muss, ihre Anziehungskraft zu überwinden, dann ist er nicht wirklich fähig, Sexualenergie umzuwandeln und aufwärts zu lenken. Die Energie könnte stattdessen fehlgeleitet werden und zu Unruhe und inneren Konflikten führen. Der sechste Ritus ist vor allem für diejenigen bestimmt, die sich sexuell vollendet fühlen und ein wirkliches Verlangen haben, sich anderen Zielen zuzuwenden.

Für die große Mehrheit der Menschen ist die Wahl eines Lebens im Zölibat kein gangbarer Weg, und sie sollten einfach die ersten fünf Riten ausüben. Doch ist es möglich, dass die fünf Riten mit der Zeit zu einer Veränderung der Prioritäten und zu dem aufrichtigen Verlangen führen, ein ›Supermann‹ oder eine ›Superfrau‹ zu werden. Zu diesem Zeitpunkt sollte die oder der Betreffende den festen Entschluss fassen, einen neuen Lebensweg zu beginnen. Ein solcher Mensch sollte dann bereit sein, diesen Weg fortzusetzen, ohne zurückzuschauen. Wer dazu fähig ist, befindet sich auf dem Weg, wahre Meisterschaft zu erlangen. Er ist fähig, die vitale Lebenskraft zu benutzen, um alles zu erreichen, was er wünscht.«

# Dritter Teil

*Um dein Leben zu verlängern,*
*kürze deine Mahlzeiten.*
Benjamin Franklin

## Vitalität und Ernährung

Nach der zehnten Woche war Colonel Bradford nicht mehr bei jedem Treffen dabei, doch blieb sein Interesse am »Himalaja-Klub« bestehen. Von Zeit zu Zeit pflegte er zu der Gruppe über verschiedene hilfreiche Themen zu sprechen, und gelegentlich fragten Mitglieder der Gruppe ihn in bestimmten Dingen um Rat. Zum Beispiel waren mehrere von uns besonders an gesunder Ernährung interessiert und an der ungeheuer wichtigen Rolle, die die Nahrung in unserem Leben spielt. Es gab verschiedene Ansichten zu diesem Thema, und so beschlossen wir, Colonel Bradford zu bitten, uns die Nahrung der Lamas und ihre Ernährungsgrundsätze zu beschreiben.

»In dem Kloster im Himalaja, in dem ich Novize war«, sagte der Colonel, als er in der folgenden Woche zu uns sprach, »gibt es keine Probleme, die die richtige Nahrung betreffen oder die Beschaffung ausreichender Mengen von Nahrung. Jeder der Lamas leistet seinen Beitrag, das zu produzieren, was benötigt wird. Die ganze Arbeit wird auf die primitivste Art und Weise getan. Sogar der Boden würde mit dem Spaten umgegraben, wenn sie das wollten, aber sie ziehen den direkten Kontakt mit der Erde vor. Sie empfinden, dass das direkte Handhaben und Bearbeiten der Erde der Existenz des Menschen etwas hinzufügt. Ich persönlich empfand dies als eine Erfahrung, die mein

Leben bereichert hat. Sie trug zu einem Gefühl der Einheit mit der Natur bei.

Nun, es stimmt, dass die Lamas Vegetarier sind, wenn auch nicht im strikten Sinne. Sie verwenden Eier, Butter und Käse in genau den Mengen, die ausreichend sind, um bestimmten Funktionen des Gehirns, des Körpers und des Nervensystems zu dienen. Sie essen jedoch kein Fleisch, denn die Lamas, die stark und gesund sind und den sechsten Ritus üben, scheinen kein Bedürfnis nach Fleisch, Fisch und Geflügel zu haben.

Die meisten Menschen, die sich dem Stand der Lamas anschlossen, waren wie ich weltliche Männer, die wenig über angemessene Nahrung und bewusste Ernährung informiert waren. Aber nicht lange nach ihrer Ankunft im Kloster begannen sich bei ihnen unweigerlich wunderbare Zeichen physischer Besserung zu zeigen. Und dies war zumindest teilweise auf ihre Ernährung dort zurückzuführen.

Kein Lama ist wählerisch in Bezug auf das, was er isst. Er kann das gar nicht sein, weil es wenig gibt, worunter man wählen könnte. Die Diät eines Lamas besteht aus guter, bekömmlicher Nahrung, aber in der Regel besteht sie aus *nur einer Art von Nahrung zu jeder Mahlzeit*. Das allein ist schon ein wichtiges Geheimnis der Gesundheit.

Unterschiedliche Nahrungsarten, wie beispielsweise Kohlenhydrate und Eiweiß, werden im Magen auch auf völlig unterschiedliche Weise verdaut. Wird deshalb ein kohlenhydratreiches Nahrungsmittel wie Brot mit einem eiweißhaltigen wie Fleisch gegessen, erschwert das eine die Verdauung des anderen. Letzten Endes werden dann weder das Brot noch das Fleisch vollständig verdaut, und ein großer Teil des Nährwertes geht verloren. Es kommt zu Völlegefühl und anderen körperlichen Beschwerden, und wertvolle Energie, die besser genutzt werden könnte, wird dabei sinnlos verschwendet. Geht das jahrelang so weiter, wird sich der gesundheitliche Zustand des Verdauungsapparats verschlechtern, die allgemeine Gesundheit wird darunter leiden, und das Leben wird unnötig verkürzt werden.

Wenn man aber immer nur eine Nahrungsart pro Mahlzeit isst, kann es im Magen keine Verdauungsprobleme geben. Die Nahrung wird ohne großen Energieverlust problemlos verdaut, und der Körper wird mit weniger Nahrung besser genährt.

Viele Male setzte ich mich in der Speisehalle des Klosters mit den Mönchen an den Tisch zu einem Mahl, das *nur* aus Brot bestand. Dann wieder aßen wir nichts als Gemüse und Obst, *wie es geerntet worden war.* Bei anderen Mahlzeiten aß ich nichts als *gekochte* Gemüse und Früchte.

Zuerst hatte ich großes Verlangen nach meinen gewohnten Mahlzeiten und der Vielfalt von Nahrungsmitteln, an die ich gewöhnt war; aber es dauerte nicht lange, und ich konnte eine Mahlzeit essen und genießen, die aus nichts anderem als aus dunklem Brot bestand oder nur aus einer Sorte Obst. Manchmal schien eine Mahlzeit, die aus nur einer Sorte Gemüse bestand, ein Festessen zu sein.

Ich will damit nicht vorschlagen, dass Sie sich auf eine Ernährungsweise beschränken, die aus nur einer Art von Nahrungsmittel pro Mahlzeit besteht, oder auch nur, dass Sie Fleisch aus Ihrer Ernährung streichen. Aber ich würde empfehlen, dass Sie Kohlenhydrate, Obst und Gemüse bei Ihren Mahlzeiten von Fleischwaren, Fisch und Geflügel getrennt halten. Es ist in Ordnung, bei einer Mahlzeit nur Fleisch zu essen. Wenn Sie das wünschen, können Sie bei einer Mahlzeit auch verschiedene Arten von Fleisch essen. Und es ist auch in Ordnung, Butter, Eier und Käse zu einem Fleischgericht zu essen und, wenn Sie wollen, dazu Kaffee oder Tee in Maßen zu trinken. Aber Sie dürfen die Mahlzeit nicht mit etwas Süßem oder Kohlenhydratreichem abschließen – keine Torten, Kuchen oder Puddings.

Butter scheint neutral zu sein. Man kann sie sowohl mit Kohlenhydraten als auch mit Eiweißgerichten essen. Milch passt besser zu Kohlenhydraten. Kaffee und Tee sollten immer schwarz getrunken werden, nie mit Sahne, obwohl es nicht schaden wird, in geringem Maße zu süßen.

Allerdings sollte im Allgemeinen weitgehend auf Fett verzichtet werden, auch wenn es nicht ganz aus der Ernährung gestrichen werden muss. Die schädlichen Fette sind tierischen Ursprungs, während die nützlichen in Samen und Nüssen, Getreide, Obst und Gemüse enthalten sind. Eine geringe Menge Butter ist ebenso erlaubt wie mageres Fleisch in kleinen Mengen. Aber es ist am besten, ganz auf Schweinefleisch zu verzichten.

Raffinierter Zucker und Nahrungsmittel, die raffinierten Zucker enthalten, sollten nur sehr selten konsumiert werden. Stattdessen können Honig und natürliche Süßigkeiten verwendet werden, aber auch diese sollten nie im Übermaß genossen werden.

Die angemessene Verwendung von Eiern war eine andere interessante und nützliche Sache, die ich während meines Aufenthalts im Kloster lernte. Die Lamas pflegten keine ganzen Eier zu essen, es sei denn, sie hatten harte körperliche Arbeit zu verrichten. Dann aßen sie manchmal ein ganzes, mittelweich gekochtes Ei. Aber sie aßen häufig rohen Eidotter, ohne das Eiweiß. Zuerst schien es mir die Verschwendung eines ausgesprochen guten Nahrungsmittels zu sein, das Eiweiß den Hühnern vorzuwerfen. Aber dann lernte ich, dass Eiweiß nur von den Muskeln verwertet wird und deshalb nur gegessen werden sollte, wenn die Muskeln angestrengt werden.

Ich hatte schon immer gewusst, dass Eigelb nahrhaft ist, aber seinen wahren Wert lernte ich erst kennen, nachdem ich mit einem anderen Mann aus dem Westen gesprochen hatte, der im Kloster lebte und Kenntnisse in Biochemie hatte. Er sagte mir, dass gewöhnliche Hühnereier tatsächlich die Hälfte all der Elemente enthalten, die für das Gehirn, die Nerven und die Organe des Körpers erforderlich sind. Es stimmt, dass diese Elemente nur in geringen Mengen benötigt werden, aber sie müssen in der

Ernährung enthalten sein, wenn man außergewöhnlich kräftig und gesund sein will, sowohl geistig wie auch körperlich.

Noch eine sehr wichtige Sache lernte ich von den Lamas. Sie lehrten mich, wie wichtig es ist, langsam zu essen, nicht um guter Tischmanieren willen, sondern um die Nahrung gründlicher zu zerkauen. Das Kauen ist der erste wichtige Schritt bei der Verdauung der Nahrung, damit sie vom Körper verwertet werden kann. Alles was man isst, sollte *im Mund verdaut* werden, bevor es im Magen verdaut wird. Wenn man Essen hinunterschlingt und diesen entscheidenden Schritt dabei übergeht, ist es buchstäblich Dynamit, wenn es in den Magen gelangt.

Proteinreiche Nahrungsmittel wie Fleisch, Fisch und Geflügel erfordern weniger Kauen als komplexe Kohlenhydrate. Trotzdem ist es gut, auch sie gründlich zu kauen. Je vollständiger die Nahrung zerkaut wird, desto nahrhafter ist sie. Das bedeutet, dass Sie durch gründliches Kauen die Menge Ihrer Nahrung oft um die Hälfte reduzieren können.

Viele Dinge, die ich als selbstverständlich angesehen hatte, bevor ich in das Kloster kam, schienen mir schockierend, als ich es zwei Jahre später wieder verließ. Eines der ersten Dinge, die mir auffielen, als ich in einer der Großstädte Indiens eintraf, waren die großen Nahrungsmengen, die jeder verspeiste, der es sich leisten konnte. Ich sah einen Mann, der bei nur einer Mahlzeit eine Nahrungsmenge aß, die ausgereicht hätte, um vier hart arbeitende Lamas zu verköstigen und vollständig zu ernähren. Aber die Lamas würden natürlich nicht im Traum daran denken, ihren Mägen die Kombinationen von Nahrungsmitteln zuzuführen, die dieser Mann verspeiste.

Die Vermengung von Nahrungsmitteln in einer Mahlzeit war eine andere Sache, die mich entsetzte. Daran gewöhnt, ein oder zwei Nahrungsmittel pro Mahlzeit zu essen, verblüffte es mich, eines Abends auf der Tafel meines Gastgebers 23 verschiedene Arten von Nahrungsmitteln zu zählen. Kein Wunder, dass die Menschen im Westen eine so miserable Gesundheit haben. Sie scheinen wenig oder gar nichts über die Beziehung zwischen Ernährung einerseits und Gesundheit und Kraft andererseits zu wissen.

Die richtigen Nahrungsmittel, die richtigen Kombinationen und die richtige Menge von Nahrungsmitteln bringen in Verbindung mit der richtigen Essweise wunderbare Ergebnisse hervor. Wenn Sie Übergewicht haben, werden sie Ihnen helfen abzunehmen. Und wenn Sie Untergewicht haben, werden sie Ihnen helfen zuzunehmen. Es gibt noch eine ganze Reihe anderer Punkte über Nahrung und Ernährung, auf die ich gerne eingehen würde, aber aus Zeitmangel ist dies nicht möglich. Merken Sie sich nur diese fünf Dinge:

(1) Essen Sie nie Kohlenhydrate und Fleisch bei derselben Mahlzeit, obwohl es Ihnen jetzt möglicherweise nicht allzu viele Beschwerden verursacht, solange Sie stark und gesund sind.
(2) Wenn Kaffee Ihnen Beschwerden verursacht, trinken Sie ihn schwarz, ohne Milch oder Sahne. Wenn er Ihnen immer noch Verdruss bereitet, streichen Sie ihn aus Ihrer Ernährung.
(3) Kauen Sie Ihr Essen, bis es flüssig ist, und reduzieren Sie die Nahrungsmenge, die Sie essen.
(4) Essen Sie jeden Tag einmal rohes Eigelb. Essen Sie es entweder unmittelbar vor oder unmittelbar nach dem Essen – nicht während des Essens.
(5) Reduzieren Sie die Vielfalt an Nahrungsmitteln, die Sie bei einer Mahlzeit essen, auf ein Minimum.«*

* Rohes Eigelb sollte nur dann verzehrt werden, wenn es von frischen Eiern aus artgerechter Bodenhaltung stammt. Ein Großteil der Eier, die aus Legebatterien stammen, sind heute mit Salmonellen und anderen Keimen verseucht.

Die oben genannten Hinweise für energiespendende einfache Mahlzeiten sind weiterentwickelt worden in dem anregenden Rezept- und Ernährungs-

»Es ist ganz einfach, in einer komplizierten Welt einfach zu leben«, fuhr Colonel Bradfort fort. »Nur weil die Welt so kompliziert ist, muss man ja bei diesem Spiel nicht auch noch mitmachen. Stattdessen sollten Sie sich in Ihrer Ernährung und allen Fragen, die Ihre geistige und körperliche Gesundheit betreffen, von ganz einfachen Grundsätzen leiten lassen.«

buch von Devanando O. Weise und Jenny P. Frederiksen: Die Fünf »Tibeter«-Feinschmecker-Küche – Mit 144 Rezepten auf der Basis von Trennkost und mehr (Bern und München $^{9}$1998).

# Vierter Teil

*Ein schwacher Körper*
*schwächt den Geist.*
Jean-Jacques Rousseau

## Die Energie der Stimme

Colonel Bradford sprach ein letztes Mal zum »Himalaja-Klub«, bevor er in andere Teile der Vereinigten Staaten und in seine Heimat England abreiste. Die Wahl seines Themas war auf verschiedene Dinge gefallen, die außer den fünf Riten den Verjüngungsprozess unterstützen. Und als er vor der Gruppe stand, schien er drahtiger, frischer und vitaler zu sein als je zuvor. Unmittelbar nach seiner Rückkehr aus Indien hatte er den Anschein erweckt, die Vollkommenheit in Person zu sein. Aber seitdem hatte er weitere Fortschritte gemacht, und sogar jetzt schien er noch hinzuzugewinnen.

»Zuallererst«, sagte der Colonel, »muss ich mich bei den Frauen in unserer Gruppe entschuldigen, denn vieles von dem, was ich heute Abend zu sagen habe, wird auf Männer bezogen sein. Selbstverständlich sind die fünf Riten, die ich Sie gelehrt habe, Männern und Frauen in gleicher Weise zuträglich. Aber da ich selbst ein Mann bin, würde ich gerne über ein Thema sprechen, das auch für andere Männer von Bedeutung ist.

Ich werde zunächst über die männliche Stimme sprechen. Wissen Sie, dass manche Experten sagen können, wie viel sexuelle Vitalität ein Mann besitzt, einfach dadurch, dass sie ihm beim Reden zuhören? Wir haben alle schon die schrille, piepsende Stimme eines Mannes im fortgeschrittenen Alter gehört.

Wenn die Stimme eines älteren Menschen diese Tonlage anzunehmen beginnt, dann ist das unglücklicherweise ein sicheres Zeichen dafür, dass der körperliche Verfall schon ziemlich fortgeschritten ist. Lassen Sie mich dies erklären.

Der fünfte Energiewirbel im Halsbereich regiert die Stimmbänder, und er hat eine direkte Verbindung zum zweiten Energiewirbel im Sexualzentrum des Körpers. Natürlich stehen alle Wirbel miteinander in Verbindung, aber diese beiden sind sozusagen miteinander verzahnt. Was den einen beeinflusst, beeinflusst auch den anderen. Wenn deshalb die Stimme eines Mannes hoch und schrill ist, so ist dies ein Anzeichen dafür, dass seine sexuelle Vitalität gering ist. Und wenn die Energie in diesem zweiten Wirbel gering ist, dann können Sie darauf wetten, dass sie auch in den anderen sechs Wirbeln nur mangelhaft vorhanden ist.

Nun, alles was nötig ist, um den zweiten und den fünften Wirbel zu beschleunigen, und mit ihnen alle anderen, ist, die fünf Riten zu üben. Aber es gibt noch eine andere Methode, die Männer anwenden können, um den Prozess zusätzlich zu beschleunigen. Sie ist ganz einfach. Alles was erforderlich ist, ist Willenskraft. Sie brauchen nur die bewusste Anstrengung zu unternehmen, Ihre Stimme tiefer zu machen. Hören Sie sich selbst beim Reden zu, und wenn Sie hören, dass Ihre Stimme höher und schriller wird, stellen Sie sie auf eine tiefere Stimmlage ein. Hören Sie Männern zu, die eine gute, feste Sprechstimme haben, und merken Sie sich den Klang. Und versuchen Sie dann, immer wenn Sie sprechen, Ihre Stimme so gut wie möglich in dieser männlichen Stimmlage zu halten.

Für einen sehr alten Mann wird dies eine ziemliche Herausforderung darstellen, aber die Belohnung ist, dass es ausgezeichnete Ergebnisse hervorbringt. Es wird nicht lange dauern, bis die tiefere Schwingung Ihrer Stimme den Energiewirbel an der Halsbasis beschleunigen wird. Dies wiederum wird dazu beitragen, den Energiewirbel im Sexualzentrum zu beschleunigen, der das Tor des Körpers zur vitalen Lebensenergie ist. Wenn diese Energie stärker aufwärts fließt, wird sich der Wirbel in der Kehle noch schneller drehen und damit der Stimme helfen, noch tiefer zu werden, und so weiter.

Es gibt junge Männer, die jetzt kräftig und männlich erscheinen, die aber unglücklicherweise nicht lange so bleiben werden. Dies kommt daher, dass ihre Stimmen nie völlig ausgereift und ziemlich hoch geblieben sind. Diese Männer können ebenso wie die älteren, von denen ich gesprochen habe, ausgezeichnete Ergebnisse erzielen, wenn sie die bewusste Anstrengung machen, ihre Stimmlage zu senken. Bei einem jungen Mann wird dies dazu beitragen, die Männlichkeit zu erhalten, und bei einem älteren, sie zu erneuern.

Vor einiger Zeit stieß ich auf eine ausgezeichnete Stimmübung. Sie ist, wie andere wirkungsvolle Dinge auch, ganz einfach. Immer wenn Sie allein sind, oder wenn die Lärmkulisse ausreicht, Ihre Stimme zu übertönen, sodass Sie andere nicht stören, üben Sie mit leiser Stimme, zum Teil durch die Nase, ›Mimm – Mimm – Mimm – Mimm‹ zu sagen. Wiederholen Sie es immer wieder, und bringen Sie Ihre Stimme dabei schrittweise immer tiefer, bis Sie sie so tief gezwungen haben, wie Sie nur irgend können. Es ist wirkungsvoll, dies als allererstes am Morgen zu üben, wenn sich die Stimme für gewöhnlich sowieso in einem tieferen Register befindet. Und dann bemühen Sie sich, Ihre Stimme für den Rest des Tages in einer tiefen Stimmlage zu halten.

Sobald Sie anfangen, Fortschritte zu machen, üben Sie im Badezimmer, damit Sie hören können, wie Ihre Stimme zurückgeworfen wird. Versuchen Sie dann, die gleiche Wirkung in einem größeren Raum zu erzielen. Wenn die Schwingung Ihrer Stimme intensiviert ist, wird sie bewirken, dass sich die anderen Wirbel im Körper schneller drehen, vor allem der zweite im Sexualzentrum und der sechste und der siebte im Kopf.

Auch bei älteren Frauen kann die Stimme hoch und schrill

werden, und sie sollte auf gleiche Weise tiefer gestimmt werden. Natürlich ist eine Frauenstimme von Natur aus höher als die eines Mannes, und Frauen sollten nicht versuchen, ihre Stimmlage so weit zu senken, dass sie männlich klingt. In der Tat wäre es für eine Frau, deren Stimme ungewöhnlich männlich klingt, sogar vorteilhaft, wenn sie versuchen würde, ihre Stimmlage mit der beschriebenen Methode anzuheben.

Die Lamas singen, manchmal stundenlang, unisono in einer tiefen Tonlage. Die Bedeutung liegt dabei nicht im Singen selbst oder in der Bedeutung der Worte, sondern in der Schwingung ihrer Stimmen und deren Wirkung auf die sieben Chakren. Vor Tausenden von Jahren entdeckten die Lamas, dass die Schwingungsfrequenz des Klanges ›Oh-mmm …‹ besonders mächtig und wirkungsvoll ist – der berühmte Laut OM. Männer wie Frauen werden es als höchst zuträglich erleben, diesen Klang zumindest einige Male jeden Morgen zu singen. Noch hilfreicher ist es, ihn während des Tages zu wiederholen, wann immer Sie können.

Füllen Sie Ihre Lungen vollständig mit Luft, und stoßen Sie den ganzen Atem, aufrecht stehend, langsam wieder aus, um dabei einen langen ›Oh-mmm-Klang‹ zu erzeugen. Teilen Sie den Atem dabei etwa halb und halb zwischen dem ›Ohhh …‹ und dem ›Mmmm …‹. Fühlen Sie das ›Ohhh …‹ durch den Brustraum vibrieren und das ›Mmmm …‹ durch den Nasenraum.

Diese einfache Übung trägt in hohem Maße dazu bei, die sieben Wirbel aufeinander einzustellen, und Sie werden die wohltuende Wirkung dieser Übung fast von Anfang an spüren können. Vergessen Sie nicht, dass es die Schwingung der Stimme ist, auf die es dabei ankommt, nicht auf das Singen als solches oder die Bedeutung des Klangs.«

# Das Wunder wirkt weiter

»Alles, was ich Sie bisher gelehrt habe«, sagte der Colonel, nachdem er einen Moment innegehalten hatte, »betraf die sieben Chakren. Jetzt aber würde ich gerne noch auf ein paar Dinge zu sprechen kommen, die uns alle viel jünger machen können, obwohl sie nicht direkt mit diesen Energiewirbeln zusammenhängen.

Wenn es möglich wäre, einen alternden Mann oder eine alternde Frau plötzlich aus ihrem altersschwachen Körper herauszunehmen und in einen neuen, ungefähr 25 Jahre jungen Körper zu stecken, wäre ich bereit zu wetten, dass er oder sie auch weiterhin wie ein alter Mensch handeln und an der *Geisteshaltung* festhalten würde, die in erster Linie dazu beigetragen hat, sie alt zu machen.

Obwohl sich die meisten Menschen über das vorrückende Alter beschweren, ziehen sie in Wahrheit ein zweifelhaftes Vergnügen aus dem Altwerden und all den Behinderungen, die damit einhergehen. Selbstredend werden sie durch diese Einstellung nicht gerade jünger werden. Wenn ein älterer Mensch wirklich jünger werden will, muss er *denken, handeln und sich benehmen wie ein jüngerer Mensch* und die Einstellungen und Manierismen des Alters hinter sich lassen.

Das Erste, worauf es zu achten gilt, ist Ihre Körperhaltung. Richten Sie sich auf! Als Sie zum ersten Mal in diese Gruppe kamen, waren manche von Ihnen so vornüber gebeugt, dass Sie wie Fragezeichen aussahen. Aber als die Vitalität zurückzukehren begann und sich Ihre Lebensgeister wieder regten, besserte sich auch Ihre Haltung. Das war gut, aber bleiben Sie jetzt nicht stehen. Denken Sie an Ihre Haltung, wenn Sie Ihren täglichen Angelegenheiten nachgehen. Halten Sie Ihren Rücken gerade, werfen Sie sich in die Brust, ziehen Sie das Kinn an, und halten Sie den Kopf hoch. Und mit einem Schlag haben

Sie Ihre Erscheinung um 20 Jahre verjüngt und Ihr Verhalten um 40.

Befreien Sie sich auch von den Altersmanierismen. Wenn Sie gehen, seien Sie sich zuerst im Klaren darüber, wohin Sie gehen; gehen Sie dann los und direkt darauf zu. Schlurfen Sie nicht; heben Sie Ihre Füße, und schreiten Sie aus. Behalten Sie Ihr Ziel in einem Auge und alles, woran Sie vorbeikommen, im anderen.

In dem Kloster im Himalaja war ein Mann, aus dem Westen wie ich, bei dem Sie geschworen hätten, dass er nicht über 35 sei, und er handelte wie ein Mann von 25. In Wirklichkeit war er über 100 Jahre alt. Wenn ich Ihnen verraten würde, wie viel über 100, würden Sie es mir nicht glauben.

Wenn Sie diese Art von Wunder vollbringen wollen, müssen Sie zuerst das *Verlangen* haben, es zu tun. Dann müssen Sie die Vorstellung akzeptieren, dass es nicht nur wahrscheinlich, sondern absolut *sicher* ist, *dass Sie es vollbringen werden.* Solange das Ziel, jünger zu werden, für Sie ein unmöglicher Traum ist, wird es genau das bleiben. Aber wenn Sie sich die wunderbare Wahrheit vollkommen zu Eigen machen, dass Sie tatsächlich in Ihrer Erscheinung, Gesundheit und Einstellung jünger werden können, und wenn Sie dieser Wahrheit durch zielgerichtetes Verlangen Energie verleihen, dann haben Sie bereits den ersten Schluck aus den heilenden Wassern der ›Quelle der Jugend‹ getrunken.

Die fünf einfachen Riten, die ich Sie gelehrt habe, sind ein Werkzeug oder ein Mittel, das Sie befähigen kann, Ihr eigenes persönliches Wunder zu wirken. Schließlich sind es die einfachen Dinge des Lebens, die am stärksten und am wirkungsvollsten sind. Wenn Sie diese Riten weiterhin nach Ihrem besten Vermögen ausüben, werden Sie mehr als reichlich belohnt werden.«

»Es war höchst befriedigend zu sehen, wie jeder von Ihnen täglich Fortschritte machte«, schloss der Colonel. »Für jetzt habe ich Sie alles gelehrt, was ich kann. Aber während die fünf Riten weiterhin ihre Arbeit tun, werden sie auch künftig Türen zu weiterem Lernen und Fortschritt öffnen. In der Zwischenzeit gibt es andere, die das Wissen benötigen, das ich Sie gelehrt habe, und es ist Zeit, dass ich mich auf den Weg zu ihnen mache.«

Hier sagte der Colonel uns allen Lebewohl. Dieser außergewöhnliche Mann hatte sich einen ganz besonderen Platz in unseren Herzen errungen, und so tat es uns natürlich Leid, ihn gehen zu sehen. Aber wir waren auch froh zu wissen, dass in Kürze andere Menschen an dem unschätzbaren Wissen teilhaben würden, das er so großzügig mit uns geteilt hatte.

Wir schätzten uns wirklich glücklich, denn in der gesamten Geschichte der Menschheit war bisher nur wenigen das Privileg zuteil geworden, das alte Geheimnis der »Quelle der Jugend« zu erfahren.

# Fünfter Teil
# Das verlorene Kapitel

*Alles, was ist, entstammt dem Geist,*
*es beruht auf Geist*
*und wird durch Geist geformt.*
Buddha

*An dieser Stelle endete bisher das Buch – im Einklang mit der Originalausgabe* The Eye of Revelation *von 1939.*

*Acht Jahre später allerdings wurde der Text von Peter Kelder überarbeitet und ein weiteres Kapitel mit dem Titel* Die Magie des heiligen Klangs *hinzugefügt. Es war nicht bekannt, dass noch Exemplare dieser Ausgabe existierten, bis vor kurzem ein Buch in der Privatsammlung des Autors gefunden wurde.*

*In dieser Neuausgabe der* Fünf »Tibeter« *werden erstmalig die Änderungen des Autors im Haupttext und das bisher unbekannte Kapitel aus dem Jahre 1947 dem deutschsprachigen Publikum zugänglich gemacht.*

*Dieses Kapitel, von dem bisher nur einige Eingeweihte vermuteten, dass es überhaupt existiere und neue Informationen enthielte, wird allgemein das »verlorene Kapitel« genannt.*

# Die Magie des heiligen Klangs

Ab und zu erhielt der Himalaja-Klub eine bemerkenswerte, wenn auch kurze Mitteilung von Colonel Bradford. Er hielt überall auf der Welt Vorträge, blieb aber nie lange an ein und demselben Ort.

Eines Tages erreichte uns ein ziemlich langer Brief, der an alle Klubmitglieder gerichtet war und der neue, sehr interessante Informationen enthielt.

Die Überschrift, die Colonel Bradford seinem Brief gegeben hatte – »Die geistige Magie des Mantrams« –, erweckte unsere Neugier, da die meisten Mitglieder der Gruppe mit dem Begriff *Mantram* nicht vertraut waren, auch wenn einige meinten, sie hätten das Wort schon irgendwo einmal gelesen.

In seinem Brief erklärte der Colonel das Wort wie folgt: »Es besteht ein kleiner Unterschied zwischen den Begriffen *Mantra* und *Mantram.* Beide sind einem Sanskritwort entlehnt, das so viel wie ›Instrument des Geistes‹ bedeutet. Der Unterschied besteht darin, dass ein Mantram ein laut geäußertes Instrument des Geistes ist, während ein Mantra lautlos ist.

Ganz gleich, ob es Ihnen bewusst ist oder nicht: Sie erschaffen und formen Ihr Leben durch Ihre Gedanken. Alle Dinge, die Teil Ihrer materiellen Wirklichkeit sind, wurden zuerst in Ihrem Geist aus dem Rohmaterial der Gedanken erschaffen. Weil ein Mantram ein Instrument des Geistes ist, ist es ein Hilfsmittel, das Sie benützen können, um Ihr Leben so zu gestalten, wie es Ihnen gefällt.

Um aber ein Mantram zu Ihrem eigenen Vorteil zu nutzen, müssen Sie zunächst den Geist und seine Arbeitsweise verstehen. Heute hört man häufig den Begriff ›Unterbewusstsein‹, aber nur wenige Menschen verstehen überhaupt, was damit gemeint ist. Statt ›Unterbewusstsein‹ verwenden die Lamas ein Wort, das mit ›Überbewusstsein‹ übersetzt werden könnte –

gemeint ist also ein Bewusstsein höherer Ordnung. Die Funktion des Überbewusstseins ist es, Gedanken, die eine Form reiner Energie darstellen, so umzuwandeln, dass sie in der materiellen Welt Gestalt annehmen können.

Ich könnte ganze Bücher zu diesem Thema schreiben, jetzt aber brauchen Sie nur das Folgende zu wissen: Ihr Überbewusstsein ist ein bereitwilliger Diener, dem Sie durch Ihre Denkmuster Befehle erteilen können. Immer wenn Sie einen Gedanken formen, geben Sie einen Befehl. Ihr Diener gehorcht Ihnen, indem er den Gedanken in der materiellen Welt manifestiert, wo er zu den Dingen und Ereignissen Ihres Lebens wird. Das bedeutet, dass die materielle Wirklichkeit ein Spiegelbild Ihrer Denkmuster darstellt. Wenn Sie Ihre Gedanken ändern, verändert sich auch das Bild im Spiegel, mit anderen Worten: Ihr Leben.

So einfach dieses Konzept auch ist, stellt es für viele Menschen doch ein ernstes Problem dar. Sie verweisen auf ein unglückliches oder gar tragisches Ereignis in ihrem Leben und weigern sich zu glauben, dass sie dieses durch ihre eigenen Gedanken hervorgebracht haben.

Wenn Sie Ihre Gedanken jedoch genau untersuchen, werden Sie ohne große Mühe negative Denkmuster entdecken können, die mit den positiven im Wettstreit liegen. In einem Moment sagen Sie: ›Ich möchte glücklich sein‹, aber schon im nächsten fallen Ihnen unzählige Rechtfertigungen ein, warum Sie unglücklich sind: Ihr Job verursacht Ihnen Stress, das Wetter ist schlecht, die Rechnungen stapeln sich, Sie haben Übergewicht, die Nachbarn sind zu laut, Sie kommen zu spät zu einer Verabredung und so weiter. Obwohl es Ihr Ziel ist, glücklich zu sein, arbeitet Ihr Verstand auf Hochtouren, um das Gegenteil zu erreichen.

Ein Mantram ist ein Hilfsmittel, das Sie benutzen können, um Ihre Denkmuster zu vereinheitlichen und sie ganz im Sinne Ihrer höchsten und nobelsten Wünsche auszurichten. Um dieses machtvolle Instrument zu benutzen, müssen Sie aber zunächst einmal die Wünsche definieren, die Ihnen das Leben erfüllen soll.

Es gibt eine ganz einfache Übung, die Ihnen dabei helfen kann. Sie benötigen dafür nur ein paar Minuten, und ich schlage vor, dass Sie sie einmal im Monat ausführen. Setzen Sie sich hin, und schreiben Sie die Dinge auf, die Sie sich am meisten wünschen. Denken Sie nicht lange darüber nach, was Sie sich wünschen *sollten.* Schreiben sie Ihre Wünsche stattdessen ganz schnell auf, und notieren Sie einfach alles, was Ihnen einfällt. Als nächstes schauen Sie sich diese Liste aufmerksam an, und überlegen Sie sich, was es Ihnen im Endeffekt bringt, wenn sich jeder dieser Wünsche tatsächlich erfüllen sollte. Darum geht es Ihnen ja in Wirklichkeit, und deshalb sollten Sie sich dies auch aufschreiben. Wenn Sie beispielsweise geschrieben haben: ›Ich wünsche mir einen besseren Job‹, wünschen Sie sich im Endeffekt vielleicht die Annehmlichkeiten, die ein besserer Job mit sich bringt. Oder es geht Ihnen um die innere Befriedigung, die sich einstellt, wenn Sie Ihre Talente und Ihre Ausbildung adäquat einsetzen können. Vielleicht wollen Sie aber auch mehr Geld und finanzielle Sicherheit. Oder Sie sehnen sich einfach danach, in einer angenehmen, entspannten Atmosphäre zu arbeiten.

Das, was die Wunscherfüllung bei Ihnen auslöst, sollte immer in emotionalen Begriffen beschrieben werden, denn Gefühle, angenehme wie unangenehme, sind die Früchte Ihrer Lebenserfahrung, sozusagen der Gewinn, den sie daraus ziehen. Wenn Sie dereinst diese Welt verlassen, müssen Sie Ihre materiellen Schätze zurücklassen, aber Ihre Gefühle werden für immer bei Ihnen bleiben. Suchen Sie sich also sorgfältig aus, welche davon auf ewig Ihre Gefährten sein sollen.

Als nächstes schauen Sie sich die Liste Ihrer Wünsche und der Wunscherfüllungen noch einmal an. Gehen Sie sie von oben nach unten durch, und während Sie dies tun, suchen Sie nach zwei oder drei Begriffen, die alles auf der Liste zusammenfassen. Das scheint auf den ersten Blick unmöglich zu sein, aber wenn Sie genauer hinsehen, werden Sie erkennen, dass scheinbar ganz unterschiedliche Dinge ein gemeinsames Ziel haben. Teilen Sie Ihre Wünsche in zwei oder drei Gruppen auf, und finden Sie einen Begriff, der diese Gruppe angemessen beschreibt. Um ein einfaches Beispiel zu benutzen: Wenn Sie sich ein schöneres Haus, einen teuren Wagen oder neue Kleidung wünschen, dann ist das gemeinsame Ziel dieser drei Wünsche Wohlstand oder Fülle.

Danach sollten Sie eine klare Vorstellung Ihrer grundlegenden Ziele gewonnen haben. Fassen Sie diese jetzt zusammen, und formulieren Sie daraus einen einfachen Befehl. Der Befehl sollte positiv, kurz und direkt sein. Zum Beispiel: ›Ich erhalte jetzt Glück, Kraft und Wohlstand!‹ Mehr ist nicht nötig. Wenn Ihr Befehl ausgesprochen wird, verwandelt er sich in ein Mantram, oder einfacher gesagt, in ein Hilfsmittel, das Sie benutzen können, um Ihr Überbewusstsein zum Handeln zu veranlassen.

Der Begriff ›Kraft‹ ist besonders wirksam, denn mit seiner Hilfe kann Ihr Körper gesund, stark und vital werden. Auf der geistigen Ebene wird er Ihnen helfen, sich zum Meister Ihres Schicksals zu machen. Das Wort ›Jetzt‹ teilt Ihrem Überbewusstsein mit, wann Sie diese Dinge möchten: Sie befehlen Ihrem Überbewusstsein, sofort damit zu beginnen, Ihre Wünsche zu erfüllen.

Wenn Sie ein Mantram haben, ist es ganz einfach, es auch anzuwenden. Sie müssen es nur laut und im Brustton der Überzeugung aussprechen. Seien Sie dabei nicht schüchtern! Fühlen Sie die Macht Ihrer Stimme, und sprechen Sie, als ob Sie einem dienstbaren Geist befehlen, Ihnen alles zu bringen, was Sie sich wünschen. Sobald Sie Ihr Mantram laut, ohne jedes Zögern und voller Überzeugung ausgesprochen haben, haben Sie alles Nötige schon getan.

Sprechen Sie Ihr Mantram, wenn Sie abends ins Bett gehen

und morgens gleich nach dem Aufwachen. Machen Sie es sich zur Gewohnheit, es mehrmals am Tag in regelmäßigen Abständen zu wiederholen. Wenn Sie vor einem Spiegel stehen, schauen Sie sich selbst direkt in die Augen, und wiederholen Sie voller Überzeugung das Mantram.

In Ihrem Alltag sollten Sie aufmerksam beobachten, was Sie sagen und denken. Hüten Sie sich vor negativen Gedanken oder Worten, die Ihrem Überbewusstsein widersprüchliche Befehle erteilen, denn dies würde die positive Kraft des Mantrams neutralisieren. Wenn Sie sich dabei ertappen, hören Sie sofort damit auf, atmen Sie tief durch, und machen Sie die negativen Gedanken wirkungslos, indem Sie Ihr Mantram mit unerschütterlicher Überzeugung aussprechen.

Natürlich können Sie in Gegenwart anderer Menschen nicht plötzlich herausschreien: ›Ich will Glück, Kraft und Wohlstand – jetzt sofort!‹ In solchen Fällen würde ich Ihnen raten, ein Mantra zu benutzen, das Sie innerlich wiederholen und über dessen Bedeutung Sie nachsinnen. Das ist zwar nicht ganz so wirksam wie das gesprochene Mantram, es können jedoch auch auf diese Weise gute Resultate erzielt werden.

Gleichgültig, ob Sie nun ein Mantram oder ein Mantra benutzen – es ist wichtig, sich Folgendes vor Augen zu führen: Wenn Sie dem Überbewusstsein Befehle erteilen, müssen Sie sich nur auf das Endergebnis konzentrieren, das Sie herbeiwünschen. Versuchen Sie niemals, Ihrem Überbewusstsein zu diktieren, wie es seine Wunder wirken soll!

Das Überbewusstsein ist intelligenter und erfindungsreicher, als Sie es sich jemals vorstellen könnten. Wenn es in dem, was es bewirken will, einmal eine Richtung eingeschlagen hat, lässt es sich durch nichts entmutigen. Es gibt niemals auf, da es weiß, dass es unendlich viele andere Möglichkeiten gibt, ein beliebiges Ziel zu erreichen. Wenn Sie aber – aufgrund Ihrer momentanen Gedanken oder Ihrer eingefahrenen Denkweisen – versuchen, dem Überbewusstsein vorzuschreiben, wie es seine Arbeit tun soll, dann werden Sie seine Möglichkeiten einschränken und verhindern, dass es seine Magie entfalten kann.

Der überbewusste Bereich Ihres Geistes ist eine ganz wunderbare Sache. *Es ist viel leichter, ihn dazu zu bringen, für Sie zu arbeiten, als sich selbst dazu zu bringen, mit ihm zu arbeiten.* Man könnte sagen, es macht dem Überbewusstsein Freude, darauf hinzuarbeiten, dass Sie alles erreichen, was Sie sich wünschen. Ein Wunsch ist eine sehr mächtige Kraft, und wenn Sie ihn einsetzen, um Ihr Überbewusstsein zum Handeln anzuregen, kann dieses gar nicht anders, als Ihnen Ihre Herzenswünsche auf eine Weise zu erfüllen, die Sie sich überhaupt nicht vorstellen können.

Sie sollten aber noch eines wissen: Der überbewusste Bereich Ihres Geistes beurteilt Ihre Gedanken nicht, bevor er auf sie reagiert. Er unterscheidet nicht zwischen Schmerz oder Vergnügen, Kummer oder Glück, Gram oder Freude. Oder, um es anders zu formulieren: Für das Überbewusstsein gibt es keine angenehmen oder unangenehmen Gefühle. Es ist seine Aufgabe, Denkmuster in Materie umzuwandeln – *und zwar alle Denkmuster.* Diese Aufgabe könnte es gar nicht erfüllen, wenn es Ihre Gedanken zuerst in gut oder schlecht, glücklich oder unglücklich, wertvoll oder wertlos einteilen müsste.

Kurz gesagt lässt sich das wunderbar einfache Geheimnis, das Ihnen helfen wird, alles zu erreichen, was Sie sich wünschen, so formulieren: *Verändern Sie Ihre Denkmuster, und Sie verändern Ihr Leben.* Wenn Sie faszinierende Gedanken denken, wird das Überbewusstsein Ihr Leben mit faszinierenden Ereignissen erfüllen, anstatt mit langweiligen.«

## Der siebte Ritus

Der Brief des Colonels ging folgendermaßen weiter: »Nun ist das Überbewusstsein zwar eine phantastische Sache, es kann aber nicht mit unsinnigen Gedanken arbeiten. Um wirksam zu sein, muss das Mantram also eine persönliche Bedeutung für Sie haben. Um dies sicherzustellen, sollten Sie zwei Dinge beachten:

Es ist erstens wichtig, dass Ihr Mantram Ihr persönliches Wachstum widerspiegelt. Wenn Sie also das Gefühl haben, dass Ihre persönliche Entwicklung zu einer Veränderung Ihrer Ziele geführt hat, dann passen Sie Ihr Mantram diesen Veränderungen an.

Das Mantram muss zweitens in einer Sprache formuliert werden, mit der Sie vollkommen vertraut sind. Ich erwähne dies, weil gewisse Lehrer aus dem Osten Mantrams bevorzugen, die zwar für Menschen, die die betreffenden asiatischen Sprachen sprechen, gut und hilfreich, für Menschen, die sie nicht verstehen, dagegen völlig nutzlos sind. Selbst wenn man ihnen die Bedeutung dieser Worte mitteilen würde, wären sie für ihr Überbewusstsein nichts als unverständliches Kauderwelsch, und es könnte nichts Gutes dabei herauskommen.

Es gibt allerdings eine Ausnahme. Ein bestimmtes Wort, das aus dem Osten stammt, hat eine magische Wirkung auf das Überbewusstsein, das Gehirn und das gesamte zentrale Nervensystem. Dieses Wort heißt *OM*. Eigentlich ist es gar kein Wort, sondern ein Klang, denn sein Wert liegt in seiner Klangschwingung und nicht in seiner Bedeutung. Daher wird jeder Mensch, der OM seiner Schwingung wegen verwendet, auch davon profitieren – und zwar unabhängig davon, welche Sprache er spricht oder versteht. Mit einer Einschränkung allerdings: Es kann nur ein Mensch davon profitieren, der auch bereit ist, eine so hohe und machtvolle Schwingung zu empfangen.

Der Gebrauch des OM – ich nenne dies den siebten Ritus – kann bei einem Menschen, der dazu innerlich bereit ist, außerordentliche Resultate hervorbringen. Wenn es korrekt intoniert wird, hat seine Schwingung eine außerordentlich stimulierende Wirkung auf die Zirbeldrüse, die mit dem siebten und höchsten Energiewirbel in Verbindung steht.

Allerdings sollte Ihre Zirbeldrüse nicht auf diese Weise angeregt werden, wenn Sie nicht bereit sind, Ihr Leben auf eine höhere Ebene hin auszurichten. So wie ein Same nicht in unfruchtbarem Boden wachsen kann, können Schwingungen einer höheren Ordnung nicht in einem Bewusstsein wirken, das noch nicht bereit ist, sie zu empfangen. Versuchen Sie daher nicht eher, den siebten Ritus zu üben, bis die ersten fünf Riten Ihr physisches und psychisches Wesen auf eine höhere Ebene gehoben haben. Ihre Schwingung muss so hoch sein, dass Sie sich von den negativen Wirkungen aller suchterzeugenden Drogen befreit haben. Dazu gehören auch Alkohol und Nikotin in jeder Form.

Um sich vorzubereiten, sollten Sie zunächst auf Ihre Ernährung achten. Sie sollte fett- und zuckerarm sein, da Zucker – ganz gleich in welcher Form – eng mit dem Alkohol verwandt ist. Stärkehaltige Nahrungsmittel können auch nachteilig sein, wenn sie nicht besonders gründlich gekaut werden. Wenn sie allerdings im Mund vorverdaut worden sind, können stärkehaltige Nahrungsmittel nicht länger schädlich sein, solange sie in vernünftigen Mengen genossen werden.

Am wichtigsten ist allerdings, dass Sie mehr Wasser als bisher trinken. Der gesunde Durchschnittsmensch sollte täglich etwa drei Liter reines Wasser am Tag zu sich nehmen. Das sind ungefähr zwölf bis fünfzehn Gläser. Wenn Sie kleiner oder größer als der Durchschnitt sind, sollten Sie entsprechend weniger oder mehr trinken. Fangen Sie aber nicht an, sofort so viel Wasser zu trinken. Stattdessen sollten Sie Ihre Wasseraufnahme ganz langsam über einen Zeitraum von 60 Tagen steigern.

Wasser reinigt nicht nur Ihren Körper von Schlacken und Schadstoffen, es ist auch ein ausgezeichneter Leiter von elektrischen Impulsen und Klangschwingungen. Beginnen Sie also zunächst damit, mindestens einen Monat lang mehr Wasser zu sich zu nehmen. Dann können Sie damit anfangen, den siebten Ritus zu üben, und Sie werden allen Grund haben, sich gute Resultate zu erhoffen.

Um diesen Ritus auszuführen, sollten Sie sich aufrecht hinstellen oder sich in einen bequemen Sessel setzen. Entspannen Sie sich völlig, aber fallen Sie nicht in sich zusammen. Bewahren Sie die aufrechte Haltung, und halten Sie das Kinn gerade, damit die Stimmbänder nicht eingeengt werden. Wenn Sie möchten, können Sie sich auch flach auf ein hartes Bett oder auf den Boden legen, aber Sie dürfen sich kein Kissen unter den Kopf legen, denn das würde den Kopf nach vorne schieben und dadurch die Bewegung Ihrer Stimmbänder einengen.

OM wird mit langem ›O‹ gesprochen, wie das Wort *Rom*, nur ohne das ›R‹. Um diesen magischen Klang korrekt zu intonieren, atmen Sie zunächst ganz tief ein, ohne aber Ihre Lungen so weit zu füllen, dass Sie das Gefühl haben zu platzen. Dann sprechen Sie den Vokal *Oh-h-h* … mit einer tiefen, kräftigen, klangvollen Stimme. Ihr Mund sollte leicht geöffnet sein, Ihre Lippen rund. Ihre Zunge sollte sich hinten im Mund befinden und leicht gegen den hinteren Gaumen gehoben werden. Halten Sie dieses *Oh-h-h* … etwa fünf Sekunden lang. Dann fahren Sie fort, indem Sie Ihren Unterkiefer entspannen, den Mund schließen, die Lippen gerade halten und die Zunge flach im Mund entspannen, sodass der Klang *M-m-m-m-m-m* … entsteht. Halten Sie diesen Klang etwa zehn Sekunden lang.

Wenn Sie das *Oh-h-h* … ertönen lassen, sollten Sie Ihre Stimme durch den Brustraum erklingen hören; das *M-m-m-m-m-m* … sollte durch die Nebenhöhlen erklingen. Wenn Sie es richtig machen, werden sich die beiden Klänge zu einem einzigen *O-h-h-m-m-m-m-m-m* … vereinigen.

Wenn Sie zum Ende gekommen sind, entspannen Sie sich, und atmen Sie ein- oder zweimal ein und aus, bevor Sie den Laut OM wiederholen. Drei- oder viermal hintereinander reichen völlig aus. Tun Sie des Guten nicht zu viel, und hören Sie sofort auf, wenn Ihnen auch nur im Geringsten schwindlig werden sollte. Nach ungefähr einer Stunde wiederholen Sie das OM mehrmals. Anfangs sollten Sie diesen Ritus nicht öfter als zehnmal am Tag ausführen, selbst wenn Ihnen dabei nicht schwindlig wird. Für einen Anfänger ist es nicht gut, die Zirbeldrüse intensiv zu stimulieren.

Es ist am besten, wenn Sie Ihr persönliches Mantram nicht in derselben Sitzung benutzen, in der Sie den siebten Ritus ausführen. Dieser sollte nur dann geübt werden, wenn Ihr Geist ganz still und frei von allen Gedanken ist. Sie können den siebten Ritus allerdings mit einem Mantra kombinieren und dabei ausgezeichnete Resultate erhalten. Wenn Sie fünf Sekunden lang das *Oh-h-h* ... des OM erklingen lassen, erlauben Sie Ihrem Geist, absolut still und ruhig zu sein. Wenn Sie dann zehn Sekunden lang *M-m-m-m-m-m* ... intonieren, wiederholen Sie Ihr Mantra mehrmals mental.

Sie sollten das Mantra, das dieselben Worte wie das Mantram enthalten kann, schon vorbereitet haben, bevor Sie beginnen. Es sollte auf jeden Fall als Befehl zur Verwirklichung Ihrer grundsätzlichen Ziele formuliert werden. Achten Sie dabei ganz besonders darauf, dass es keine negativen Gedanken enthält oder Worte, die Ihre Anstrengungen wieder zunichte machen würden.

Da dieser Ritus so machtvoll ist, ist er nur für reife Menschen gedacht. Auf keinen Fall sollte er von Menschen unter 21 Jahren ausgeführt werden. Er wird denen am meisten nützen, die ein Alter erreicht haben, in dem sich die Lebensweisheit natürlich vertieft.

Es ist sogar so, dass ältere Männer und Frauen schnellere Fortschritte erzielen als jüngere, sobald sie begonnen haben, ihre Schwingungsfrequenz zu erhöhen. Das liegt zum Teil daran, dass sie gelernt haben, hinter die Ablenkungen und Illusionen der materiellen Welt zu schauen, in der die Freude so vergänglich ist wie ein welkes Blatt im Wind. Sie wissen, dass der wahre Lohn des Lebens nicht außerhalb ihrer selbst gefunden werden kann, sondern nur in jener Welt, die sich in ihrem Innern befindet.

Auf ihren inneren Reisen haben die Weisen längst vergangener Zeiten alle den siebten Ritus benutzt, um die Schwingungsfrequenz ihres Geistes und ihres Körpers zu erhöhen. Wenn auch Sie dies tun, wird Ihnen nicht nur die Jugend an Körper und Geist zuteil werden, sondern auch der Schatz unvergänglicher Weisheit.

Zum Schluss möchte ich Sie alle ermutigen, diese neue Herausforderung anzunehmen und auf der Stelle damit zu beginnen. Denn obwohl Sie wunderbare Fortschritte erzielt und viel erreicht haben, sind diese Dinge doch nichts im Vergleich zu den Wundern, die auf Sie warten, wenn Sie sich auf die Reise nach innen machen. Wenn Sie dies tun, wird es für Sie keine Rückkehr geben, denn direkt vor Ihnen liegen großartige Dinge. Sie brauchen nur zuzugreifen.

In treuer Verbundenheit
Colonel Bradford«

Nachdem die Mitglieder des Himalaja-Klubs diesen Brief erhalten hatten, hörten sie nie wieder etwas von Colonel Bradford. Sein Aufenthaltsort war nicht bekannt, und alle meine Versuche, ihn ausfindig zu machen, blieben ohne Erfolg.

Das Einzige, was vermutlich mit einiger Sicherheit gesagt werden kann, ist, dass die Reisen des Colonels ihn in unbekannte Länder, zu unglaublichen Abenteuern und zu Wundern geführt haben müssen, die wir uns kaum vorstellen können.

# Das Geheimnis, das Sie Berge versetzen lässt

## Auszüge aus Leserbriefen – ein Querschnitt

Schon nach dem ersten Tag habe ich mich anders gefühlt. Jetzt mache ich die Übungen seit über drei Wochen. Ich sehe jünger aus und fühle mich jeden Tag lebendiger ...

Ich merke sofort, wie sich meine Energie und mein Wohlbefinden verändern. Alles läuft leichter für mich, und bei meiner Arbeit werde ich nicht so schnell müde. Und das nur dann, wenn ich die Fünf »Tibeter« wirklich mache ...

Ich fühle mich nicht nur jünger, ich bekomme auch von Leuten, die mein Alter (73) kennen, zu hören, dass ich 20 Jahre jünger aussehe und auftrete. Mein Arzt ist 58 und schimpft, dass ich jünger aussehe als er, obwohl er regelmäßig Jogging macht. Ich empfehle dieses Buch jedem, der den Alterungsprozess aufhalten möchte ...

Meine schwachen Gelenke sind kräftiger geworden, und meine Körperhaltung hat sich verbessert ...

Durch die Fünf »Tibeter« werden meine Muskeln kräftiger, und ich verliere Speckfalten. Es geht mir jetzt besser, und ich denke, dass es bald noch besser wird. Ich kann dieses Buch nur jedem empfehlen ...

Infolge einer schweren Rückenverletzung war ich fünf Jahre lang arbeitsunfähig. Ich hatte so große Schmerzen, dass ich daran dachte, mir das Leben zu nehmen. Das war, bevor ich Ihr Buch las. Inzwischen sind durch das Üben der Fünf »Tibeter« die Schmerzen zurückgegangen, ich kann wieder richtig gehen und habe sogar wieder Arbeit gefunden als Vorschullehrerin ...

Ich hatte ziemliche Probleme mit Kreuzschmerzen. Jetzt spüre ich nur noch ganz selten etwas davon …

Seit mir die Fünf »Tibeter› gezeigt wurden, habe ich keinen Tag ausgelassen, und in meinem ganzen Leben ist es mir noch nicht so gut gegangen …

Ich spüre, wie meine Verdauung besser wird. Auch mein Kopf fühlt sich klarer an. Ein großartiges Buch …

Ich mache die Übungen jetzt seit drei Monaten und fühle mich jeden Tag jünger. Ich bin erst 30, deshalb sind die Veränderungen nicht so gewaltig wie bei Ihren älteren Lesern …

Mehrere Patienten, die ich auf Ihr Buch hingewiesen hatte, berichteten mir später begeistert von ihren Erfahrungen. Daraufhin fing ich an, diese fünf Riten selbst zu praktizieren. Das war vor drei Wochen. Nach neun Tagen spürte ich eine deutliche Steigerung meiner Kraft und Ausdauer. Ich konnte jetzt ohne jede Anstrengung schwere Gepäckstücke die Treppe hochtragen.

Ich habe festgestellt, dass ich körperlich kräftiger geworden bin, und darüber hinaus, dass meine Augen besser sind, weil feuchter, wie es sonst nur mit Augentropfen möglich wäre …

Ich erlebe zum ersten Mal, dass Erfahrungen anderer auch für mich stimmen …

Jeder darf so viele Zweifel haben, wie er will. Mit der regelmäßigen Ausübung der Fünf »Tibeter« werden alle Zweifel schwinden …

Das Übungsprogramm ist kurz genug, dass ich es vor dem Frühstück machen kann ...

Ich war reif für diese Erfahrungen und bin dankbar, sie jetzt zu empfangen ...

Ich fühle mich ausgeglichener. Da ich gleichzeitig die Trennkost praktiziere, nehme ich ab und fühle mich gesund ...

Mein Körper möchte nicht mehr ohne die Übungen sein, und »irgendwie« werde ich täglich daran erinnert ...

Pulsschlag und Blutdruck haben sich vollkommen normalisiert. Der Körper wird wunderbar durchwärmt ...

Im Schulter- und Nackenbereich habe ich seit Jahren solche Verspannungen, dass ich nicht mehr auf der Seite schlafen konnte. Jetzt, nach einigen Wochen regelmäßigen Übens, sind die Schmerzen weg ...

Eine wunderbare Art, ein Stück Jugend wiederzugewinnen ...

Ich fahre froh zur Arbeit, nehme zwei Stufen auf einmal und finde meinen im erschöpften und depressiven Sumpf verschütteten Humor wieder. Ich danke dem Himmel für dieses Geschenk ...

Das Buch ist das Beste, was ich den Menschen, die mir am Herzen liegen, zu ihrem Wohle geben kann ... Meine Allergien, Ödeme, Ekzeme sind verschwunden ...

Mein Leben ist farbiger und lichter geworden ...

Meine seit längerer Zeit anhaltenden Schlafstörungen sind so gut wie verschwunden, und die Rückenschmerzen sind erheblich zurückgegangen ...

Es tut sehr gut ... Ich weiß zwar nicht genau, was passiert, auf jeden Fall steigert sich mein Wohlempfinden jeden Tag. Vielen Dank ...

Die Übungen sind einfach und wunderbar nachzuvollziehen. Für mich besonders wertvoll: Sie ersetzen mir bei täglicher Anwendung den bisherigen wöchentlichen Gang zur Krankengymnastik ...

Meine Vitalität ist wunderbar im Fließen, ich komme mit weniger Nahrung aus, fühle mich äußerst gesund und voller Aktivität. Nach vier Wochen regelmäßigen Übens begannen am Kopf Haare nachzuwachsen, wo vordem keine mehr waren. Mein Frisör konnte kaum fassen, welch »Wundermittel« ich wohl angewendet hatte.

Nebenbei bemerkt: Den Jahren nach gemessen, zähle ich ja eigentlich zu den so genannten Senioren – aber zu den jung gebliebenen! ...

### Nach einer Trainer-Ausbildung

Körperlich habe ich das Gefühl, dass mir das Training mehr Beweglichkeit gebracht hat. Gleichzeitig die Erkenntnis, dass ich die körperliche Seite meiner spirituellen Entwicklung bislang massiv vernachlässigt habe.

Seelisch habe ich das Gefühl, »den Anschluss« gefunden zu haben; etwas, was ich bisher bei meinen mentalen Übungen vermisst habe. Verbunden mit Freude.

Geistig empfinde ich mehr Klarheit, die Dinge erhalten eine neue Relation.

Ich habe mich nach dem Training »fit wie ein Turnschuh« gefühlt und übe die Fünf »Tibeter« regelmäßig, damit es so bleibt. Ich bin ganz glücklich nach Hause geschwebt und kann seitdem besser geschehen lassen. Ich bin ruhiger geworden. Ich bin mehr bei mir.

Ich habe viel gelernt und will das weiter vertiefen.

Die fünf Riten sind für mich zum einen ein Weg, ohne Rückenschmerzen zu leben, zum anderen viel, viel mehr.

Ich freue mich schon morgens darauf, die fünf Riten durchzuführen, sie bringen mich in Harmonie mit mir selbst, sie lassen mich meinen Körper spüren, sind Meditation und Körperbeherrschung in einem. Wenn ich sie aus irgendeinem Grund einmal nicht durchführen kann, fühle ich mich beraubt.

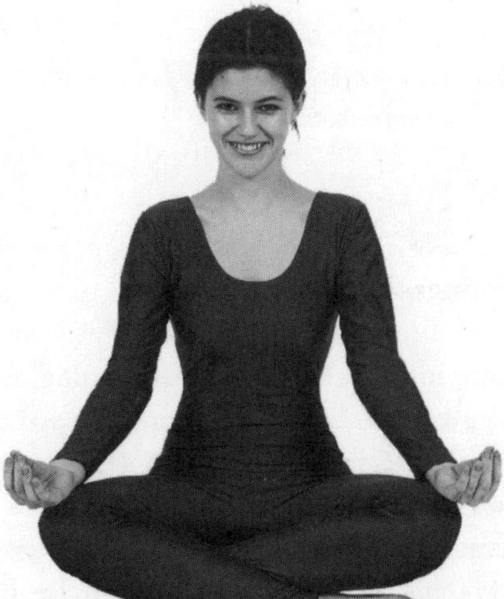

Was ich nie gedacht hätte ist eingetroffen. Ich habe überhaupt keine Lust auf Schokolade oder auf all das andere Zeug, was ich da so gegessen habe!!

Die Fünf »Tibeter« gehören heute in mein Leben wie die Ernährung. Ich schöpfe Kraft und Energie. Sollte ich aus irgendeinem Grund einmal keine Möglichkeit haben, die Übungen zu machen, fehlt mir den ganzen Tag etwas, und abends bin ich ungewohnt früh müde und ausgelaugt.

Das Leben ist wieder so herrlich, so farbig, so intensiv. Ich hatte damals extrem viel auf Ihr Seminar gesetzt, war vor dem Kurs absolut am Ende und habe den Kurs als Rettungsanker gesehen. Die »Tibeter« geben mir sehr viel Energie. Das ist einfach grandios. Mein Leben ist mir neu geschenkt worden.

Die vorstehenden Auszüge werden hier mit Zustimmung der Leser/innen veröffentlicht. Die Namen und Anschriften sind dem Verlag bekannt.

## Die Fünf »Tibeter« im Spiegel der Medien

Zum großen Erfolg der Fünf »Tibeter« haben nicht zuletzt die Medien beigetragen. Seit 1990 sind die Riten in meist positiven Berichten in der Presse, in Rundfunk- und Fernsehsendungen vorgestellt worden, so z. B. im ZDF-Gesundheitsmagazin oder in der Fliege-Talkshow. Es gibt auch immer wieder Prominente – Schauspieler und Politiker – die sich öffentlich zu den Fünf »Tibetern« bekennen. Judith Adlhoch, populäre Moderatorin des TV-Reisemagazins Vox Tours, führte in einem Interview ihr jugendlich strahlendes Aussehen auf das regelmäßige Üben der Fünf »Tibeter« zurück *(Für Sie, 9/98)*. Und Uta Schorn, vor al-

lem in den Neuen Bundesländern eine sehr beliebte Schauspielerin und TV-Moderatorin, führte die Riten im Fernsehen (ORB, Mai 1998) zusammen mit ihrer Tochter vor und erläuterte die positive Auswirkung auf die Gesundheit. In einer TV-Zeitschrift erklärte sie: »Ich übe 20 Minuten, für Anfänger genügen 10. Man kann die Tibeter noch mit 60 erlernen, braucht auch bei Rückenproblemen keine Angst zu haben.«
(*Super-TV Besser Leben,* 13.2.1997)

Im Folgenden finden Sie zu den Fünf »Tibetern« noch einige Presse-Auszüge.

»Die Fünf »Tibeter« – Das Wohlfühlwunder.
Ausgeglichen, fit und voller Energie? Können Sie haben! Täglich nur eine Viertelstunde bringt Körper und Seele in Einklang. (...) Ziel sind weder Idealfigur noch Ausdauer, noch Gelenkigkeit (auch wenn diese Nebenwirkungen gelegentlich auftreten). Ziel ist ein neues Körperbewusstsein, das den Kopf wach macht und die Seele ins Gleichgewicht bringt.«
(*Fit For Fun,* März 1998)

»Wenn von fernöstlichen Heilmethoden die Rede ist, denkt man in erster Linie an Akupunktur oder Yoga. Diese an sich sehr wertvollen Techniken haben leider auch Nachteile: Sie erfordern eine lange Ausbildungszeit und sind zeitaufwendig in der Anwendung. Die Fünf »Tibeter« dagegen sind rasch erlernt und doch hochwirksam.«
(*fit fürs Leben,* Magazin 4/97)

»Um ein gesundes und erfülltes Leben zu leben, ist es wichtig, unser Herz wieder als das zu betrachten und zu erfahren, was es tatsächlich ist: Nicht nur ein mechanisches, mehr oder weniger gut funktionierendes Körperorgan, sondern die Quelle unserer Lebenskraft, der Ursprung strömender Liebe, Weisheit und Lebensfreude.« (*BIO* 97/6)

Alle die es lesen, sind fasziniert und neugierig, es gibt dabei nur ein Problem: Für Laien ist es fast unmöglich, die Übungen nur nach dem Buch richtig und Gewinn bringend auszuführen, selbst wenn sie auf den ersten Blick recht einfach zu sein scheinen. Für die Wirkung der Übungen ist es nämlich entscheidend, Muskelanspannung, Atmung und Energiefluss aufeinander abzustimmen, sonst kann es zu übertriebener Anstrengung und unnötiger Verkrampfung kommen.

Wenn es aber gelingt, die Bewegungen leicht und fließend in Harmonie mit der Atmung, in langsamer Steigerung ihrer Anzahl, kombiniert mit den passenden Ausgleichsstellungen täglich zu üben, dann halten sie ohne Zweifel, was sie versprechen: Sie sind ein Schlüssel zu mehr Lebendigkeit und Körperbewusstsein, ein wirksames Fitness-Training – auch, aber nicht nur für den Körper, und wahrhaft ein Geheimtipp für Langlebigkeit, Vitalität und Gesundheit.
(*Natürlich Gesund* 2/97)

Für mich sind diese Übungen wunderschön, denn sie geben mir das Gefühl, den Fluss der vitalen Lebensenergie ungehindert strömen zu lassen. Peter Kelder, der Autor dieses Buches, hat uns Yogis um eine Erfahrung mehr bereichert. In seiner einfachen, liebenswerten und amüsanten Art enthüllte er die lang gehegten Geheimnisse. Habe ich Sie nun auch neugierig gemacht?
(*Wege zum Leben* II/97)

Seelen- und Körperschule aus dem Himalaja
*(DER SPIEGEL)*

**Volksleiden Rückenschmerzen: Krank im Kreuz**

Jeder dritte Deutsche klagt über Rückenschmerzen, das Leiden wurde zum häufigsten Grund für Klinikeinweisungen, Tag für Tag werden mehr als 100 Bandscheibenkranke operiert. Ärzte rätseln über die Ursache der »neuen Epidemie«. Sitzen wir uns krank? Oder ist das deutsche Volk nur wehleidiger geworden?...

Dem »Haltesystem« des Menschen, ohnehin durch die Evolution labilisiert, fehlen zunehmend die notwendigen Trainingsreize, wie sie Fußmärsche und körperliche Arbeit bedeuten: Die Muskeln werden immer schwächer, ermüden rasch und können das wacklige System Wirbelsäule nicht mehr gerade halten ...

Die ärztliche Vielgeschäftigkeit bei Rückenleiden – medizinisches Fachwort: »Polypragmasie« – sucht Arzt und Kranke mit den begrenzten Möglichkeiten der Hilfe zu versöhnen. Das ist bei Rückenschmerzen die erste Therapeutenpflicht; denn nicht nur die Leidenden rätseln über Ursache, Hilfsmaßnahmen und Verlauf, auch ihre weiß bekittelten Helfer tappen im Dunkeln ...

Zu den Geheimnissen der modernen Epidemie des Rückenschmerzes muss auch ihre nationale und soziale Verteilung gerechnet werden: in den Ländern der Dritten Welt sind Bandscheibenvorfälle nahezu unbekannt, obwohl keiner der Experten hierfür einen anatomischen Grund anzugeben vermag ...

Von hundert Menschen, die irgendwann Rückenschmerzen spüren, suchen derzeit rund drei besonders Betroffene (oder besonders Vorsichtige) ärztlichen Rat. Die anderen verlassen sich auf Mutter Natur, auf die Spontanheilung oder den Tip eines medizinischen Laien ...
(*DER SPIEGEL*, Nr. 23/91)

# Die Fünf »Tibeter« richtig üben

Die Darstellung der »Tibeter« durch Herrn Kelder im ersten Teil dieses Buches gibt uns viele interessante Einblicke in das Wesen dieses Programmes und in das Leben der Mönche. Herr Kelder hat es verstanden, uns eine spannende Geschichte über Ursprung, Entstehung und Verbreitung der »Tibeter« zu erzählen. Richtigerweise hat er auch mehrmals darauf hingewiesen, dass sich die erhofften Wirkungen der »Tibeter« nur in dem Maße einstellen können, in dem die Übungen selbst angewandt werden. Um Ihnen einen reibungslosen Einstieg in die eigene Praxis zu ermöglichen und um denkbare Missverständnisse oder Fehlerquellen auszuschließen, geben wir Ihnen hier eine kurz gefasste, sachliche Beschreibung der Bewegungsabläufe. Es handelt sich dabei um eine gekürzte Darstellung der Bewegungsabläufe aus dem Buch *Fitness und Entspannung mit den Fünf »Tibetern«* von Arnold Lanz (Bern und München 1998).

### Der Erste »Tibeter«

Der Erste »Tibeter« ist eine einfache ungezwungene Drehbewegung. Wie natürlich sie ist, sehen wir an Kindern, die sich mit Begeisterung immer wieder um die eigene Achse drehen. Wir Erwachsenen haben uns einen kleinen Teil dieser freudigen Bewegung erhalten, denn wenn wir ein großes Glücksgefühl ausdrücken wollen, dann beginnen wir zu tanzen und uns zu drehen.

So einfach und natürlich diese Bewegung auch ist: Vielen Menschen wird beim Drehen schwindlig. Aus diesem Grunde ist es wichtig, vor der Drehbewegung die Haltung zu überprüfen. Richten Sie beide Füße parallel aus. Halten Sie die Knie leicht gebeugt und richten Sie die Wirbelsäule gerade auf, das heißt, vermeiden Sie ein Hohlkreuz oder einen Rundrücken. Im Idealfall stehen Sie so gerade, als wären Sie am Scheitel an einem unsichtbaren Faden aufgehängt.

Aus dieser Grundhaltung heraus heben Sie beide Arme hoch, bis sie mit den Schultern eine waagrechte Linie bilden. Die Hände und Finger bilden die Fortsetzung dieser Linie. Die Finger liegen locker aneinander, die Handflächen zeigen nach unten. Atmen Sie jetzt aus, und beginnen Sie dann, während Sie einatmen, sich im Uhrzeigersinn zu drehen. Drehen Sie den Kopf gleichmäßig mit dem Körper. Atmen Sie während der Drehung ruhig und gleichmäßig weiter. Regulieren Sie die Drehgeschwindigkeit so, dass Ihnen möglichst nicht schwindlig wird. Schließen Sie die Drehung ab, indem Sie beide Handflächen etwa auf Brusthöhe zusammenführen und den Blick auf die zusammengehaltenen Daumen richten. Überprüfen Sie jetzt nochmals Ihre Haltung: Stehen die Füße hüftbreit und parallel? Sind die Knie leicht gebeugt? Ist die Wirbelsäule gerade aufgerichtet?

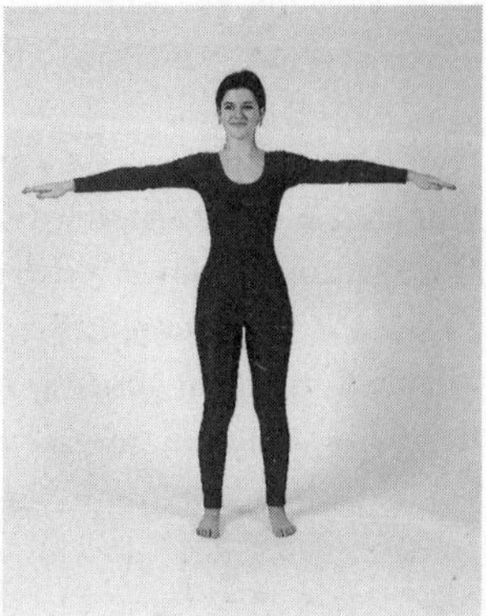

*Ausgangshaltung Erster »Tibeter«: Stehen Sie gerade, heben Sie die Arme und Hände hoch, bis sie eine waagrechte Linie bilden und beginnen Sie sich rechtsherum zu drehen.*

Wenn Sie sich nach dieser Übung ausruhen möchten: Legen Sie sich auf den Rücken und entspannen Sie sich.

Sie werden feststellen, dass Ihr Körper nicht jeden Tag gleich reagiert. Heute ist er beispielsweise leistungsfähig, morgen wird Ihnen vielleicht schwindlig. Solche Unterschiede sind feine Hinweise auf das, was Ihr Körper erlebt hat. Indem Sie darauf achten, lernen Sie Ihren Organismus verstehen. Schwindelgefühle können über einen relativ langen Zeitraum auftreten. Lassen Sie sich dadurch nicht entmutigen, und geben Sie sich und Ihrem Körper genügend Zeit.

Beim Drehen wird im natürlichen Rhythmus ein- und ausgeatmet. Sehr vorteilhaft sind tiefe Atemzüge in den Bauch. Eine Verknüpfung zwischen Bewegung und Atmung erfolgt bei dieser Übung nicht. Den Ersten »Tibeter« dürfen Sie von Anfang an so häufig und so oft wie erwünscht ausführen. Überfordern Sie sich trotzdem nicht, und geben Sie Ihrem Organismus Gelegenheit, den möglicherweise auftretenden Schwindel im Laufe der Zeit abzubauen.

Mögliche Fehlerquellen beim Ersten »Tibeter« stammen meist aus der Haltung. Zur Wiederholung hier die wichtigsten Punkte: Achten Sie auf parallel ausgerichtete Füße, leicht gebeugte Knie, eine gerade aufgerichtete Wirbelsäule, lockere Schulter-Halspartie und möglichst gerade ausgestreckte Arme.

### Der Zweite »Tibeter«

Der Zweite »Tibeter«, der im Liegen ausgeführt wird, ist eine effektive Muskeltherapie, insbesondere für die Bauch- und Rückenmuskulatur. Er dehnt die Beinmuskulatur, verleiht Ihnen bei konsequentem Üben ein schlankes, dynamisches, vitales Auftreten und hilft Ihnen zudem Ihre Verdauung zu aktivieren.

Legen Sie sich ganz entspannt auf den Rücken und legen Sie beide Arme, mit den Handflächen nach unten, neben den Körper. Auch im Liegen ist es wichtig, den Körper gerade zu halten. Die Füße bleiben hüftbreit ausgerichtet, das Becken ist so gekippt, dass die Wirbelsäule gerade und flach am Boden liegt, die Schultern sind locker, der Hals gedehnt; der Kopf gerade. Bitte achten Sie genau auf Ihre Wirbelsäule: Sie liegt vom Kreuz bis zu den Schultern ganz flach am Boden. Es bildet sich auch während der Übung weder ein Hohlkreuz noch ein Rundrücken.

Das flache Ablegen der Wirbelsäule gelingt Ihnen, wenn Sie am Boden liegend das Gesäß nach unten schieben. Dadurch kippt sich das Becken in die aufrechte Position, und die Wirbelsäule legt sich flach auf den Boden. Strecken Sie jetzt die Beine aus, ohne das Becken zu bewegen. Das ist die Ausgangsposition für den Zweiten »Tibeter«.

Bei dieser Übung werden Kopf- und Beinbewegungen miteinander koordiniert. Der Kopf wird aus der Ruheposition hochgehoben und ans Brustbein gezogen und danach wieder abgelegt. Beide ausgestreckten Beine werden geschlossen langsam und kontinuierlich hochgehoben, so weit es geht, bis sie – im Idealfall – senkrecht stehen und damit einen rechten Winkel zu der am Boden liegenden Wirbelsäule bilden. Mit dem Anheben des Kopfes beginnen sich auch die Beine zu heben. Kopf und Beine verharren einen ganz kurzen Augenblick in der angehobenen Position und kehren danach langsam und gleichförmig zurück in die Ausgangslage. Achten Sie beim Üben auf

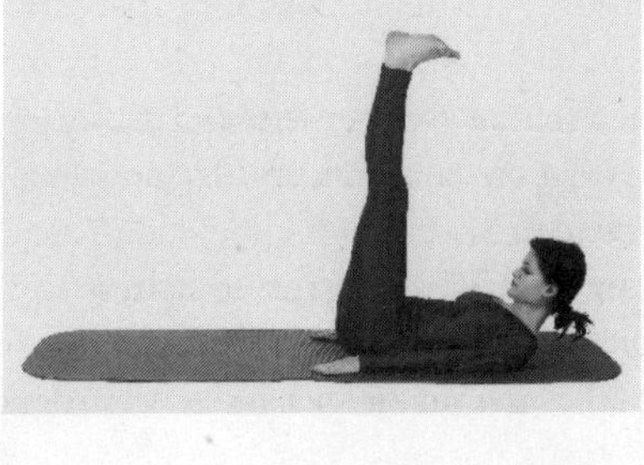

*Zweiter »Tibeter«: Der Kopf und die Beine sind angehoben.*

runde, weiche Bewegungen. Lassen Sie die Beine nicht zurückfallen, sondern heben und senken Sie sie langsam mit der Kraft Ihrer Muskeln.

Sollten Sie beim Üben am Anfang Schwierigkeiten mit der Beinbewegung haben oder unter Rückenschmerzen leiden, gibt es eine Alternative: Ziehen Sie die Füße bis zum Gesäß, indem Sie die Knie anwinkeln. Heben Sie jetzt die Beine hoch, so weit es geht – im Idealfall in einem rechten Winkel zum Körper. Falten Sie nun die Beine in den Knien wieder zusammen und bewegen Sie die Füße vom Gesäß weg, das heißt, legen Sie die Beine wieder flach auf den Boden. Durch diese abgewandelte Übungsform werden Ihre Bauchmuskeln und das Rückgrat weniger belastet, denn sie müssen nicht das ganze Gewicht der ausgestreckten Beine tragen. Der Trainingserfolg stellt sich so natürlich etwas langsamer ein. Lassen Sie sich Zeit und spüren Sie, ob Sie später zu den ausgestreckten Beinen wechseln möchten.

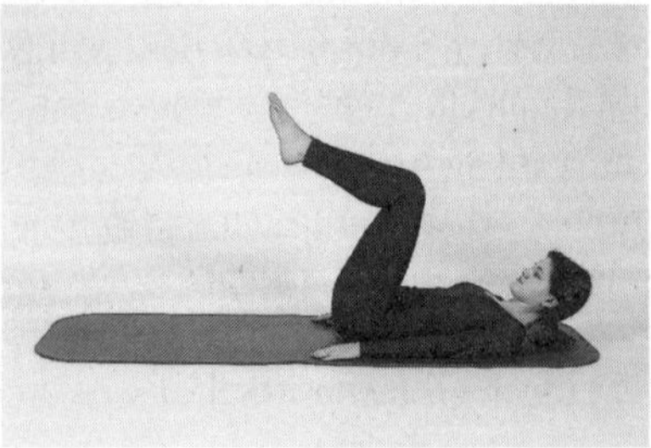

*Übungsvariante mit angewinkelten Knien.*

Achten Sie bei dieser Übung auch auf Ihren Oberkörper: Nicht die Schulter, sondern nur der Kopf wird angehoben. Vermeiden Sie einen Rundrücken, reduzieren Sie, falls notwendig, die Kopfbewegung, und halten Sie Ihre Wirbelsäule im Bereich von den Schultern bis zum Kreuz flach am Boden.

Beim Zweiten »Tibeter« werden die Bewegungsabläufe mit

der Atmung kombiniert. Dabei bewährt sich eine gleichmäßige Atmung oder Atmung in den Bauch. Da Sie bei dieser Übung am Boden liegen, beobachten Sie jetzt einen Augenblick lang Ihre Atemzüge. Senkt sich beim Ausatmen die Bauchdecke zwischen die Beckenknochen und entsteht beim Einatmen ein kleiner Rundbauch? Anhand dieser äußeren Anzeichen können Sie die sehr positiv wirkende tiefe Bauchatmung überprüfen.

Die Übung beginnt mit einem tiefen Ausatmen. Gleichzeitig mit dem Einatmen beginnen Sie dann den Kopf und die Beine langsam zu heben. Sie atmen so lange ein, bis die Hubbewegungen den Höhepunkt erreicht haben. Diese Position halten Sie einen kurzen Augenblick, dann beginnen Sie auszuatmen und dabei gleichzeitig Kopf, Beine und Füße abzusenken. Wenn Ihr Körper wieder vollständig auf der Unterlage ausgestreckt liegt, ist das Ausatmen abgeschlossen, und Sie beginnen mit der nächsten Wiederholung: Einatmen und gleichzeitig Kopf, Beine und Füße heben, die Position kurz halten, und mit dem Ausatmen Kopf und Beine senken.

Vorsicht: Es gibt kein Verharren in der eingeatmeten und angespannten Lage. Andererseits dürfen Sie sich nach dem Ausatmen, also zwischen den einzelnen Hubbewegungen, ein oder auch mehrere Atemzüge lang ausruhen. Auch nach Abschluss der genannten Übung dürfen Sie am Boden liegen bleiben, um den Bewegungen nachzuspüren und in den Körper hineinzuhorchen.

Der Zweite »Tibeter« ist ein ideales Bauchmuskel-, Bein- und Fußtraining.

Um die Belastung für Ihre Lendenwirbelsäule zu verringern, können Sie die beschriebene Übungsvariante wählen. Achten Sie bitte außerdem strikt auf eine korrekte Liegehaltung vor und während der Übung. Liegen Sie ganz flach am Boden. Die Wirbelsäule hat von der Schulter bis zur Hüfte vollflächig Kontakt mit dem Boden. Dieser Kontakt reißt auch während der Bewegungen nicht ab, das heißt, Sie heben und senken tatsächlich nur den Kopf und nicht etwa die Schulter, und Sie heben und senken nur die Beine und Füße und vermeiden ein Hohlkreuz in jeder Phase der Bewegung.

Wenn Sie sich nach dieser Übung ausruhen möchten: Bleiben Sie in einer möglichst entspannten Rückenlage liegen und atmen Sie tief in den Bauch.

## Der Dritte »Tibeter«

Der Dritte »Tibeter« ist eine Dehnungsübung für den ganzen Oberkörper. Der Raum für Lunge und Herz vergrößert sich, die Sauerstoffaufnahme wird erleichtert. Was körperlich eingeübt wird, überträgt sich auch auf die geistige Ebene und lässt allmählich Qualitäten wie Verständnis, Liebe und Begeisterung wachsen.

Für den Dritten »Tibeter« richten Sie sich vom Liegen zum Knien auf. Bitte benutzen Sie dabei nicht den Beinschwung, sondern rollen Sie sich seitlich auf eine Schulter, und richten Sie dann Ihren Körper mithilfe der Armmuskeln auf.

Achten Sie auch beim Knien auf Ihre Haltung. Stellen Sie die Zehen auf, halten Sie die Knie hüftbreit, und richten Sie den Oberkörper gerade auf, sodass er einen rechten Winkel zum Boden bildet. Überprüfen Sie jetzt die Becken- und Wirbelsäulenhaltung: Ist das Becken gerade gekippt, die Wirbelsäule aufgerichtet? Sind die Schultern locker, der Hals gedehnt? Damit die Dehnung des Oberkörpers gelingt, bilden wir im Beckenbereich eine solide Basis. Wir legen die Hände auf die Gesäßhälften und unterstützen so das Kreuz, das die Wirbelsäule trägt.

Beginnen Sie die Übung, indem Sie den Kopf auf das Brustbein senken. Dann führen Sie den Kopf langsam und behutsam in den Nacken. Gleichzeitig beginnen Sie langsam den ganzen Oberkörper nach hinten zu dehnen, indem Sie aus dem Kreuz

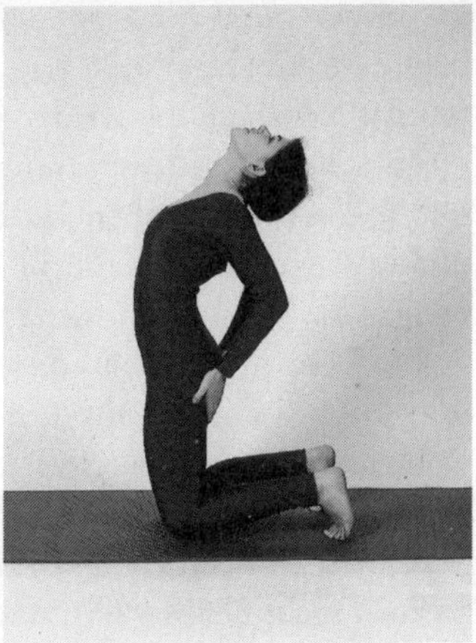

*Dritter »Tibeter«: Der Rücken ist nach hinten gedehnt, der Mund steht leicht offen.*

heraus die ganze Länge der Wirbelsäule nach hinten beugen. Halten Sie die Gesäßhälften fest zusammengepresst, und unterstützen Sie diese Haltung durch beide Hände. Öffnen Sie bei der Rückwärtsbeuge den Mund, damit der Bereich der Stimmbänder und der Schilddrüse nicht unangenehm spannt.

Halten Sie auch bei dieser Übung die Anspannung nicht an, sondern kehren Sie nach einem kurzen Verharren zurück in die Ausgangslage. Richten Sie den Oberkörper wieder gerade auf, und führen Sie den Kopf nach unten auf das Brustbein.

In der vollendeten Dehnhaltung bildet Ihre Wirbelsäule einen halbrunden Bogen. Sie sollten diese Übung aber langsam und behutsam angehen. Täglich einen Millimeter weiter zu dehnen führt zuverlässiger zum Ziel als ein Überdehnen. Vermeiden Sie ein Abknicken der Wirbelsäule im Kreuzbereich.

Mit dem Absenken des Kopfes auf das Brustbein atmen Sie kräftig aus. Mit dem Aufbau der Bewegung beginnt auch das Einatmen, das so lange dauert, bis die Rückwärtsbewegung abgeschlossen ist. Ist sie vollständig ausgeführt, beginnt das Ausatmen, das so lange dauert, bis der Oberkörper wieder gerade aufgerichtet und der Kopf auf das Brustbein gesenkt ist. Auch bei dieser Übung atmen wir also in die Spannung hinein und mit der Entspannung wieder aus.

Sie können die Anspannung der Gesäßmuskeln ergänzen durch Üben der Beckenboden-Muskulatur (Zusammenziehen und Lösen jener Muskeln, die den Harndrang kontrollieren). So beugen Sie Harninkontinenz vor.

Das Dehnen des Oberkörpers vergrößert den Raum für Herz und Lunge. So kann die Lunge sich voll ausdehnen und viel Sauerstoff aufnehmen, was Ihre Vitalität und Lebensenergie stärkt.

Achten Sie beim Dritten »Tibeter« insbesondere darauf, dass Sie sich nicht überfordern und dass Sie die Bewegung nicht zu rasch ausführen. Dehnung und damit Beweglichkeit wollen durch tägliches Training im Laufe der Zeit ausgebaut werden. Vergessen Sie nicht, Ihrer Wirbelsäule ein solides Fundament für die Dehnung zu geben, indem Sie die Muskeln im Bereich von Gesäß und Beckenboden straff anspannen.

Nach dieser Übung können Sie als Entspannungshaltung die Embryo-Stellung einnehmen. Legen Sie die Zehen ab, senken Sie das Gesäß so weit wie möglich auf die Fußsohlen ab, und beugen Sie Ihren Rücken langsam nach vorne, indem Sie die Stirn zwischen die Knie legen. Legen Sie die Arme lose und locker neben dem Körper ab. Atmen Sie in dieser Position tief in den Bauch und in die Nierenbecken. Entspannen Sie sich in dieser Position, und spüren Sie den Ausgleich zur Dehnung und Anstrengung.

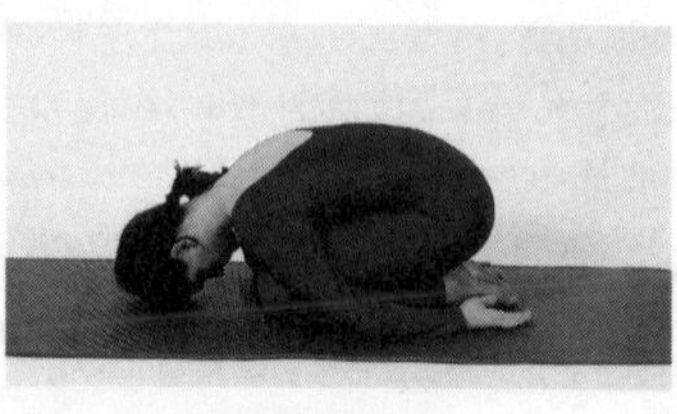

*Die Embryo-Haltung.*

## Der Vierte »Tibeter«

Diese Übung wirkt, neben dem rein körperlichen Training, gezielt und wohltuend auf die Verdauungs- und Ausscheidungsorgane und macht so den Weg frei für die Aufnahme von Energie in diesem Bereich.

Der Vierte »Tibeter« ist ein relativ langer Bewegungsablauf. Setzen Sie sich mit hüftbreit ausgestreckten Beinen hin. Halten Sie den Oberkörper aufrecht, möglichst im rechten Winkel zu den am Boden ruhenden Beinen. Achten Sie auf Ihre Haltung: aufgerichtete Wirbelsäule, gedehnter Hals, gerader Kopf. Legen Sie die Hände auf den Boden neben Ihr Gesäß mit den Handflächen nach unten. Die Finger sind in Richtung Füße ausgerichtet.

Wie beim Dritten »Tibeter« führen wir zu Beginn der Übung den Kopf nach unten, also das Kinn auf das Brustbein. Nun heben wir das Gesäß mithilfe der Armmuskeln vom Boden ab. Sollten Sie über verhältnismäßig kurze Arme verfügen, legen Sie Bücher unter Ihre Hände.

Ist das Anheben geglückt, beginnen Sie das Gesäß in Richtung Füße zu schieben. Beugen Sie die Knie und stellen Sie die Fußsohlen auf den Boden. Beginnen Sie nun das Gesäß durch die Kraft der Wirbelsäule so weit hochzuheben, bis der ganze Körper eine gerade, parallel zum Boden verlaufende Linie bildet. Während Sie den Körper hochheben, führen Sie den Kopf behutsam nach hinten und öffnen den Mund. Sie halten den Körper jetzt auf den Händen und den Füßen und bilden so eine schöne, rechteckige Brücke. Alle Pfeiler (Arme und Beine) stehen senkrecht.

Der Bewegungsabbau erfolgt in umgekehrter Reihenfolge. Senken Sie das Gesäß langsam, ziehen Sie es zurück zwischen die Hände und setzen Sie den Körper wieder ab. Gleichzeitig führen Sie den Kopf zurück, schließen den Mund und ziehen das Kinn auf das Brustbein. Wichtig ist, dass Sie am Schluss die

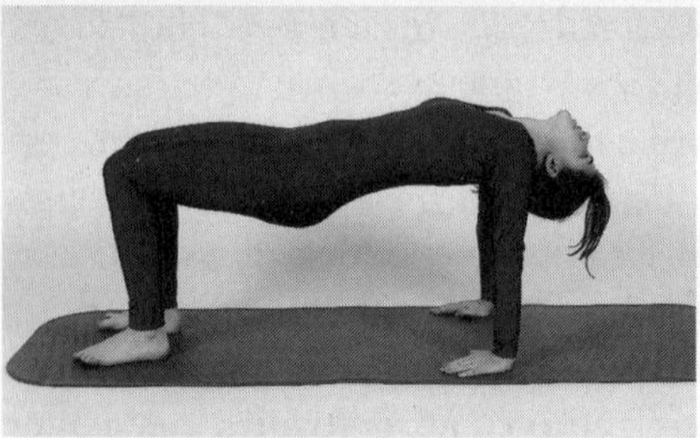

*Vierter »Tibeter«: Der Körper wird auf Händen und Füßen gehalten und bildet eine parallele Linie zum Boden.*

Hände vom Boden lösen und Arm-, Bein- und Rumpfmuskeln lockern.

Selbstverständlich gilt auch für diese Übung: Heben Sie den Körper nur so weit, wie Sie können. Fordern Sie sich, aber überfordern Sie sich nicht. Die »Tibeter« sind ein Langzeitprogramm. Nehmen Sie sich ganz einfach die Zeit, die Sie brauchen.

Diese Übung verführt gerne zum Verweilen in der Anspannung, also in der Brückenhaltung. Wird dabei der Atem angehalten, kommt es zu einer ungewollten, zusätzlichen Anspannung. Achten Sie daher darauf, auch den Vierten »Tibeter« in fließenden Bewegungen auszuführen: Körper hochheben, eine gerade Brücke bilden, Stellung einen minimalen Augenblick halten, den Körper zurückführen und ablegen.

Atmung und Bewegungsablauf werden bei dieser Übung wie folgt koordiniert: In der Ausgangshaltung atmen Sie kräftig aus, während Sie das Kinn zum Brustbein senken. Beginnen Sie, während Sie die Bewegung aufbauen, mit dem Einatmen. Es dauert so lange, bis die Brücke steht. Sofort danach beginnt das Ausatmen, das mit dem Bewegungsabbau einhergeht. Auch bei dieser Übung gilt: Dauert die Bewegung am Anfang zu lange für einen einzigen Atemzug, dann nehmen Sie zwei oder drei. Wenn Sie die Bewegung sicher und geläufig ausführen können, dann beginnen Sie sie mit der Atmung zu koordinieren: Brücke aufbauen – einatmen, Brücke abbauen – ausatmen.

Der Vierte »Tibeter« verbindet die beiden Bereiche, die im Zweiten und Dritten »Tibeter« angesprochen worden sind, nämlich Beine und Unterleib einerseits und Oberkörper und Hals andererseits. Dass diese Übung im Bereich der Verdauungsorgane wirkt, werden Sie selbst durch Magenglucksen oder gelegentliche Winde feststellen. Sie dehnt aber auch die vordere Rumpfmuskulatur.

Achten Sie insbesondere auf einen korrekten Bewegungsabbau: Achten Sie auf eine korrekte Ausgangshaltung, das heißt einen geraden Oberkörper. Ziehen Sie den Körper ganz zurück bis zwischen die Arme und setzen Sie ihn erst dann ab. Lösen Sie alle Muskeln.

Der Vierte »Tibeter« ist ein relativ langer Bewegungsablauf, deshalb suchen viele Übende eine kurze Erholung nach dieser Figur. Grätschen Sie die Beine und ziehen Sie sie an, indem Sie die Knie aufstellen. Legen Sie dann beide Arme über die Knie und beugen Sie die Wirbelsäule nach vorn, lassen Sie den Kopf hängen. Diese Ruheposition nahmen Kutscher ein, wenn sie auf Kunden warteten. Sie ist entspannend und bietet der Wirbelsäule eine Lockerung und einen Ausgleich für die vorangegangene Übung.

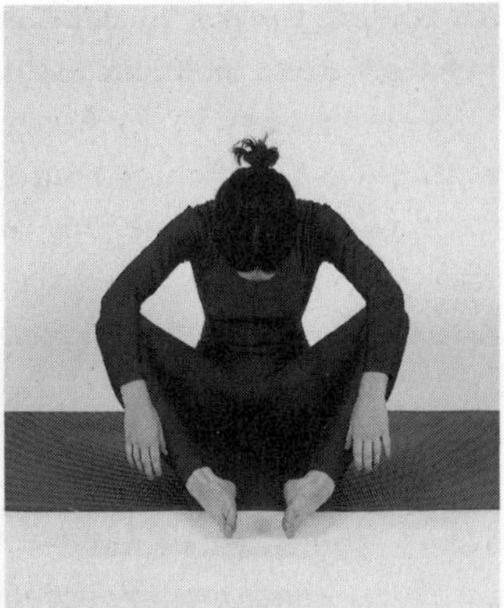

*Die Kutscher-Haltung.*

### Der Fünfte »Tibeter«

Der Fünfte »Tibeter« schließt den Reigen der Übungen würdig ab. Durch die Auf- und Abbewegungen wirkt er wie eine mächtige Energiepumpe, die Schwung in alle Körperfunktionen bringt. Außerdem kräftigt er die Muskulatur des ganzen Körpers, wie es auch die vorhergehende Übung tat.

Legen Sie sich auf den Bauch. Halten Sie die Füße etwas weiter als hüftbreit auseinander, die Arme liegen angewinkelt, mit den Handflächen nach unten, Finger nach vorne zeigend, links und rechts neben dem Brustkorb. Stellen Sie die Zehen auf und heben Sie den Körper auf Hände und Zehen. Beugen Sie den Kopf und den Oberkörper, ähnlich wie beim Dritten »Tibeter«, sanft nach hinten. Der Mund ist leicht geöffnet. Die Beine werden durchgestreckt und parallel zum Boden einige Zentimeter in der Luft gehalten. Die Gesäßmuskeln werden, wie beim Dritten »Tibeter«, maximal angespannt, um eine solide Basis für die Rückwärtsbeuge der Wirbelsäule zu bilden. Achten Sie auf guten Stand und auf absolut rutschfeste Sohlen, oder stellen Sie Ihre Füße an eine Wand. Aus dieser Stellung heraus heben Sie das Gesäß kontinuierlich, bis Ihr Körper ein umgedrehtes V bildet. Gleichzeitig führen Sie das Kinn auf das Brustbein. Kehren Sie zurück, senken Sie das Gesäß und dehnen Sie den Oberkörper rückwärts, nehmen Sie den Kopf zurück, öffnen Sie den

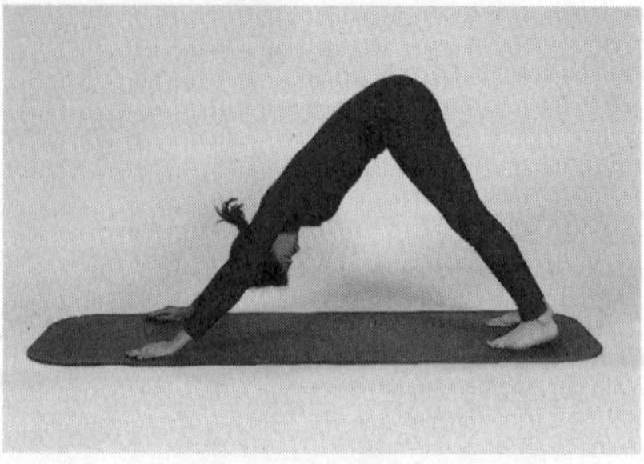

*Fünfter »Tibeter«: Das Gesäß ist hochgehoben, das Kinn ruht auf dem Brustbein.*

Mund. Legen Sie den Körper nicht ab, sondern halten Sie ihn auf Händen und Zehen und beginnen Sie die nächste Wiederholung. Lassen Sie am Schluss der Übungen den Körper nicht einfach hinfallen, sondern legen Sie ihn langsam und mit Muskelkraft ab. Bringen Sie dabei zuerst die Knie auf den Boden, und senken Sie dann den Oberkörper mit Armkraft ab.

Auch beim Fünften »Tibeter« werden Atmung und Bewegungsablauf koordiniert:

Sie atmen beim Zurückbeugen des Kopfes und des Oberkörpers aus, und Sie beginnen einzuatmen, sobald der Körper die Aufwärtsbewegung beginnt. Ist die V-Haltung erreicht und das Kinn an das Brustbein gezogen, beginnt das Ausatmen und damit das Abbauen der Übung, also das Rückwärtsbeugen.

Was wir beim Vierten »Tibeter« durch langsame Körperbewegungen von den Füßen über den Unterleib bis zum Oberkörper aufgearbeitet haben, erfolgt bei dieser Übung in schnelleren Bewegungen und außerdem in umgekehrter Reihenfolge. Hier wird zuerst gedehnt, und danach wird der Magen-Darm-Bereich bewegt. Auffallend ist zudem, dass abwechselnd der Kopf und das Gesäß die höchste Position einnehmen. Damit wird symbolhaft dargestellt, dass wir Menschen erdgebunden, aber gleichzeitig auch mit dem Himmel verbunden sind. Mit dieser Übung arbeiten wir am ganzen Körper, von den Beinen über den Unterleib, bis zum Brustraum, dem Kehlkopf und dem Kopf selbst. Der Bewegungsablauf betont die Stirn und die Nebenhöhlen.

Der Fünfte »Tibeter« verbindet den ganzen Körper und integriert dadurch natürlich auch unsere emotionalen Kräfte. In Verbindung mit den vorangegangenen Übungen öffnet diese Übung die Gedankenwelt, schärft den Verstand und läutert die Stimmung bis hin zu einer grundsätzlich positiven Lebenseinstellung. Damit ist die Brücke zum ersten »Tibeter« geschlagen, der mit seiner Leichtigkeit und Fröhlichkeit ebenfalls dieses Ziel anstrebt.

Liegen Sie am Schluss der Übung flach auf dem Bauch, strecken Sie den rechten Arm nach vorne aus, drehen Sie sich auf die rechte Körperseite, und legen Sie den Kopf auf dem ausgestreckten Arm ab. Winkeln Sie jetzt das obere Bein an, und legen Sie das Körpergewicht auf das angewinkelte Knie. Diese natürliche Schlafhaltung dient dem Entspannen nach dem Fünften »Tibeter«.

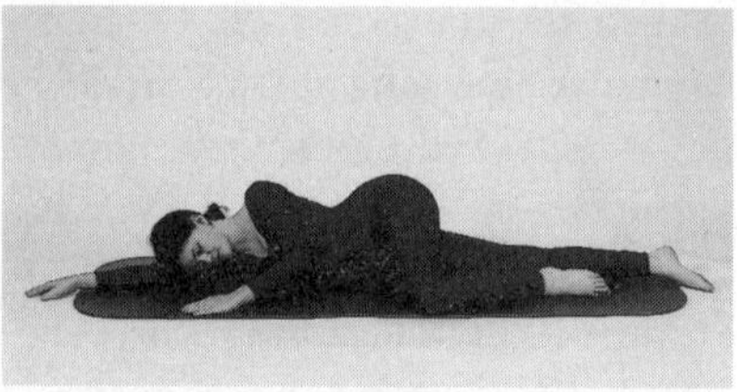

*Entspannungshaltung*

**Die Fünf »Tibeter« als Antistress-Therapie**

Das Wichtigste an den »Tibetern« ist die eigene tägliche Praxis. Das erreichen Sie leicht, wenn Sie die Übungen fest in den Tagesablauf integrieren. Reservieren Sie sich dafür eine feste Zeit, beispielsweise am Morgen, bevor die Hektik des Tages beginnt. Sie werden sehen, dass Sie so den Tag mit viel mehr Ruhe und Gelassenheit beginnen. Sie werden den ganzen Tag aus einer Haltung der Stärke und inneren Kraft agieren.

Das Üben der »Tibeter« besteht darin, jede Figur mehrmals hintereinander auszuführen, und zwar in der ersten Woche dreimal. Sie drehen sich also dreimal im Kreis, danach heben Sie die Beine dreimal, sie dehnen den Oberkörper dreimal usw. In der zweiten Woche steigern Sie sich auf fünf Wiederholungen, in der dritten auf sieben. So können Sie die Anzahl der Wiederholungen von Woche zu Woche um je zwei Durchgänge erhöhen, bis Sie bei 21 Übungsrunden pro Figur angelangt sind. Diese langsame Steigerung hat den unschätzbaren Vorteil, dass Sie sich nicht überfordern, dass sich der Körper an die Bewegung gewöhnt und genügend Zeit erhält, behindernde Fremdstoffe auszuscheiden. Die Fünf »Tibeter« sind ein Langzeitprogramm. Lassen Sie sich also ruhig Zeit. 21 Wiederholungen sind zwar das Ziel, aber es gibt niemanden, der Sie hetzt oder antreibt. Sie dürfen Ihren persönlichen Bedürfnissen entsprechend ohne weiteres auch längere Zeit bei einer beliebigen Wiederholungsrate stehen bleiben.

Üben Sie die »Tibeter« stets in der angegebenen Reihenfolge, also von der ersten bis zur fünften Übung. Diese Regel gilt insbesondere für die Figuren zwei bis fünf, der Erste »Tibeter« darf am Anfang, am Schluss oder auch unabhängig von den übrigen durchgeführt werden.

Sollten Beschwerden wie zum Beispiel Schwindel auftreten, reduzieren Sie Ihre Bemühungen, indem Sie weniger Wiederholungen durchführen oder indem Sie die Bewegungen langsamer ausführen. Erhöhen Sie die Zahl der Übungsrunden wieder, wenn Ihr Körper dazu bereit und in der Lage ist.

Die Fünf »Tibeter« bewirken eine Harmonisierung aller körperlichen und geistigen Abläufe, vom Blutkreislauf, dem Herzrhythmus, den Nervenimpulsen bis hin zur Gedankenwelt. Die Übungen stehen im Einklang mit dem natürlichen Rhythmus von Anspannung und Entspannung. Sie lockern überbeanspruchte und durch Stressablagerungen belastete Muskelpartien. Gleichzeitig beruhigen sie die Nerven, stärken unsere Widerstandskräfte und erhöhen so die Stressschwelle ganz erheblich. Die Fünf »Tibeter« geben uns innere Sicherheit und lassen uns zum lächelnden Sieger im Alltag werden.

Der Verlag dankt dem Fünf-»Tibeter«-Trainer-Ausbilder Arnold H. Lanz, der diesen Artikel verfasst hat, sowie seinen Kolleginnen Maruscha Magyarosy und Gitta Junker, die daran mitgearbeitet haben.

# Der Fünf-»Tibeter«-Serviceteil

# Der »Tibeter«-Dachverband

Der »Tibeter« Anwender und Trainer Dachverband e. V. betreut alle »Tibeter«-Freunde. Er regelt und überwacht die Ausbildung, stellt Informationen und Mittel für die korrekte Anwendung zur Verfügung und beantwortet alle im Zusammenhang mit der »Tibeter«-Praxis auftauchenden Fragen.

Der Dachverband fördert die »Tibeter« als einfaches Energie- und Fitnessprogramm für jedermann und jederfrau jeden Alters. Das Programm hat seinen Ursprung im Yoga und besteht aus fünf einzelnen sich ergänzenden Bewegungsabläufen, die vollständig praktiziert werden wollen. Eine natürliche Haltung und genaue Ausführung der Übungen verhindern mögliche Fehlerquellen. Die Kombination mit einer ruhigen und tiefen Atmung sowie mit positiven, lichten Gedanken intensiviert die Wirkung. Ergänzende Entspannungsübungen steigern den Wert des Programms.

Viele Anwender berichten über harmonisierte und vitalisierte Organfunktionen, über äußere und innere Fitness. Die »Tibeter« sind eine hervorragende Möglichkeit, soziale und emotionale Kompetenz und Intelligenz auf- und auszubauen. Sie erschließen auf natürliche Art und Weise einen Weg zum eigenen Ich, zu Selbstbewusstsein, zu Zentriertheit, zu innerer Ruhe und Gelassenheit. In diesem Sinne entfalten diese einfachen Riten eine wohl nie restlos auslotbare Tiefe und Qualität.

**Auskünfte und Informationen erhalten Sie bei:**

Fünf »Tibeter«® Dachverband e.V.
Zentrale Deutschland, Carlos G. J. Liebetruth
Wilhelmstraße 27, D-80801 München
Tel. +49 (0) 89 34 81 65, Fax: +49 (0) 89 34 70 95
E-Mail: CL@fuenf-tibeter.de

Zentrale Verwaltung, Markus MaWin Hannes
Postfach 40 08 46, D-80708 München
Tel. +49 (0) 89 30 65 78 20, Fax: +49 (0) 89 30 65 78 21
E-Mail: MH@fuenf-tibeter.de

**Internet-Homepage:**
http://www.fuenf-tibeter.de

**Die Ausbildung besteht hauptsächlich aus:**

**a) »Tibeter« Grundseminar**

Ziel: das umfassende Kennenlernen und Einüben des Programms
Dauer: einen Tag oder mehrere Abende
Umfang und Inhalt:

- Erklärungen zu den »Tibetern«: Geschichte, Entstehung, Philosophie und Geisteshaltung
- Einüben und Erklärungen zur Anatomie: Körperhaltung, gerader Stand, Körper-Durchlässigkeit, Blut- und Energiezirkulation, Wirbelsäulenhaltung, Ausgangs- und Grundposition
- ausführliches Erklären und Einüben der Bewegungsabläufe
- zu vermeidende mögliche Fehlhaltungen und Bewegungsführungen; Folgen solcher Fehlhaltungen

- Zeigen und Einüben der Vorübungen, Entspannungshaltungen, Ausgleichspositionen
- Verbinden der »Tibeter« mit der Atmung, Grundkenntnisse: Zwerchfellatmung, Bauchatmung, Vollatmung, Intensivatmung
- die Anwendung der »Tibeter«
- Grundkenntnisse des endokrinen Drüsensystems und der Chakralehre
- vertiefende, meditative und mentale Übungspraktiken der »Tibeter«

»Tibeter«-Grundseminare werden von lizenzierten »Tibeter«-Trainern angeboten (siehe Liste ab Seite 114). Die aktuellen Seminartermine werden in der Homepage bekannt gegeben und sind unter den Sekretariatsadressen abzufragen.

**b) Fresh Up Kurse**

Ziel: Auffrischen, Erneuern der »Tibeter«-Kenntnisse
Dauer: ein halber Tag oder ein langer Abend
Umfang und Inhalt: wie Grundseminar mit dem Hauptgewicht auf Kontrolle, Korrektur, Verfeinerung und Vertiefung, insbesondere auch im meditativen, entspannenden Bereich: Erfahrungsaustausch über die Wirkungsweise

»Tibeter« Fresh Up Seminare werden von ausgewählten lizenzierten »Tibeter«-Trainern angeboten. Die aktuellen Seminartermine werden in der Homepage bekannt gegeben und sind unter den Sekretariatsadressen abzufragen.

**c) »Tibeter«-Trainer-Ausbildung**

Ziel: Ausbildung zum lizenzierten »Tibeter«-Trainer
Dauer: sechs Tage
Abschluss: Trainerlizenz

Umfang und Inhalt:
- Definition der »Tibeter«
- vertiefendes Einüben, Praxis der »Tibeter«-Schulung
- Sonderformen der Anwendung, vertiefende Anatomie, Körperhaltungen Vor-, Nach-, Ergänzungsübungen, Wirbelsäulenschule
- der 6. und der 7. »Tibeter«
- Affirmationen, positives Denken, Meditation
- Atem ist Leben, tibetische Atemschule, Energieatem, Lebensatem, Wunschatem
- vertiefende Chakra-Arbeit (öffnen, reinigen, fördern, verbinden, heilen)
- Organisation und Administration, Rechtsfragen, Pflichten und Rechte des Trainers
- Aufgaben und Ziele, Wirken, PR, Werbung
- »Tibetische« Ernährung
- Persönlichkeitsentwicklung, Kreativität, Talente entwickeln, Selbstfindung
- die Grundstufen der Energiearbeit (wecken, verdichten, lenken, pulsieren, einsetzen)

Die »Tibeter«-Trainer-Ausbildung wird von ausgewählten lizenzierten »Tibeter«-Trainer-Ausbildern angeboten (siehe Vorstellung ab Seite 124). Die aktuellen Seminartermine werden in der Homepage bekannt gegeben und sind unter den Sekretariatsadressen abzufragen.

Das Training umfasst ca. 75 Stunden in Theorie und Praxis. Wir weisen darauf hin, dass diese Ausbildung nicht nur ein Vitalitäts-Training ist, sondern eine intensive ganzheitliche Körper-, Atem- und Bewusstseinsschulung, die innere Reife und Verantwortungsbewusstsein voraussetzt.

Neuerdings legen wir besonderen Wert auf die Entmystifizierung und korrekte Durchführung des sechsten »Tibeters«. Ergänzend vermitteln wir wirkungsvolle Methoden, die nach neuesten wissenschaftlichen Forschungen die Harmonisierende Verbindung zwischen Sexualenergie, erweiterter Gehirnaktivität und der Intelligenz des Herzens fördern.

Nach erfolgreichem Abschluss erhalten Sie vom Dachverband für Fünf-»Tibeter«-Trainer ein Zertifikat als berechtigter und lizenzierter Trainer/In.

# Aktuelles Verzeichnis der TrainerInnen

## Deutschland

### PLZ-Bereich 0...

01237 Desden, Bernd Steffin, Gustav-Adolf-Str. 7, Tel. 03 51-47 09
01262 Dresden, Karen Zühlke, Postfach 21 04 41, Tel. 03 51-3 17 75 56
01824 Gohrisch, Monika Backmann, OT Cunnersdorf 2 a, Tel. 03 50 21-6 89 48
03205 Missen, Elisa Enyedi, Schulsiedlung 4, Tel. 03 54 36-50 01
04155 Leipzig, Frank Gerecke, Prellerstr. 44, Tel. 03 41-5 50 29 64
04420 Markranstädt, Ralph Niemann, Fasanenstr. 20, Tel. 03 42 05-4 54 84
07330 Probstzella, Birgit Hansel, Obere Gasse 4, Tel. 03 67 35-7 22 51
07381 Pößneck, Bärbel Unversucht, Rosa-Luxemburg-Str. 17, Tel. 0 36 47-44 38 81
08064 Zwickau, Beate Wasmeier, Cainsdorfer Hauptstr. 56, Tel. 03 75-6 92 45 96
08289 Schneeberg, Erika Krauß, Keilbergring 19 c, Tel. 03 772-5 56 44
09569 Oederan, Zwetanka Müller, Am Feldrain 4, Tel. 01 74-3 04 77 14

### PLZ-Bereich 1...

10365 Berlin, Annette Reitz, Siegfriedstr. 204 a, Tel. 01 70-47 66 323
10629 Berlin, Bärbel Rein, Gervinusstr. 16, Tel. 0 30-3 24 62 15
12159 Berlin, Eva-Dorothee Dietrich, Sentastr. 4, Tel. 0 30-85 07 59 93
12437 Berlin, Grit Zimmermann, Köpenicker Landstr. 163, Tel. 0 30-5 32 46 16
12555 Berlin, Dirk Rollwitz, Zingster Str. 78, Tel. 0 30-9 29 65 31
12559 Berlin-Müggelheim, Prof. Dr. Hartmut Schröder, Gosener Damm 6, Tel. 0 30-6 59 89 00, Fax: 0 30-65 94 27 26
13055 Berlin, Simone Ebert, Konrad-Wolf-Str. 64, Tel. 0 30-97 60 99 55
13158 Berlin, Grit Herzberg, Dammsmühler Str. 65, Tel. 01 71-6 84 39 98
13465 Berlin, Dr. med. Edelgard Böcker-Schröder, Ludolfingerweg 64, Tel. 0 30-4 01 60 65
13465 Berlin, Margitta Conradt, Im Amseltal 30, Tel. 0 30-40 10 91 89

13465 Berlin, Petra Beiersdorff, Ludolfingerweg 64, Tel. 0 30-4 04 96 63
13509 Berlin, Anette Feist, Räuschstraße 38, Tel. 0 30-4 33 28 38
13597 Berlin, Regine van Sweringen, Behnitz 6, Tel. 0 30-3 33 66 88
14469 Potsdam, Delfina Wolf Sobisch, Beyerstr. 2, Tel. 03 31-2 00 64 17
14473 Potsdam, Heike Lehmann, Tornowstr. 13, Tel. 03 31-20 12 78 12
14542 Werder, Kathrin Reinecke, Mielstr. 2, Tel. 0 33 27-73 25 50
14552 Wildenbruch, Dr. Barbara Groß, Dorfstr. 15,
Tel. 03 32 05-4 59 89
15366 Neuenhagen, Katja Schulz, Koblenzer Str. 9, Tel. 0 33 42-20 36 44
15834 Rangsdorf, Christian Heese, Seebadallee 34, Tel. 03 37 08-92 07 91
15848 Friedland, Bianka Mietchen, Leißnitz 17, Tel. 03 36 76-54 97
16259 Bad Freienwalde, Heike Buß, Fliederweg 5, Tel. 0 33 44-33 16 49
16341 Panketal, Elke Verter, Schubertstr. 11, Tel. 0 30-94 41 77 80
16548 Glienicke, Angelika Rückbrecht, Clara-Zetkin-Str. 45,
Tel. 03 30 56-7 65 13
16816 Neuruppin, Gerard u. Angelika Skok, Franz-Maeeker-Str. 25 b,
Tel. 0 33 91-50 15 91
17179 Gnoien, Wiltrud Olejniczak, Am Wiesengrund 38,
Tel. 03 99 71-1 27 86
18957 Rostock, Anne-Catrin Pöschmann, Hospitalstr. 1,
Tel. 03 81-3 75 78 42
19306 Neustadt-Glewe, Annelie Biermann, Schweriner Str. 25,
Tel. 03 87 57-2 24 82

## PLZ-Bereich 2...

21680 Stade, Ellinor Boberg, Timm-Kröger-Str. 8, Tel. 0 41 41-6 56 73
22083 Hamburg, Hildegard Snyder, Sentastr. 52, Tel. 0 40-2 99 54 34
22117 Hamburg, Anke Micheel, Reinskamp 10, Tel. 0 40-7 12 41 19
22339 Hamburg, Elke Orthmann, Lupinenkamp 1, Tel. 0 40-6 40 38 60
22359 Hamburg, Verena Baetgen, Farmsener Landstr. 23,
Tel. 0 40-6 44 62 72
22397 Hamburg, Gisela Leoni Teschke, Specksaalredder 32 a,
Tel. 0 40-6 07 20 72
22455 Hamburg, Rosemarie Kielmann, Quedlinburger Weg 4,
Tel. 0 40-57 14 94 74
25704 Meldorf, Marcel Egli, Norderstr. 6, Tel. + Fax: 0 48 32-97 95 51

25992 List auf Sylt, Maria Ilona Poppendieck, Am Buttgraben 61, Tel. 0 46 51-87 06 15

26548 Norderney, Gudrun Eggen, Winterstr. 14 B, Tel. 0 49 32-4 61

26603 Aurich, Jörg Bimpage, Hermann-von-Schleusen-Str. 5, Tel. 0 49 41-99 41 95

28259 Bremen, Barbara Auler, Scheveninger Str. 11, Tel. 04 21-56 08 82

29478 Höhbeck/Brünkendorf, Birgit Hammel, Zum Berge 6, Tel. 0 58 46-23 58

**PLZ-Bereich 3...**

30161 Hannover, Christel Bodo, Voßstr. 7, Tel. 05 11-3 36 22 80

33014 Bad Driburg, Sabine Mitzloff, Johannisstr. 23, Tel. 0 52 53-39 96

33449 Langenberg, Angelika Heine-Gerdes, Stukendamm 32, Tel. 0 52 48-82 38 90

33449 Langenberg, Ute Liedtke, Stukendamm 30, Tel. 0 52 48-82 07 21

34434 Borgentreich-Großeneder, Maria Hördemann, Hauptstr. 49, Tel. 0 56 44-7 57

35037 Marburg, Gisela Köhm, Wilhelm-Roser-Str. 48, Tel. 0 64 21-6 45 46

36251 Bad Hersfeld, Evelin Standke, Ricarda-Huch-Straße 4, Tel. 0 66 21-7 00 90

36269 Philippsthal, Sibylle Mohr, Thalhäuserweg 34, Tel. 0 66 20-71 24

37181 Hardegsen, Renate Schimanski, Alte Uslarer Str. 17 b, Tel. 0 55 05-52 57

38162 Cremlingen, Gudrun Jänicke, Im Beesehof 13, Tel. 0 53 06-94 12 37

38239 Salzgitter, Doris Schulz, Brandhelms Garten 13, Tel. 0 53 41-26 75 00

39112 Magdeburg, Ulrike Kerkhoff, Klausenerstr. 31, Tel. 03 91-2 88 06 36

39649 Peckfitz, Selina Lüttichau, Dorfstr. 45, Tel. 03 90 82-9 33 95

**PLZ-Bereich 4...**

46149 Oberhausen, Angelika Taylor, Dianastr. 40, Tel. 02 08-64 61 01

46562 Voerde, Horst und Judith Förster, Prinzenstr. 102, Tel. 0 28 55-1 53 85

48653 Loesfeld, Werner Küper, Wienhörsterbach 15 a, Tel. 0 25 95-97 23 10

49419 Wagenfeld, Monika Wunderlich, Bruchwiesen 24, Tel. 0 54 44-98 07 25

## PLZ-Bereich 5...

50259 Pulheim, Heike Wirges, Donatusstr. 30 a, Tel. 0 22 34-8 96 83

50259 Pulheim-Brauweiler, Ingrid Faber, August-Bebel-Str. 71, Tel. 0 22 34-27 28 56

50672 Köln, Ralf Christian Althaus, Limburger Str. 33, Tel. 0 22 32-41 81 27

50935 Köln, Gisela Sáinz López, Krielerstr. 52, Tel. 02 21-32 49 75

50996 Köln, Horst Beiderbeck, Mildred-Scheel-Str. 23, Tel. 02 21-9 37 28 64

51467 Bergisch Gladbach, Ingrid Tonn-Euringer, Leuchter Gemark 2, Tel. 01 73-5 36 36 64

51467 Bergisch Gladbach, Udo Hofmann, Katharinental 13, Tel. 0 22 04-92 97 61

51519 Odenthal, Gertrud Thören, Heidberger Str. 37 a, Tel. 0 22 02-9 75 31

52499 Baesweiler, Karola Laschet, Peterstr. 103, Tel. 0 24 01-79 40

53359 Rheinbach, Claudia Deventer, Schützenstr. 12, Tel. 0 22 26-1 07 64

53604 Bad Honnef, Barbara Sonnenschein, Wichfriedweg 9 a, Tel. 0 22 24-85 49

53894 Mechernich-Glehn, Claudia Kramp, Frohnhof 6, Tel. 0 24 43-4 85 60

54290 Trier, Theo Kuhn, Hohenzollernstr. 10, Tel. 06 51-4 36 62 27

54669 Bollendorf, Pia Mayers, Auf der Ritschlay 4, Tel. 0 65 26-93 35 55

56424 Bannberscheid, Eva Maria Schröder, Bahnhofstr. 12, Tel. 0 26 02-67 11 44

58675 Hemer, Christiane Amelung, Brockhauser Weg 55 a, Tel. 0 23 72-23 20

58706 Menden, Herwig Steinhuber, Bischof-Drobe-Str. 31, Tel. 0 23 73-6 70 31

## PLZ-Bereich 6...

60316 Frankfurt a. M., Gisela Ross, Günthersburgallee 56,
Tel. 0 69-29 35 03
60596 Frankfurt a. M., Gabriela Ristow-Leetz, Böcklinstr. 6,
Tel. 0 69-63 24 40
60598 Frankfurt a. M., Franz-Josef Conrads, Tucholskystr. 81,
Tel. 01 70-4 31 60 26
61194 Niddatal, Heike Anders-Biebriecher, Theodor-Fontane-Str. 16,
Tel. 0 60 34-9 21 93
63110 Rodgau, Rudolf Hetzel, Ober-Rodener Str. 121,
Tel. 0 61 06-87 63 73
63450 Hanau, Ulrike Kemmerer, An der Walkmühle 12,
Tel. 0 61 81-1 22 67
63500 Seligenstadt, Shari Seymore, Spessartstr. 113,
Tel. 0 61 82-82 76 70
63619 Bad Orb, Dr. Uta Haake, Berliner Str. 2 a, Tel. 0 60 52-90 08 88
64283 Darmstadt, Heidi Ninomiya-Rehm, Hoelgesstr. 17,
Tel. 061 51-28 999
64646 Heppenheim, Ilse Grote, Schlehenweg 9, Tel. 0 62 52-91 35 85
64658 Krumbach, Andrea Ruchatz, Im Ort 24, Tel. 01 77-4 30 18 26
65618 Selters/Ts., Edith Brühl, An den Birken 12, Tel. 0 64 83-74 07
66133 Saarbrücken, Margrit Schröder, Fasanenweg 6,
Tel. 06 81-81 62 08
67435 Neustadt/W., Michael Löhlein, Kurpfalzstr. 29,
Tel. 0 63 21-9 37 57 51
67574 Osthofen, Traudi Merle-Seibert, Ziegelhüttenweg 75,
Tel. 0 62 42-70 83
68159 Mannheim, Karin Lara Behnke, G 7, 22, Tel. 06 21-3 06 92 77
68799 Reilingen, Renate Herzog, Schillerstr. 20/1, Tel. 01 70-75 77 723
69412 Eberbach, Susanne Götz, Beckstr. 19, Tel. 0 62 71-7 12 32

## PLZ-Bereich 7...

70374 Stuttgart, Aniko Berndt, Obere Waiblinger Str. 144 a,
Tel. 07 11-5 28 21 81
70376 Stuttgart, Friedrich Niklaus, Nagoldstr. 62, Tel. 07 11-25 96 37 67

70437 Stuttgart, Stefan Auer, Adalbert-Stifter-Str. 8, Tel. 07 11-8 49 10 01
70499 Stuttgart, Peter Domhan, Landauer Str. 93, Tel. 07 11-8 89 14 92
71111 Waldenbuch, Ulrike Mönkemöller, Hasenhofstr. 18,
Tel. 0 71 57-88 02 71
71701 Schwieberdingen, Petra Mendel-Otto, Peter-von-Koblenz-Str. 160,
Tel. 0 71 50-39 76 03
72202 Nagold, Ellen R. Baumann, Achalmstr. 27/6, Tel. 0 74 59-24 02
72202 Nagold-Mindersbach, Margarita Vetter, Bopserweg 22,
Tel. 0 74 52-9 20 22
72636 Linsenhofen, Kristin Göthling, Raiffeisenstr. 5,
Tel. 0 70 25-84 02 74
73344 Gruibingen, Michael Müller, Hölderlinweg 16, Tel. 0 73 35-64 00
74889 Sinsheim, Waltraud Ertz, Am Mangoldsgrund 12,
Tel. 0 72 61-1 21 07
75173 Pforzheim, Martina Williger, Lameystr. 27, Tel. 0 72 31-7 02 13
76185 Karlsruhe, Bettina Morlock-Schäfer, Richard-Wagner-Str. 5,
Tel. 07 21-84 29 30
76307 Karlsbad, Gerda Arldt, Schwarzwaldstr. 28, Tel. 0 72 02-93 74 37
76351 Linkenheim, Elli Weps, Kopernikusstr. 4, Tel. 0 72 47-70 64
78234 Engen, Annemarie Held, Neuhewenstr. 28, Tel. 0 77 33-29 05
78464 Konstanz, Elisabeth Beck, Jacob-Burckhardt-Str. 9,
Tel. 0 75 31-5 69 61
79650 Schopfheim, Silke Schaubhut, Hohe-Flum-Str. 45,
Tel. 01 75-4 17 09 49
79674 Todtnau, Dagmar Klingele, Ennerbachstr. 29, Tel. 0 76 71-96 21 17

**PLZ-Bereich 8...**

80708 München, Markus Hannes & Winfried Brinz
MaWin's Zentrum, Postfach 40 08 46, Tel. 0 89-30 76 78 14
80801 München, Carlos Liebetruth, Wilhelmstr. 27, Tel. 0 89-34 81 65
80992 München, Anneli Jordan, Amslerstr. 7, Tel. 0 89-1 40 22 15
81545 München, Hp. Carolin Heiss, Benediktenwandstr. 12,
Tel. 0 89-61 19 91 45
81925 München, Maruscha Magyarosy, Zentrum für *innerFitness®*,
Pernerkreppe 22, Tel. 0 89-9 57 81 20
81927 München, Heide Magyarosy, Klingsorstr. 3, Tel. 0 89-9 10 17 87

82166 Gräfelfing, Andrea M. Lowes, Stefanusstr. 6 a, Tel. 0 89-8 98 25 50
82418 Murnau, Thomas P. Fleischer, Wiesenweg 4, Tel. 0 88 41-62 96 94
83527 Haag/Obb., Marion Mühlmann, Kapellenstr. 37, Tel. 0172-8 26 17 41
83530 Schnaitsee, Ingo Löffelmann, Kampenwandstr. 46, Tel. 0 80 74-16 00
84051 Essenbach/Mirskofen, Reinhilde Pönisch, Arberstraße 9, Tel. 0 87 03-17 36
84144 Geisenhausen, Hanns Held, Johannesstr. 6, Tel. 0 87 43-18 08
84149 Velden/Vils, Gisela Fleig, Lusenstr. 22, Tel. 0 87 42-87 35
84524 Neuötting, Judith Sasse, Eschlbacher Str. 1, Tel. 0 86 71-32 68
85049 Ingolstadt, Konrad Gruber, Parreutstr. 2, Tel. 08 41-99 33 129
86609 Donauwörth, Nadja Buhl, Frühlingstr. 4, Tel. 09 06-7 05 62 09
86807 Buchloe, Winfried Brinz & Markus Hannes, Therapie- und Diagnose-Zentrum für Naturheilverfahren, Kloster-Stams-Str. 11, Tel. 0 82 41-41 53
87435 Kempten, Eva-Maria Remy, Jägerstraße 4 a, Tel. 08 31-1 81 42
87637 Eisenberg-Zell, Hildegard Burger, Dorfstr. 13, Tel. 0 83 63-92 70 71
88048 Friedrichshafen, Sabine Fischer, Brühlstr. 10, Tel. 0 75 46-55 11
88400 Biberach, Ketan Felker, Rollinstr. 15, Tel. 0 73 51-37 10 71
88677 Markdorf, Anette Pfeifer, Steibensteg 6, Tel. 0 75 44-96 47 44
88682 Salem, Christina Paffrath-Hennemann, Heiligenberger Str. 4, Tel. 0 75 53-91 82 33
88045 Friedrichshafen, Karl-Heinz Pfeifer, Charlottenstr. 55, Tel. 0 75 41-37 73 38
89601 Schelklingen, Willibald Ziegler, Merowinger Str. 17, Tel. 0 73 94-28 77
89611 Reutlingendorf, Henning Kandt, Haldenstr. 5, Tel. 0 73 75-95 00 71

**PLZ-Bereich 9...**

90419 Nürnberg, Bruno Straub, Burgschmiedstr. 11, Tel. 09 11-39 70 13

90537 Feucht, Hannelore I. Rózsa-Geiling, Moosbacher Hauptstr. 4, Tel. 0 91 28-64 39
90768 Fürth, Petra Güthlein-Weiß, Rothenberger Weg 24, Tel. 09 11-8 15 92 17
91056 Erlangen, Claudia Jägle-Welke, Damaschkestr. 26, Tel. 0 91 31-93 19 93
92545 Pertolzhofen, Gabriele Segerer, Wagnerner Str. 14, Tel. 0 96 75-2 12
94315 Straubing, Marina Maschauer, Aldersbacher Str. 7, Tel. 0 94 21-7 42 23
95512 Neudrossenfeld, Ralf Meinhardt, Am Sonnenhang 10, Tel. 0 92 03-91 81 71
95615 Marktredwitz/Brand, Katharina Weinmeyer-Bauer, Kolpingweg 9, Tel. 0 92 31-64 76 58
95686 Fichtelberg, Monika Lein, Nagler Weg 9 A, Tel. 0 92 72-9 60 10
97288 Theilheim, Beatrix Fehrer, Reisgrube 11, Tel. 01 71-5 72 95 29
97424 Schweinfurt, Marlene Niklaus-Lücht, Johann-Riedel-Str. 7, Tel. 0 97 21-47 12 12
98527 Suhl, Corina Wohlfeil-Großer, Grüner Weg 20, Tel. 0 36 81-30 34 13
98527 Suhl, Bettina Ellguth, Marienstieg 1, Tel. 0 36 81-76 32 74
99192 Frienstedt, Elisabeth Scholz-Mertzdorff, Hanfsack 1, Tel. 03 62 08-8 06 53
99198 Erfurt-Vieselbach, Robert Tilp, Brückenstr. 17, Tel. 01 72-7 99 48 11

## Österreich

A-1130 Wien, Mag. Alfred Stummer, Firmiangasse 32/6, Tel. 00 43-1-4 84 14 40
A-2201 Gerasdorf, Karin Habegger, Kuhngasse 8/2/3, Tel. 00 43-6 50-6 29 34 56
A-3392 Schönbühel, Eva Prasch, Bergring 9, Tel. 00 43-676-31 72 37
A-4204 Haibach, Günther Edenstöckl, Aigen 8, Tel. 00 43-72 11-49 80
A-4540 Pfarrkirchen bei Bad Hall, Mag. Barbara Schagerl-Müllner, Möderndorf 85, Tel. 00 43-72 58-26 47

A-5150 St. Pantaleon 11, Christopher Schickmayr, Tel. 00 43-62 77-20 11 8
A-6122 Fritzens, Dagmar Welzl, Ried 31, Tel. 00 43-52 24-9 32 40
A-6858 Schwarzach, Gertrud Rotheneder, Bahngasse 14, Tel. 00 43-55 72-5 81 96
A-8010 Graz, Elfie Grabner, Rechbauerstr. 9, Tel. 00 43-6 76-6 00 55 39
A-8081 Heiligenkreuz/Waasen, Andreas Bauer, Frannach 15, Tel. 00 43-31 16-2 71 99
A-8813 St. Lambrecht, Maria Steiner, Hauptstr. 15, Tel. 00 43-35 85-21 03
A-9220 Velden a. S., Leopold Idl, Fliederweg 11, Tel. 00 43-42 74-41 31
A-9400 Wolfsberg, Hermine-Rosa Lingitz, Griesstr. 7, Tel. 00 43-43 52-5 16 28

**Schweiz**

CH-1670 Ursy, Helen Kraemer, En Plattiez, Tel. 00 41-21-9 09 42 33
CH-3012 Bern, Arnold Lanz, Diesbachstr. 18, Tel. 0041-31-302 01 33
CH-3066 Settlen, Izabela Aregger, Im Baumgarten 6, Tel. 00 41-31-9 32 20 43
CH-3185 Schmitten, Martin Tschopp, Ochsenriedstr. 9, Tel. 00 41-26-4 96 13 62
CH-3550 Langnau, Ruth Bigler, Oberstr. 64, Tel. 0041-34-4 02 37 06
CH-5417 Untersiggenthal, Roswitha Klose, Breitensteinstr. 38, Tel. 00 41-56-2 88 28 76
CH-5620 Bremgarten, Sepp Strebel, Isenlaufstr. 2, Tel. 00 41-56-6 31 03 77
CH-8048 Zürich, Silvia Wüst, Am Suteracher 34, Tel. 00 41-81-4 13 29 11
CH-9475 Sevelen, Myrtha Creydt, Guschastr. 13, Tel. 00 41-81-7 40 13 50
CH-9545 Wängi, Regina Sprenger, Steinlerstr. 28, Tel. 00 41-52-3 66 45 88

## Italien

I-20147 Mailand, Brigitte Sollich, Via Padulli 4,
Tel. 00 39/02/4 03 98 18
I-39012 Meran, Bernadette Schwienbacher, Tobias-Brenner-Str. 11,
Tel. 00 39/04 73/21 19 90
I-50020 Le Fonti, Margarete Schmitt, Panzano/Fl.,
Tel. 00 39/0 55/85 21 94

## Slowenien

SL-5252 Trnovo, Irena Pavlin, Ozeljan 89 a, Tel. 05/3 08 84 50

## Brasilien

CEP-04640-130 São Paulo, Christina Schiefferdecker,
Rua Gabriel Sylvestre Teixeira de Carvalho 152
Tel. 00 55-11-5 42 28 99

## Spanien

E-07120 Son Sardina, Gundula Mörtlbauer,
C./Verd. 10
Tel. 00 34-9 71-43 81 24
E-07600 El Arenal (Mallorca), Rosa Maria Martinez des Stoske,
Calle Berlin 26 6/A
Tel. 00 34-9 71-26 90 26
E-07840 Sta. Eulalia del Rio (Ibiza), Christa Pflügler
Aptdo. de Correo 143
Tel. 00 34-9 71-33 89 87
E-17488 Cadaqués (Girona), Hella Kuhn
Crta. De Roses 12
Tel. 00 34-6 39-48 19 46

# Die Trainer-AusbilderInnen

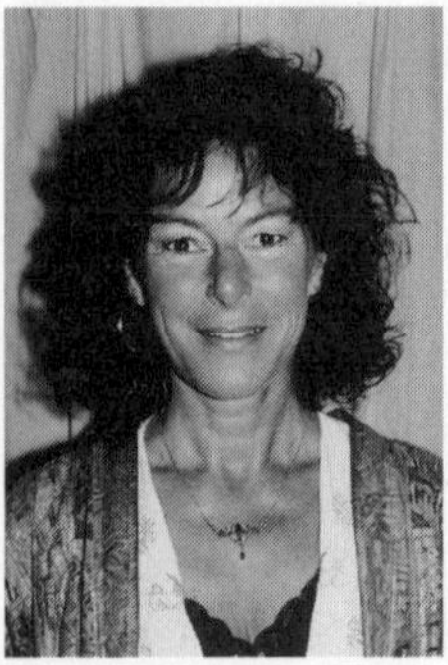

**Maruscha Magyarosy**

ist Autorin, Körper-, Atem- und Yogatherapeutin. Sie leitet in München das Zentrum für *innerFitness.* Als Reisejournalistin lebte sie in Asien, Amerika und Europa. Dabei lernte sie bedeutende Weisheitslehrer kennen, deren Wissen sie in ihrer zwanzigjährigen Berufspraxis und in zahlreichen Büchern vielen Menschen nahe gebracht hat. In ihren Seminaren vermittelt sie u. a. in Verbindung mit der von ihr begründeten Methode des *innerFitness*® eine gezielte Körper-, Atem- und Bewusstseinsschulung – eine Synthese aus Ost und West, die auf das Bedürfnis des modernen Menschen zugeschnitten ist.

Zusammen mit Carlos Liebetruth entwickelte Frau Magyarosy ein erfolgreiches Ausbildungskonzept für *Fünf-»Tibeter«*-TrainerInnen – eine Kombination aus Theorie und unmittelbarer Praxis, gewachsen in jahrelanger Ausbildungserfahrung mit qualifizierten Absolventen. Das Motto dabei lautet: Schritt für Schritt die verborgene, tiefe Weisheit des Körpers wieder zu entdecken, die Kraft und Intelligenz des Herzens zu aktivieren und die Klarheit und Sammlung des Geistes zu entfalten. Die Integration des Gelernten in den Alltag schafft die Grundlage für ganzheitliche Gesundheit, Vitalität und Kreativität.

Maruscha Magyarosy ist Autorin von *Intelligenz des Herzens durch die Fünf »Tibeter«* und – zusammen mit Brigitte Streubel – *Die Fünf-»Tibeter« in Aktion* (Video).

Weitere Informationen und Anmeldung:

Zentrum für *innerFitness*®
Yoga-Studio Maruscha Magyarosy
Pernerkreppe 22, 81925 München
Tel.: (0 89) 9 57 81 20, Fax: (0 89) 95 76 00 74
E-Mail: inFit@t-online.de
Homepage: http://www.innerFitness.de

## Carlos G. J. Liebetruth

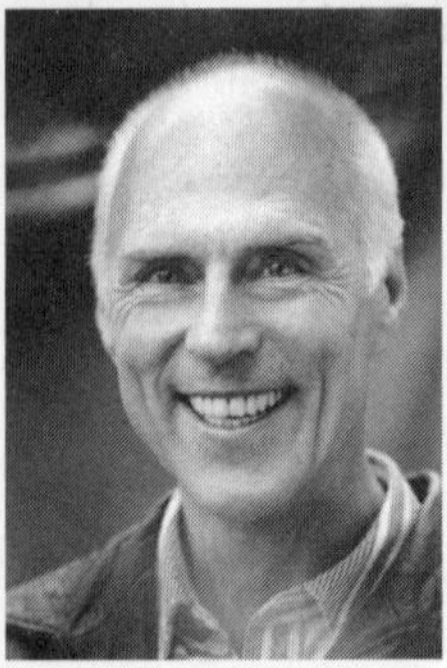

geboren 1932 im Harz, hat nach verschiedenen Laufbahnen im kaufmännischen und künstlerischen Bereich erst in der zweiten Lebenshälfte seine eigentliche Berufung entdeckt: Auf die Ausbildung als Heilpraktiker (seit 1984) folgte eine als Masseur – mit der Ausbildung in Thailand in Traditioneller Heilmassage als Schwerpunkt (Dozent für Traditionelle Thaimassage an der Münchner Volkshochschule).

Yoga, Fußreflexologie und neuerdings mentale Hörelektronik und Avatar-Schulung ergänzen das breite Spektrum seiner psychophysischen Heil- und Übungsangebote, wodurch Wirkung und Vertiefung des Fünf-»Tibeter«-Trainings optimal gewährleistet werden können.

Seit 1988 – Carlos Liebetruth ist einer der »Tibeter«-Pioniere – arbeitete er als Co-Trainer von Maruscha Magyarosy und seit 1994 bildet er selbst Fünf-»Tibeter«-Trainer aus und führt Aufbau- und Fortbildungskurse für Trainer durch.

Weitere Informationen und Anmeldung:

Carlos G. J. Liebetruth
Praxis für Massage und Reflexzonentherapie
Wilhelmstraße 27, 80801 München
Tel: (0 89) 34 81 65, Fax: (0 89) 34 70 95
E-Mail: CL@fuenf-tibeter.de

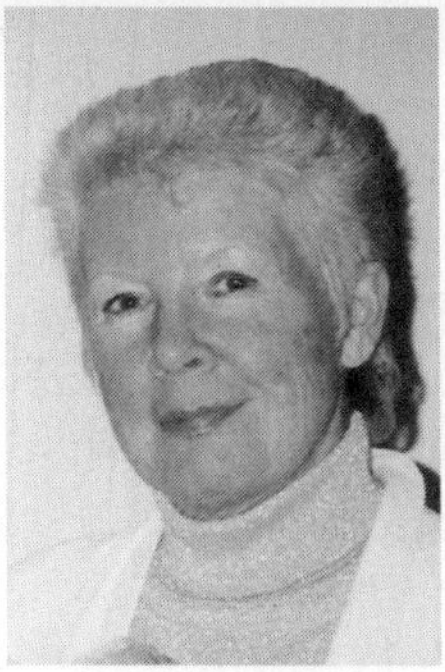

**Dr. med. Edelgard Böcker-Schröder**

ist Ärztin für Öffentliches Gesundheitswesen, Reiki-Meisterin, »Tibeter«-Trainer-Ausbilderin sowie Mitglied des Fünf »Tibeter«® Anwender und Trainer Dachverbandes. Sie arbeitet seit zwanzig Jahren u. a. als Betriebsärztin in der arbeitsmedizinischen Betreuung von Firmen und erhielt dadurch einen tiefen Einblick in den Zusammenhang zwischen den Problemen der Menschen – seien sie nun beruflicher oder privater Art – und ihren körperlichen Beschwerden.

Als autorisierte Fünf »Tibeter«®-Trainerin gibt sie Kurse für Anfänger und Fortgeschrittene über die Anwendung der Fünf »Tibeter« sowohl in Betrieben wie in für alle Interessierten offenen Seminaren und Workshops. Ihre »Tibeter«-Trainer-Ausbilder-Seminare – in Anlehung an das Ausbildungskonzept von M. Magyarosy und C. Liebetruth – sind geprägt durch eine optimale Kombination von Theorie und Praxis. Ihre Kurse und Ausbildungsseminare helfen jedem,

- sich auf sich selbst zu besinnen
- die eigenen Gefühle wieder wirklich wahrzunehmen
- die inneren Kräfte zu mobilisieren
- ein neues Selbst-Bewusstsein zu erlangen.

Weitere Informationen und Anmeldungen:

Dr. med. Edelgard Böcker-Schröder
Ludolfingerweg 64, D-13465 Berlin
Tel. (0 30) 4 01 60 65, Fax (0 30) 40 63 74 18
E-Mail: edebs@gmx.de

# Literaturempfehlungen

**Weiterführende Literatur zu den Fünf »Tibetern«®**
**(im Scherz Verlag, Bern und München)**

Gillessen, Brigitte: *Das Energieprogramm der Fünf »Tibeter«*
Gillessen, Wolfgang und Brigitte: *Erfahrungen mit den Fünf »Tibetern«*
Gruber, Fredy: *Mehr Power und Erfolg mit den Fünf »Tibetern«*
Hobert, Ingfried: *Gesundheit selbst gestalten*
Kilham, Christopher S.: *Lebendiger Yoga*
Lanz, Arnold H.: *Fitness und Entspannung mit den Fünf »Tibetern«*
Lanz, Arnold H.: *Die Fünf »Tibeter« für ein langes Leben. Der Königsweg zu mehr Lebensfreude und Vitalität*
Magyarosy, Maruscha: *Intelligenz des Herzens durch die Fünf »Tibeter«*
Simonsohn, Barbara: *Die Fünf »Tibeter« mit Kindern*
Weise, Devanando und Frederiksen, Jenny: *Die Fünf-»Tibeter«-Feinschmecker-Küche*

**Tibet, tibetischer Buddhismus und Mantras**

Anderson, Walt: *Das offene Geheimnis. Der tibetische Buddhismus als Religion und Psychologie.* Goldmann, München
Avalon, Arthur: *Die Girlande der Buchstaben. Studien über das Mantra-Shastra.* O. W. Barth, Bern und München
Baumann, Bruno: *Die Götter werden siegen.* Herbig, München
Brunton, Paul: *Als Einsiedler im Himalaya.* O. W. Barth, Bern und München
Dalai Lama: *In die Herzen ein Feuer. Aufbruch zu einem tieferen Verständnis von Geist, Mensch und Natur.* O. W. Barth, Bern und München
*Das Auge der Weisheit. Grundzüge der buddhistischen Lehre für den westlichen Leser.* O. W. Barth, Bern und München
*Der Friede beginnt in Dir. Zur Überwindung der geistig-moralischen*

*Krise in der heutigen Weltgemeinschaft.* O. W. Barth, Bern und München
*Das Auge einer neuen Achtsamkeit. Tradition und Wege des tibetischen Buddhismus.* Goldmann, München
*Logik der Liebe. Aus den Lehren des tibetischen Buddhismus für den Westen.* Goldmann, München
*Die Weisheit des Herzens.* Goldmann, München
Dargyay, Geshe Lobsang und Eva: *Das Tibetische Buch der Toten.* O. W. Barth, Bern und München
David-Neel, Alexandra: *Leben in Tibet. Kulinarische und andere Traditionen aus dem Lande des ewigen Schnees.* Sphinx, München
*Die geheimen Dakini Lehren.* O. W. Barth, Bern und München
Erffa, Wolfgang von: *Das unbeugsame Tibet.* A. Fromm, Osnabrück
Evans-Wentz, W. Y.: *Milarepa. Tibets großer Yogi.* O. W. Barth, Bern und München
Govinda, Lama Anagarika: *Grundlagen tibetischer Mystik. Die geheime Lehre des großen Mantra.* O. W. Barth, Bern und München
Hicks, Roger und Ngakpa, Chögyam: *Weiter Ozean. Der Dalai Lama.* Synthesis, Essen
Hilton, James: *Der verlorene Horizont.* Fischer, Frankfurt
Khyentse, Dilgo Rinpoche: *Die sieben tibetischen Geistesübungen.* O. W. Barth, Bern und München
Magyarosy, Maruscha: *Dalai Lama. Botschaft des Friedens.* Param, Ahlerstedt
Moacanin, Radmila: *Archetypische Symbole und tantrische Geheimlehren. Der tibetische Buddhismus im Licht der Psychologie C. G. Jungs.* Ansata, München
Norbu, Namkhai: *Traum-Yoga. Der tibetische Weg zu Klarheit und Selbsterkenntnis.* O. W. Barth, Bern und München
Sogyal, Rinpoche: *Das tibetische Buch vom Leben und vom Sterben. Ein Schlüssel zum tieferen Verständnis von Leben und Tod.* O. W. Barth, Bern und München
*Funken der Erleuchtung. Buddhistische Weisheit für jeden Tag des Jahres.* O. W. Barth, Bern und München
Spalding, Baird T.: *Leben und Lehren der Meister im Fernen Osten.* Drei Eichen, Hammelburg

## Meditation

Brunton, Paul: *Der Weg nach Innen.* O. W. Barth, Bern und München

Carrington, Patricia: *Das große Buch der Meditation.* O. W. Barth, Bern und München

Da Liu: *T'ai Chi und Meditation. Einführung in die Praxis.* Irisiana, München

Dahlke, Rüdiger: *Reisen nach innen. Geführte Meditationen auf dem Weg zu sich selbst.* Irisiana, München

Goldstein, Joseph und Kornfield, Jack: *Einsicht durch Meditation Ein Meditationshandbuch für die Übung im Alltag.* O. W. Barth, Bern und München

Kabat-Zinn, Jon: *Stark aus eigener Kraft. Das umfassende Meditationsprogramm für alle Lebenslagen.* O. W. Barth, Bern und München

Kabat-Zinn, Jon: *Gesund durch Meditation. Das große Buch der Selbstheilung.* O. W. Barth, Bern und München

Kalu, Rinpoche: *Den Pfad des Buddha gehen. Eine Einführung in die meditative Praxis des tibetischen Buddhismus.* O. W. Barth, Bern und München

Khema, Ayya: *Das Geheimnis von Leben und Tod.* O. W. Barth, Bern und München

## Yoga, Qi Gong und andere Körper-Geist-Übungen

Avalon, Arthur: *Die Schlangenkraft. Die Entfaltung schöpferischer Kräfte im Menschen.* O. W. Barth, Bern und München

*Shakti und Shakta. Lehre und Ritual der Tantras.* O. W. Barth, Bern und München

Bender-Birch, Beryl: *Power Yoga. Fit für das Leben von heute.* Scherz, Bern-München

Chia, Mantak: *Tao Yoga.* Ansata, München

*Tao Yoga der Liebe.* Ansata, München

*Tao Yoga. Eisenhemd Chi Kung.* Ansata, München

Chia, Mantak und Maneewan: *Tao Yoga der inneren Alchemie 1.* Ansata, München

*Tao Yoga der heilenden Liebe.* Ansata, München

Griscom, Chris: *Der Quell des Lebens. Das praktische Körper-Energie-Programm.* Goldmann, München

Hackl, Monnica: *Hui Chun Gong. Die Verjüngungsübungen der chinesischen Kaiser.* Irisiana, München

*Die Perle des Hui Chun Gong. Bewegungsübungen zur Verjüngung von Körper und Geist.* Irisiana, München

Haich, Elisabeth: *Sexuelle Kraft und Yoga.* Drei Eichen, Hammelburg

Huang, Al: *Lebensschwung durch T'ai Chi.* O. W. Barth, Bern und München

Iyengar, B. K. S.: *Licht auf Yoga. Das grundlegende Lehrbuch des Hatha-Yoga.* O. W. Barth, Bern und München

Kirschner, M. J.: *Die Kunst, sich selbst zu verjüngen. Yoga für tätige Menschen.* Agis, Baden-Baden

Lysebeth, André van: *Durch Yoga zum eigenen Selbst.* O. W. Barth, Bern und München

Magyarosy, Maruscha: *Surya Namaskar. Das andere Fitness-Rezept.* Laredo, Chieming

Olvedi, Ulli: *Das stille Qi Gong. Vitalisierung und Harmonisierung der Lebenskräfte.* O. W. Barth, Bern und München

Schilling, Astrid und Hinterthür, Petra: *Qi Gong. Der fliegende Kranich.* Windpferd, Aitrang

**Die Chakren und der Energiekörper**

Bek, Lilla und Pullar, Philippa: *Chakra-Energie.* O. W. Barth, Bern und München

Bruyere, Rosalyn L.: *Chakras – Räder des Lichts.* Synthesis, Essen

Lambert, William R: *Die Aura – dein Farbenkleid.* Laredo, Chieming

Mann, John und Short, Lar: *Der feinstoffliche Körper. Einweihung in Theorie und Praxis der Erweckung des Energiekörpers.* Windpferd, Aitrang

Monroe, Robert A.: *Der zweite Körper. Astral- und Seelenreisen in ferne Sphären der geistigen Welt.* Ansata, München

Sanella, Lee: *Kundalini-Erfahrung und die neuen Wissenschaften.* Synthesis, Essen

Sharamon, Shalila und Baginski, Bodo: *Das Chakra-Handbuch.* Windpferd, Aitrang
Tansley, David V.: *Die Aura des Menschen.* Synthesis, Essen

**Körperarbeit, Atemtherapie und alternative Heilweisen**

Chia, Mantak: *Tao Yoga des Heilens.* Ansata, München
Chia, Mantak und Maneewan: *Tao Yoga der heilenden Massage.* Ansata, München
Chopra, Deepak: *Die Körperseele – Grundlagen und praktische Übungen der Ayurveda-Medizin.* Lübbe, Bergisch-Gladbach
Coldwell, Leonard: *Die unbegrenzte Kraft des Unterbewusstseins. Das Erfolgsprogramm für ein erfülltes Leben.* Irisiana, München
Dychtwald, Ken: *KörperBewusstsein.* Synthesis, Essen
Fan Ya-Li: *Chinesische Heilmassage für Kinder.* Ansata, München
Griscom, Chris: *Der Körper als Ausdruck der Seele. Welche Botschaften und Lehren unser Körper enthält.* Goldmann, München
*Die Frequenz der Ekstase. Bewusstseinsentwicklung durch die Kraft des Lichts.* Goldmann, München
Lysebeth, André van: *Die große Kraft des Atems. Richtig atmen lernen durch Yoga.* O. W. Barth, Bern und München
Nakamura, Takashi: *Das große Buch vom richtigen Atmen.* O. W. Barth, Bern und München
Orr, Leonard und Halbig, Konrad: *Bewusstes Atmen. Rebirthing.* Goldmann, München
*Für die Ewigkeit geboren. Die natürliche Überwindung der Sterblichkeit.* Goldmann, München
Shealy, C. Norman und Myss, Caroline M.: *Auch Du kannst Dich heilen. Emotionale, psychische und geistige Faktoren, die Gesundheit und Heilung fördern.* Laredo, Chieming
Tulku, Tarthang: *Selbstheilung durch Entspannung. Die alte Heilkunde der Tibeter für den Westen nutzbar gemacht.* O. W. Barth, Bern und München

# Der Sechste »Tibeter«®

Das Geheimnis erfüllter Sexualität

Die in diesem Buch vorgestellten Übungen sind in Kursen und Seminaren unterrichtet und ausgeführt worden. Bei gesundheitlichen Problemen können sie Rat und Hilfe eines Arztes nicht ersetzen. Autor und Verlag übernehmen keine Haftung für Schäden, die sich aus dem Gebrauch oder evtl. Missbrauch der in diesem Buch beschriebenen Übungen ergeben.

# Inhalt

## TEIL 2
## Yoga und Tantra

ANHANG

# Einleitung

Was ist die stärkste Kraft in Ihrem Leben? Was ist die stärkste und intimste, am meisten missbrauchte und zugleich unbekannteste Kraft in *unser aller* Leben? Sex, Liebe? In diesem Buch behaupte ich: Es ist die sexuelle Energie. Sie ist weder Sex noch Liebe, kann sich aber als Sex oder als Liebe ausdrücken. Sie treibt uns ins Leben, lässt uns tanzen. Den Tanz der Lust, der Leidenschaft und der Freude, des Geldverdienens und der Macht, des Krieges, der Ausbeutung und der Zerstörung. Die sexuelle Energie macht uns verliebt, verlegen, verlogen, verzweifelt, sie macht uns erfahren, reif, liebevoll und weise.

Doch all dies liegt nicht in ihrer Absicht. Ihre biologische Funktion ist es, neues Leben zu produzieren. Was *wir* aus dieser treibenden Kraft machen – das ist die eigentliche Frage. Wie können wir sie zum Segen aller nutzen, statt dafür, Unheil anzurichten? Die Antwort ist: Wir müssen sie erst einmal kennen lernen, direkt erfahren, so wie sie ist. Was Sex ist, wissen Sie aus eigener Erfahrung. Sie können sicher auch über die Liebe einiges sagen. Doch sexuelle Energie? Klingt irgendwie gestelzt oder abstrakt. Was soll das sein?

1,5 Millionen deutschsprachige Leser haben in den vergangenen zwölf Jahren Peter Kelders Buch *Die Fünf »Tibeter«* (Scherz Verlag) gekauft. Ich nehme an, dass es mindestens ebenso viele gelesen haben, denn ein Exemplar wird ja oft auch von mehreren Menschen genutzt. Die darin beschriebenen Übungen wurden und werden von Tausenden praktiziert: Die Fünf »Tibeter« zählen zu den populärsten Yoga-Übungen im deutschsprachigen Raum.

Doch eine Übung – in Peter Kelders Buch als die »Krönung

des Ganzen« beschrieben – wurde bisher fast völlig ignoriert: der sechste »Tibeter«. Diese Yogatechnik dient dazu, sexuelle Energie zu erfahren, zu erforschen und umzuwandeln – in Kreativität, Langlebigkeit, Klarheit und Liebe. Man sollte meinen, auf diese Übung würde sich jeder als Erstes stürzen ... Sie ist es auch wert! Doch anscheinend gibt es Wächter, die diesen Schatz schützen sollen.

Peter Kelder hat selbst dafür gesorgt, dass sich seine Leser vor dem sechsten »Tibeter« fürchten. Seine Gründe dafür sind nachvollziehbar, aber nicht stichhaltig. Ein Mythos kann zur Übungspraxis anregen. Doch unversehens kann eine einfache Übung auch zu einem Mythos werden, der die Praxis erschwert. Darum geht es im ersten Kapitel. Sie werden das Kelderbuch neu kennen lernen.

Einen Einblick in die aktuelle Arbeit der bekanntesten »Tibeter«-Trainer erhalten Sie im zweiten Kapitel. Sie wollen den sechsten »Tibeter« »entmystifizieren«, die mit der Sexualität verbundenen Wünsche und Ängste bewusst machen und die ursprüngliche Funktion und Bedeutung dieser Übung vermitteln. Das betrifft jeden Leser, ganz egal, ob er die Fünf »Tibeter« praktiziert oder nie davon gehört hat.

Die »Weiterführenden Fragen« im dritten Kapitel – Was ist eigentlich sexuelle Energie? Was bedeutet Zölibat? etc. – beantworte ich zunächst ziemlich allgemein und theoretisch. Es sind Verständnisfragen, die in den folgenden Kapiteln nicht zuletzt durch Übungen vertieft werden.

Das vierte Kapitel bietet Ihnen mit dem Chakra-System ein umfassendes »Energie-Modell« an. Hier lernen Sie, die unterschiedlichsten Eigenschaften, Gefühle und Energien einzuordnen und besser zu verstehen. Vielleicht kann ich Sie auch dazu bewegen, einige Übungen anzutesten.

Im fünften Kapitel geht es um *Kundalini* – so nennen die Inder die sexuelle Energie. Wie eine Schlange zusammengerollt, wartet sie in der Höhle unseres Unterbewusstseins darauf, erweckt zu werden. Doch wie wird sie erweckt? Wie fühlt sie sich an? Was bewirkt sie? Wie kann sie kontrolliert werden? Der sechste »Tibeter« ist die Antwort auf diese Fragen – keine theoretische Antwort, sondern eine, die sich in der Übungspraxis und der alltäglichen Erfahrung immer mehr vertieft.

Das sechste Kapitel ist dem ursprünglichen indischen Tantra und dem Verstehen von Sexualität gewidmet. Das mittlerweile im Internet pornographisch vermarktete *Kamasutra* beschreibt Techniken zur Steigerung sexueller Lust, doch das Tantra geht weit darüber hinaus. »Gehe in der Umarmung auf wie im immer währenden Leben«, empfiehlt Gott Shiva seiner Geliebten Devi in einer alten tantrischen Schrift. Wir beginnen zu ahnen, dass der Liebesakt eine Tür zur Zeitlosigkeit öffnen kann. Dazu werde ich die Thesen des seinerzeit im Westen als »Sexguru« verschrienen Bhagwan Shree Rajneesh vorstellen. Ohne ihn würde es die heute so rege Tantra-Szene mit ihren zahlreichen Seminarangeboten nicht geben. Rajneesh sah im Orgasmus den Schlüssel zur Transformation sexueller Energie.

Die verschiedenen Fäden laufen im siebten und achten Kapitel zusammen. Es geht um das Jetzt, *diesen Moment*. Um die sexuelle Energie spüren zu können, noch bevor sie sich in alle möglichen Phantasien ergießt, und um Ihren Partner erfüllend lieben zu können, müssen Sie wach, bewusst und präsent sein. Das lässt sich üben.

Ich bin weder Therapeut noch Fünf-»Tibeter«-Trainer. Bei meiner ersten »Begegnung« mit den Übungen erschienen sie mir im Vergleich zu dem, was ich in fast zwanzig Jahren bei spirituellen Lehrern wie Bhagwan/Osho oder Barry Long erfahren hatte, zunächst eher belanglos. Ein großer Irrtum, der mir sehr rasch bewusst wurde, als ich begann, den sechsten »Tibeter« zu üben. Welch eine Intensität der Empfindung! Weder Lust noch Schmerz, sondern einfach eine ungeheure Intensität. Und dass ich mich danach frischer, wacher und energiegeladener fühlte als sonst, war auch nicht zu leugnen. Was konnte das nur sein?

Während ich dieses Buch schrieb, wurde mir klar: Der Schlüssel zur alchimistischen Umwandlung sexueller Energie liegt im *unmittelbaren Empfinden* dieser Energie. Es geht nicht darum, irgendetwas mit ihr »zu machen«, sondern sie wahrzunehmen, und zwar so bewusst wie möglich. Alles andere geschieht von selbst. Die Auswirkungen werden bei jedem anders ausfallen. Doch ich bin sicher: Ihr Leben wird durch das bewusste Wahrnehmen dieser letztlich undefinierbaren Energie erfüllter, intensiver, geheimnisvoller, »zeitloser«.

# Teil 1

## Der sechste »Tibeter« auf dem Prüfstand

# Kapitel 1 – Colonel Bradford erzählt

## Die Legende

Es war einmal ein Offizier der britischen Armee namens Bradford. Er hörte in Indien von einer sagenumwobenen Quelle der ewigen Jugend – ein von weisen Meistern gehütetes Geheimnis in einem Tal irgendwo im Himalaja, das für normale Sterbliche unerreichbar war. Der Gedanke daran ließ Bradford nicht mehr los. Er vertraute sich – mittlerweile über siebzig Jahre alt, klapprig und mit einem Krückstock bewehrt – einem jungen Mann in Los Angeles an und brach anschließend zu einer Expedition in den Himalaja auf, um das Tal und die Quelle der Jugend zu finden.

Nach drei Jahren kehrte Colonel Bradford von seiner Reise zurück und suchte seinen jungen Freund in Kalifornien auf, der ihn fassungslos anstarrte. Denn der Colonel war nicht wieder zu erkennen. »Anstelle eines gebeugten, blässlichen alten Mannes mit einem Stock sah ich eine große, aufrechte Gestalt. Sein Gesicht strahlte Gesundheit aus, und er hatte dichtes, dunkles Haar mit kaum einer Spur von Grau.«[1]

Der Colonel hatte das Tal tatsächlich gefunden und war von den Weisen, den Lamas des Klosters, in das Geheimnis der ewigen Jugend eingeweiht worden. Doch was er von dort mitbrachte, waren weder Zauberformeln noch ein Zaubertrank, sondern sechs Körperübungen. Der Schlüssel zum Geheimnis der Verjüngung liegt in der Praxis – etwas eigener Einsatz ist schon nötig. Bradford zeigte einer sechzehnköpfigen Gruppe von Menschen, wie die Übungen oder Riten auszuführen waren.

Peter Kelder schrieb sein Buch *Die Fünf »Tibeter«* 1939, inspiriert von James Hiltons Erfolgsroman *Der verlorene Horizont* (1933). Die Hollywoodverfilmung hatte die Legende von Shangrila, dem zeitlosen Paradies im Himalaja, gerade weltberühmt gemacht. Kelder wohnte damals in Hollywood und versuchte sich ebenfalls als Drehbuchautor.[2] Seine Idee, den Shangrila-Mythos durch praktische Übungen in das alltägliche Leben einzubringen, darf rückblickend als genial bezeichnet werden.

Die Geschichte von Colonel Bradford motiviert, die Riten tatsächlich regelmäßig auszuführen. Das ist ein großes Plus der Fünf »Tibeter« gegenüber ähnlichen Übungen, wie Dr. Maruscha Magyarosy von der Rehabilitationsklinik der Universität München in einem Gutachten feststellte. Die Motivation hängt nicht davon ab, ob die Geschichte faktisch wahr ist oder nicht. Der Mythos wirkt psychologisch auf das Unterbewusstsein, wie bei angeleiteten Phantasiereisen im therapeutischen Bereich.

Doch vor sechzig Jahren war ein solches Konzept zu ungewohnt. Erst in den Achtzigerjahren des 20. Jahrhunderts – mit dem Boom des New Age – war eine breite Leserschaft bereit, die eigene Gesundheit, Vitalität und spirituelle Entwicklung selbstverantwortlich in die Hand zu nehmen. So begannen Tausende, die fünf Übungen oder Riten zu praktizieren. Zunächst geschah das allein aufgrund der im Buch enthaltenen Anleitungen. Doch bald gab es auch Kurse und Trainings zu den Fünf »Tibetern«. Dabei zeigte sich, dass etliche Teilnehmer die Riten nicht ganz richtig eingeübt hatten. Das konnte zu körperlichen oder psychischen Problemen führen. Eine Hotline für Fragen wurde eingerichtet. Die Übungen erwiesen sich hinsichtlich der Ausführung und Auswirkungen als so vielschichtig und subtil, dass eine professionelle Anleitung angebracht schien.

Dies alles betrifft allerdings nur die fünf Grundübungen. Der sechste Ritus steht außen vor. Er wird schon im Buchtitel nicht mitgerechnet und nur von wenigen »Mutigen« praktiziert. Dabei ist er Colonel Bradford zufolge »die Krönung des Ganzen«! Was hat es mit der Sonderstellung des sechsten »Tibeters« auf sich? Warum wird er so gemieden? Desinteresse ist sicher nicht der Grund. Denn immer wieder wurden und werden Fragen gestellt wie: Muss man wirklich sexuell abstinent – im »Zölibat« – leben, um den sechsten »Tibeter« auszuüben? Kann die Übung impotent machen? Kann sie die Partnerschaft gefährden?

Durch aktuelle Forschungsergebnisse von langjährigen Fünf »Tibeter«-Trainern sollen die wichtigsten Fragen und Probleme geklärt werden. Doch zunächst möchte ich im Originaltext, dem Buch von Peter Kelder, nach möglichen Ursachen für die allgemeine Verwirrung suchen.

## Auslese für den sechsten »Tibeter«

»Ich habe Ihnen fünf Riten gegeben, deren Zweck es ist, Ihnen jugendliche Gesundheit und Vitalität zu verleihen. Sie werden Ihnen auch helfen, ein jüngeres Aussehen zurückzugewinnen. Aber wenn Sie wirklich wollen, dass die Gesundheit und das Aussehen der Jugend vollständig wiederhergestellt werden, gibt es einen sechsten Ritus, den Sie üben müssen. Ich habe bis jetzt nichts darüber gesagt, weil er sinnlos für Sie gewesen wäre, wenn Sie nicht zuerst gute Ergebnisse aus den anderen fünf erzielt hätten.«

Was Colonel Bradford seinen Schülern nach dieser Eröffnung vermittelt, ist einer eingehenden Untersuchung wert. Der sechste Ritus wird im Originaltext auf drei Textseiten (und einer Bildseite) vorgestellt. Die Gruppe der angesprochenen Schüler des »Himalaja-Klubs« besteht nach Vorgabe des Colonels aus sechzehn Männern und Frauen, die alle älter als fünfzig Jahre sind. Sie haben die fünf Riten wochenlang regelmäßig und mit erstaunlichen Erfolgen praktiziert. An diesem Abend verrät der Colonel sein wirkliches Alter. Alle hatten ihn auf Mitte vierzig geschätzt; dass er über siebzig sein soll, klingt so unglaublich, dass jeder ein weiteres Geheimnis vermutet. Und tatsächlich, es gibt den sechsten »Tibeter«! Doch der ist mit besonderen Umständen verbunden.

Zunächst: Man muss »wirklich wollen«. Und man muss zuerst die anderen fünf Riten geübt und darin »gute Ergebnisse« erzielt haben. Das ist für den Leser, der selbst praktiziert, eine ziemlich ungenaue Messlatte. Bin ich wirklich bereit? Bin ich schon gut genug? Die erste Unsicherheit. Doch es kommt noch viel dicker: »Der Colonel warnte die Gruppe, dass sie, um aus diesem sechsten Ritus Nutzen ziehen zu können, sich eine sehr harte Disziplin auferlegen müsste. Er schlug uns vor, einige Zeit darüber nachzudenken, ob wir gewillt waren, dies für den Rest unseres Lebens zu tun.«

Sehr harte Disziplin für den Rest des Lebens? Fünf von sechzehn Teilnehmern sind dazu bereit. »Der Colonel sagte, dass dies ein besseres Ergebnis sei, als ihm mit irgendeiner seiner Gruppen in Indien gelungen sei.«

Kommt Ihnen diese Art der Auslese bekannt vor? Genau! Der klassische Einweihungsweg. Die Prüfungen. Ist der Schüler nicht bereit, können ihn die Lehren und Praktiken für Fortgeschrittene nicht weiterbringen, ja, sie können für seine Entwicklung sogar gefährlich werden. Die Warnungen: Achtung! Hier geht es um starke Energien, die außer Kontrolle geraten könnten. Jeder muss selbst die Verantwortung übernehmen!

## Supermann und Superfrau

Unermüdlich warnt der Colonel: harte Disziplin, Selbstbeschränkung, Zölibat! Manche Menschen finden Warnungen besonders motivierend. Die meisten schrecken jedoch zurück oder sind verärgert. Lassen Sie sich nichts vormachen! Achten

Sie einfach nur auf die Sache selbst, um die es geht. Hier werden alte und wirksame psychologische Techniken eingesetzt, um die Aufmerksamkeit zu erhöhen. Das hat seinen Sinn. Bradford hat den Bogen jedoch vielleicht etwas überspannt. Fällt Ihnen beim Lesen der folgenden Passage etwas unangenehm auf?

»Beim Durchschnittsmann und der Durchschnittsfrau wird ein großer Teil der Lebenskraft, der die sieben Energiewirbel nährt, in sexuelle Kraft umgewandelt. Ein großer Teil dieser Energie geht schon in den unteren Wirbeln verloren, sodass sie nie in die oberen Chakren gelangen kann.

Um ein ›Supermann‹ oder eine ›Superfrau‹ zu werden, muss diese gewaltige Energie zuerst aktiviert und dann nach oben gerichtet werden, sodass sie von allen Wirbeln genutzt werden kann, ganz besonders vom siebten. Mit anderen Worten: Es ist notwendig, sich auf das Zölibat einzulassen, sodass die Sexualenergie zu einem höheren Nutzen umgelenkt werden kann.«

Diese beiden Absätze enthalten zwar die Quintessenz von Yoga und Tantra, von allen Traditionen, die sich mit der Transformation sexueller Energie befasst haben. Unzählige authentische, uralte Texte untermauern also, was Bradford vermitteln will. Wer diese Grundkraft über bloße sexuelle Entladung hinaus in höhere Bereiche des Fühlens, Erkennens und Handelns oder Wirkens lenken kann, der erlebt Vitalität, Kreativität und Freiheit in einem bisher unbekannten Ausmaß – grenzenlos!

Doch das ist viel zu knapp dargestellt. Und noch dazu überlagert von zwei Reizworten, die von der eigentlich wichtigen Aussage ablenken: »Durchschnittsmann/-frau« und »Supermann/-frau«. Für uns heute sind das fragwürdige Begriffe und Vorstellungen. Durch harte Selbstdisziplin und Zölibat vom Durchschnitts- zum Supermenschen? Das spricht doch nur eingefleischte Asketen und Fanatiker an, oder?

Beobachten Sie sich selbst. Welche Vorstellungen lösen die Begriffe »Supermann« und »Superfrau« in Ihnen aus? Sie mögen abwehrend den Kopf schütteln und insgeheim fasziniert sein. Die meisten Hollywoodfilme setzen auf Supermänner und Superfrauen. Möchten Sie nicht aus dem Durchschnitt herausragen?

Das Gefährliche an diesen Reizworten ist: Sie zielen auf Vergleich und Bewertung. »Ich möchte besser sein als die anderen.« Diesen Wunsch hat jeder! Er ist Teil unseres Verstandes. Und der ist darauf konditioniert, sich in diesem Leben, dieser Gesellschaft gegen andere durchzusetzen.

Bei diesen »gewaltigen Energien« ist äußerste Vorsicht geboten, da hat Bradford Recht. Leider hängt er dem angehenden Yogi, der aufrichtig strebenden Yogini einen Erkenntnisapfel vor die Nase, der nur zu unnötigen Magenverstimmungen und Verdauungsstörungen führt. Sich so richtig stark und gut fühlen – warum nicht? Doch ist das nicht etwas, das von innen kommt, ohne dass man sich mit anderen vergleichen muss? Begriffe wie Durchschnitts- und Supermensch passen hier doch gar nicht. Sie appellieren an das Ego, an Machtgelüste und Profilierungssucht. Vielleicht haben sich einige Leser dadurch abhalten lassen, sich mit dem sechsten Ritus zu befassen – zu Recht, wie ich finde.

## Zölibat

Der Colonel sagt, die Lebensenergie müsse in die höheren Wirbel (Chakren, Energiezentren) gelenkt werden. Richtig! Und dann heißt es unvermittelt: »Mit anderen Worten, es ist notwendig, sich auf das Zölibat einzulassen, sodass die Sexualenergie zu einem höheren Nutzen umgelenkt werden kann.«

Das ist der wohl missverständlichste und tatsächlich auch am meisten missverstandene Satz im gesamten Kelder-Buch. Rechnet man die Anfragen von Lesern zu diesem Punkt hoch, dürften viele tausend demotiviert gewesen sein, den sechsten »Tibeter« jemals auszuprobieren – obwohl sie bereits »gute Erfolge« mit den anderen Übungen erzielt hatten.

Schade! Denn die eigentliche Übung ist nicht nur, wie es bei Kelder nach all den Vorwarnungen und Restriktionen unverhofft heißt, »ganz einfach«. Sie ist vor allem ein wissenschaftliches Experiment und ein Instrument zur Energiesteigerung und Bewusstseinsentwicklung jenseits aller Moralvorstellungen, Emotionen und Glaubensrichtungen.

Zölibat – schon das Wort lässt wohl die meisten Menschen innerlich zusammenzucken. Keuschheitsgelübde von Priestern, Mönchen und Nonnen: sexuelle Enthaltsamkeit, und das lebenslänglich! Erotische Beziehungen zu anderen Menschen ausgeschlossen. Keinerlei Sex, weder in Gedanken, Worten oder Taten.

Kann Bradford das wirklich meinen? Die Riten kommen schließlich nicht aus dem Vatikan, sondern aus Tibet. Und er weist selbst darauf hin, dass die Kirche beim Umgang mit sexueller Energie etwas grundsätzlich missverstanden hat.

»Nun ist es eine sehr einfache Sache, vitale Lebenskraft nach oben zu richten, und doch sind die Versuche der Menschen durch die Jahrhunderte für gewöhnlich fehlgeschlagen. Im Westen haben religiöse Orden genau dies verursacht und sind gescheitert – weil sie versuchten, Fortpflanzungsenergie zu beherrschen, indem sie sie unterdrückten. Es gibt nur einen Weg, diesen mächtigen Trieb zu beherrschen, und das ist nicht, indem man ihn vergeudet oder unterdrückt, sondern indem man ihn *umwandelt* – ihn umwandelt und zugleich *emporhebt.* Auf diese Weise haben Sie das ›Lebenselixier‹, wie es die Alten nannten, nicht nur entdeckt, Sie haben es dann auch zur Anwendung gebracht, was den Alten nur selten gelungen ist.«

Doch ein einziger Begriff kann, wenn er – psychologisch ausgedrückt – »emotional stark besetzt ist«, das Verständnis des Ganzen blockieren. »Zölibat« ist so ein Begriff. Und leider wird er im Kelder-Buch – nachdem die einfache Übung anschaulich beschrieben worden ist – noch einmal in seiner abschreckenden Strenge verstärkt und zugleich in eine falsche Richtung gezerrt:

»Für die große Mehrheit der Menschen ist die Wahl eines Lebens im Zölibat kein gangbarer Weg, und sie sollte einfach die ersten fünf Riten ausüben. Doch ist es möglich, dass die fünf Riten mit der Zeit zu einer Veränderung der Prioritäten und zu dem aufrichtigen Verlangen führen, ein ›Supermann‹ oder eine ›Superfrau‹ zu werden. Zu diesem Zeitpunkt sollte die oder der Betreffende den festen Entschluss fassen, einen neuen Lebensweg zu beginnen. Ein solcher Mensch sollte dann bereit sein, diesen Weg fortzusetzen, ohne zurückzuschauen. Wer dazu fähig ist, befindet sich auf dem Weg, wahre Meisterschaft zu erlangen. Er ist fähig, die vitale Lebenskraft zu benutzen, um alles zu erreichen, was er wünscht.« (S. 48)

Motivierend? Hier sei vorweg nur so viel gesagt: Weit über die Hälfte aller bedeutenden spirituellen Meister und Meisterinnen (auch und gerade die des Kundalini-Yoga) liebte ihren Partner oder ihre Partnerin körperlich. Sie befürworteten keinesfalls das Zölibat, sondern eine natürliche Sexualität. Und: Kein echter spiritueller Meister spricht je vom Erreichen eines Zieles oder der Verwirklichung von Wünschen, schon gar nicht davon, ein Supermann oder eine Superfrau zu werden.

Richtig und wichtig bleibt andererseits die mitschwingende Warnung. Übungen, die sexuelle Energie transformieren, bedürfen höchster Achtsamkeit. Ich möchte in diesem Buch jedoch zeigen, dass es nicht einfach darum geht, sich seine Wünsche zu erfüllen, ganz gleich mit welcher Energie und Technik. Transformation sexueller Energie bedeutet etwas viel Umfassenderes.

## Folgenreiches Missverständnis

»Nun, um den sechsten Ritus auszuführen, beachten Sie Folgendes: Er sollte nur geübt werden, wenn Sie einen Überschuss an sexueller Energie haben und ein natürliches Verlangen besteht, dem Ausdruck zu verleihen. Zum Glück ist dieser Ritus so einfach, dass Sie ihn überall und jederzeit ausüben können, wann immer Sie das Bedürfnis haben.«

Wie ist das gemeint? Ich muss gestehen, dass mir der logische Zusammenhang zwischen den beiden Sätzen nicht klar ist – und vielen Lesern erging es anscheinend ähnlich. Es klingt fast so, als sollte der sechste »Tibeter« immer dann praktiziert werden, wenn einen sexuelles Verlangen überkommt. Sie sehen in der U-Bahn einen Menschen, der Sie sexuell erregt. Statt Kontakt aufzunehmen oder sich in Phantasien zu verlieren, üben Sie den sechsten »Tibeter« ... Oder, noch fragwürdiger: Seit Wochen hatten Sie mit Ihrem Ehepartner keinen sexuellen Kontakt. Da, endlich, überkommt Sie das Verlangen. Der richtige Zeitpunkt, sich nach vorn zu beugen, tief aus- und einzuatmen und die Energie nach oben zu lenken? Der erste Satz scheint – für sich genommen – zunächst einleuchtend: Wo keine Energie ist, kann auch nichts nach oben geleitet werden. Und so beharrt der Colonel nach der Darstellung der Übung auch darauf:

»Bitte verstehen Sie, dass es, um den sechsten »Tibeter« sinnvoll auszuüben, notwendig ist, dass die betreffende Person auch tatsächlich einen sexuellen Trieb verspürt. Er oder sie kann Sexualenergie kaum umwandeln, wenn da wenig oder gar nichts umzuwandeln ist. Es ist unmöglich für einen Menschen, der keinen Sexualtrieb mehr verspürt, aus diesem Ritus einen Nutzen zu ziehen. Er oder sie sollte dies nicht einmal versuchen, denn es würde nur zu Entmutigung führen. Stattdessen sollte dieser Mensch, ungeachtet seines Alters, zuerst die anderen fünf Riten lange genug üben, bis er seinen Sexualtrieb zurückgewinnt.« (S. 46)

Das ist ein heikler Punkt, und zwar aus ganz unterschiedlichen Gründen und Perspektiven. Zunächst wieder die zu vage Messlatte für den Übenden. Viele Menschen sind sich nicht sicher, ob sie überschüssige sexuelle Energie haben oder nicht. Woran sieht man das? An ständigen sexuellen Phantasien? An körperlicher Erregung? An einem Gefühl von Macht und Stärke? Dem überschwänglichen Gefühl, man möchte jeden umarmen oder könnte gar mit ihm oder ihr ins Bett gehen?

Zweitens: Bradford präsentiert die Riten von Anfang an im Rahmen der Chakra-Theorie (auf die ich noch ausführlich eingehen werde). Die indische und die von ihr beeinflusste tibetische Tradition des Yoga und Tantra spricht von sieben Energiezentren im Körper. In jedem Zentrum wirkt sich die allumfassende Lebensenergie unterschiedlich aus: im untersten als nackter Überlebensdrang, im nächsthöheren als Fortpflanzungs- und Sexualtrieb, im dritten als individuelle Power, im vierten als Liebe des Herzens und so weiter. Wer in den unteren Chakren, auf der Basis, keine Energie hat, der ist so gut wie tot. Bradford verwechselt hier möglicherweise Lebensenergie mit sexuellem Verlangen.

Jedes Lebewesen verfügt jederzeit über Lebensenergie. Und jeder erwachsene Mensch kann sie im Prinzip jederzeit von der Ebene des nackten Überlebens- oder Sexualtriebes auf die Ebene des Herzens, der Liebe und der Erkenntnis »emporheben«. Das ist kein Exklusivrecht des sechsten »Tibeters«, sondern gehört zum Wesen des Menschen. Es ist seine göttliche Natur (davon später mehr).

Drittens: Es ist eine Tatsache, dass Männer und Frauen, die einen Mangel an sexueller Energie verspürten, durch die Übung des sechsten Tibeters wieder Lust auf Sex bekamen. Fazit: Die Praxis geht über alle Konzepte hinaus.

Um es kurz zu machen: Bradford stiftet hier Verwirrung. Er vermischt Konzepte der zölibatären Klostertradition mit dem (später so benannten) New-Age-Gedanken des »Überall und jederzeit leicht praktizierbar«. Für die wenigen Menschen, die sich dem Zölibat verpflichtet haben, ist der sechste Ritus eine Möglichkeit, ohne Schuldgefühle mit sexuellen Anwandlungen umzugehen. Sie finden hier ein spirituelles Ventil. Allen anderen sei die regelmäßige Übung empfohlen, gleichgültig, ob ein sexueller Drang da ist oder nicht (darauf komme ich später zurück, denn dieser Punkt bedarf genauerer Erklärungen).

## Der sechste »Tibeter« bei Bradford

»Stellen Sie sich aufrecht hin, und lassen Sie alle Luft aus Ihren Lungen entweichen. Beugen Sie sich dabei nach vorn, und legen Sie Ihre Hände auf die Knie. Pressen Sie den letzten Rest an Luft heraus, und kehren Sie dann, mit leeren Lungen, in die aufrechte Stellung zurück. Legen Sie die Hände auf die Hüften, und drücken Sie sie nach unten. Dadurch werden Ihre Schultern nach oben geschoben. Ziehen Sie dabei den Bauch so weit wie möglich ein, und heben Sie gleichzeitig die Brust an.

Halten Sie diese Stellung jetzt, so lange Sie es aushalten. Wenn Sie schließlich gezwungen sind, wieder Luft in Ihre leeren Lungen aufzunehmen, lassen Sie die Luft durch die Nase einströmen. Wenn die Lungen voll sind, atmen Sie durch den Mund aus. Beim Ausatmen entspannen Sie Ihre Arme und lassen sie natürlich locker an den Seiten herunterhängen. Atmen Sie dann mehrmals tief durch Mund oder Nase ein, und lassen Sie die Luft durch Mund oder Nase wieder entweichen.

Das ist der Ritus, der das ganze System abrundet – die Krönung des Ganzen! Für die meisten Menschen sind nur drei Wiederholungen erforderlich, um die sexuelle Energie umzuleiten und ihre starke Kraft aufwärts zu lenken.«

Wir werden diese Anleitung genau durchgehen und gemeinsam am eigenen Leib, an der eigenen Erfahrung überprüfen. Ich möchte Ihnen auch vorweg versichern: Sie können diese Übung ohne Zölibat praktizieren. Auf die wenigen möglichen Risiken und Nebenwirkungen werde ich eingehen.

Was Colonel Bradford ganz im Sinne alter Tradition sagen will, ist: Je achtsamer und bewusster Sie mit diesen Energien umgehen, desto heilsamer, ungefährlicher und wirksamer sind sie. Und wir werden sehen: Es ist berechtigt, die Praxis der Fünf »Tibeter« zur Voraussetzung zu machen. Sie bereiten das gesamte Energiesystem auf die Transformation sexueller Energie vor, betten den sechsten Ritus in ein stimmiges Konzept ein.

Warnungen und Restriktionen sind jedoch weder der einzige noch der beste und wirksamste Weg, die nötige Bewusstheit anzuregen.

# Kapitel 2 – Erfahrungen mit dem sechsten »Tibeter«

Penny McLean, eine bekannte Buchautorin und »Tibeter«-Praktizierende der ersten Stunde, sagte in einem Interview: »Was dieser alte Colonel erzählt, dass man die sechste Übung nur machen soll, wenn man sich sexuell nicht mehr betätigt – für mich ist das Quatsch! Jeder, der Jazzdance macht, benutzt diese Übung zum Aufwärmen. Und seit wann sind Tänzer asexuell? Ich meine, alle diese Übungen sind ein Geschenk für uns, auch wenn wir nicht in Klöstern leben. Und wir sollten sie ohne Dogmen anwenden – so wie es für uns richtig ist.«[3]

## Verhängnisvolle Zweiteilung

»Keine zehn Pferde bringen mich dazu, den sechsten ›Tibeter‹ auszuführen«, ruft Luigi energisch in die Runde. »Ich bin doch nicht so dumm und verschenke freiwillig, was mir Freude macht. Der sechste ›Tibeter‹ mag gut sein für Mönche, aber ich mache ihn nicht. Ich will mir meine Manneskraft erhalten.«[4]

Tibeter-Trainer Arnold Lanz ist an dem heiklen Punkt angelangt. Kaum hat er den sechsten Ritus in seiner Übungsgruppe angesprochen, sind etliche Männer um ihre Potenz besorgt. Die meisten Teilnehmer sehen ihren Trainer »entgeistert an«, als er antwortet: »Ich selbst wende den sechsten ›Tibeter‹ öfter mal an. Ich habe trotzdem ein erfülltes Sexualleben.« Da ist also jemand, der diesen Ritus praktiziert und obendrein eine Kraft »in einem Ausmaß und einer Intensität wie bei keinem anderen ›Tibeter‹« spürt! »Es ist ein Gefühl, als ob sich ein kleines Erdbeben vom Bauch über das Herz, den Hals, die Stirn und tief in den Kopf hinein ausbreiten würde.« Das entspricht den klassischen Beschreibungen vom »Aufsteigen der Kundalini-Energie«.

Der 1945 geborene Heilpraktiker und Managementtrainer Arnold Lanz besiegte nach eigener Aussage mit den Fünf »Tibetern« ein von den Ärzten als unheilbar eingeschätztes Leiden. Seine Frau assistiert bei seinen »Tibeter«-Trainings. Er erklärt den Seminarteilnehmern, dass er den sechsten »Tibeter« nicht wie die übrigen fünf morgens, sondern am Mittag oder am Nachmittag ausübe, oft kombiniert mit dem »Kreisel« (dem ersten »Tibeter«), um damit »Kraft für den Rest des Tages zu schöpfen«. Und er gibt eine aufschlussreiche Erklärung für ein Grundproblem, das viele Menschen unserer Zeit mit sexueller Energie haben.

»Unsere Zivilisation ist durch zwei Dinge geprägt. Einerseits sind wir sehr kopflastig: Wir sind Verstandesmenschen und vertrauen auf unsere Logik. Andererseits ist Sex das Reizwort schlechthin. Keine Werbung, kein Fernsehprogramm, keine Zeitschrift, die dieses Thema nicht ausführlich darstellen. Wir haben also einerseits einen Schwerpunkt im Kopf und andererseits einen im Unterleib. Das Problem dabei ist, dass in diesen beiden Zentren Übergewichte bestehen und dass sie voneinander getrennt sind wie zwei unterschiedliche Welten. Hier Beruf, dort Privatvergnügen, hier Verstand, dort Lust. So zerreißen wir die Einheit Mensch.«[5]

Kopf und Sex, Verstand und Lust, Beruf und Privatleben. Ganz richtig beobachtet, wie wir hier normalerweise die Schwerpunkte und Grenzen setzen. Doch wo genau geschieht die Spaltung? Ist das, was die Medien zum Thema Sex und Lust beisteuern, nicht letztlich auch nur Kopf? Erinnern Sie sich an einen Moment, in dem Sie ganz im Sex, in körperlicher Lust aufgingen! Fühlten Sie sich dabei innerlich zerrissen, gespalten zwischen Beruf und Privatleben?

Spüren Sie Ihr Sexzentrum wirklich, spielen Gedanken kaum eine Rolle. Sie laufen wie ein Film ab. Im Chakra-System, auf das sich Colonel Bradford so oft bezieht, gibt es ein Sex-, jedoch kein Kopfzentrum. Die Öffnung der oberen Chakren am Kehlkopf, auf der Stirn und am Scheitel bedeutet das glatte Gegenteil von Kopflastigkeit.

Sex im Kopf ist das wahre Problem. Es erscheint wie der Konflikt zweier Zentren. Doch nur eines davon ist laut Chakra-Lehre wirklich, nämlich das Sakral- oder Sexchakra. Sexuelle Phantasien können es nicht harmonisieren und heilen. Nur unmittelbares Empfinden der sexuellen Energie im Körper (mehr dazu in Kapitel 7 und 8).

Auch wenn seine Gegenüberstellung von Kopf- und Sexzentrum die Sache nicht ganz trifft, der Impotenzangst hält Lanz etwas kaum Bestreitbares entgegen: »Natürlich sind die Sexualkraft und das sexuelle Verlangen nicht bei jedem Menschen gleich ausgeprägt. Sie können von Tag zu Tag unterschiedlich sein. Wir verspüren ja auch nicht jeden Tag gleich viel Hunger oder Durst. Aber als Grundregel gilt: Die Natur ist verschwenderisch, wenn es um die Fortpflanzung geht. Wir haben in der Regel ein Übermaß an sexueller Kraft.«[6]

Fazit: »Die Anwendung des sechsten ›Tibeters‹ wirkt letztlich so wie jedes andere Üben auch: Es stärkt, verjüngt und erfrischt. Keine Spur von Einschränkung oder Verlust – ganz im Gegenteil.«[7]

Arnold Lanz hat der Übungsanleitung von Colonel Bradford einige wichtige Details hinzugefügt, die den sechsten »Tibeter« noch intensivieren.

## Übung: Bringen Sie Ihren Körper zum Beben

Stehen Sie aufrecht, mit hüftbreit parallel ausgerichteten Füßen. Atmen Sie kräftig aus, beugen Sie den Oberkörper vor, bis er parallel zum Boden ist, also in der Hüfte einen rechten Winkel bildet. Stützen Sie sich dabei mit den Händen auf den Knien ab. Pressen Sie den letzten Rest Luft aus Ihren Lungen. Richten Sie sich in die aufrechte Position auf, ohne dabei einzuatmen. Stützen Sie Ihre Hände auf die Hüften, und drücken Sie sie nach unten. Das bewirkt ein Anheben der Schultern. Gleichzeitig ziehen Sie Ihre Bauchdecke verstärkt ein, lösen sie etwas und ziehen sie wieder ein. Harren Sie weiter in der Atemleere aus, und pressen Sie durch Bauchbewegungen Energie vom Unterleib durch den Brustraum über den Kehlkopf bis in den Kopf. Unterstützen Sie diesen Transport durch stärker werdende Bauchbewegungen, die sich wie Wellen durch den Brustraum fortsetzen. Führen Sie diese Bewegungen so lange aus, wie Sie die Atemnot ertragen können. Atmen Sie dann tief durch die Nase ein, und lösen Sie Ihre Hände. Lassen Sie die Schultern locker fallen, und beruhigen Sie Ihren Kreislauf durch einige tiefe Atemzüge, wobei Sie durch die Nase einatmen und durch den Mund ausatmen.

Die Aufwärtsbewegungen können gefördert werden, indem Sie die Hände nicht auf die Hüfte stützen, sondern die Wanderbewegungen vom Bauch über den Brustraum mit dem ganzen Körper nachvollziehen.

Das Körperbeben setzt einen gut trainierten Körper voraus, der nicht durch verkrampfte Bauchmuskeln oder einen eingeengten Brustraum behindert wird. Diese sechste Übung sollten Sie also nur dann anwenden, wenn Sie sich Ihre volle Geschmeidigkeit erhalten oder wenn Sie sie durch das Training der übrigen »Tibeter« wiedererlangt haben.

Das Körperbeben wird üblicherweise lediglich drei- bis fünfmal wiederholt. Zwischen den einzelnen Durchgängen sind

Atempausen angebracht. Der sechste »Tibeter« kann auch in unregelmäßigen Abständen durchgeführt werden. Er ist wie ein Notvorrat, der bei entsprechendem Bedarf hervorgeholt wird. Wird er so verstanden und angewendet, sind Bedenken bezüglich einer Verringerung der sexuellen Freude oder Kraft unbegründet.

Der sechste »Tibeter« bewirkt eine gute Durchblutung des ganzen Körpers, insbesondere auch des Kopfes. Er ist wie eine innerliche Durchspülung und Überflutung der Organe, und zwar vom Bauch über den Brustraum bis zum Kopf. Er eignet sich deshalb auch gut für Menschen, die viel Kopfarbeit leisten.[8]

## Entmystifizierung des sechsten »Tibeters«

»Immer wieder haben wir beobachtet, welche Verunsicherung bei Trainern und Anwendern auftritt, wenn das Thema auf den sechsten »Tibeter« zu sprechen kommt. In meinen Ausbildungen, Fortbildungs- und Vertiefungsseminaren lege ich daher in letzter Zeit besonderen Wert darauf, den Hintergrund des sechsten »Tibeters« sowie seine tatsächlichen Wirkungen zu beleuchten. Es ist mir ein besonderes Anliegen, auf die Gefahren unsachgemäßen oder übertriebenen Übens hinzuweisen.«

So beginnt die Yogalehrerin, Buchautorin und *Inner-Fitness*-Begründerin Maruscha Magyarosy ihren Artikel »Die Entmystifizierung des sechsten ›Tibeters‹«[9]. Maruscha erlebte vor gut fünfundzwanzig Jahren das Aufsteigen der sexuellen Energie im Rahmen der Siddhi-Kurse von Maharishi Mahesh Yogi, der vor allem durch seine Transzendentale Meditation (TM) bekannt wurde. Aus eigener Erfahrung weiß sie, wie »heiß« diese so genannte Kundalini-Energie werden kann und welche Vorsicht im Umgang mit ihr geboten ist. Nach all den Jahren spiritueller Suche, nach vielen direkten Kontakten mit bekannten indischen, tibetischen und chinesischen Meistern bekennt sie sich heute zu einem einfachen Ja zum Leben. Ihr Alter scheint von Moment zu Moment zu variieren. Mal lacht da eine Sechsjährige, mal spricht die weise Frau.

Im offiziellen Anschreiben an Teilnehmer, die sich bei Maruscha Magyarosy und Carlos Liebetruth zum Fünf-»Tibeter«-Trainer ausbilden lassen wollen, heißt es: »Seit Sommer 2000 legen wir besonderen Wert auf die Entmystifizierung und korrekte Durchführung des sechsten ›Tibeters‹. Ergänzend vermitteln wir wirkungsvolle Methoden aus dem Taoismus, die nach neuesten wissenschaftlichen Forschungen die harmonisierende Verbindung zwischen Sexualenergie, erweiterter Gehirnaktivität und der Intelligenz des Herzens fördern.«

Was Maruscha Magyarosy bei der bisherigen Vermittlung des sechsten »Tibeters« als »das Wichtigste« vermisst: »Das Kontrahieren des PC-Muskels *(Pubococcygeus*, Muskelstrang vom Scham- bis zum Steißbein) und den Kinnverschluss. Diese beiden Verschlüsse werden im Yoga als ›Bandhas‹ bezeichnet. Sie zählen zu den fortgeschrittenen Techniken. Auch in den taoistischen Methoden ist das Kontrahieren des PC-Muskels in Verbindung mit dem Atem und der Energielenkung eine der wichtigsten Methoden zu ganzheitlicher Gesundheit, Verjüngung und Langlebigkeit und darüber hinaus zur Transformation der Sexualität.«[10]

Die Forschungsarbeit des Wiener Neurologen Gerhard Eggetsberger liefert wissenschaftliche Fakten und einfache Übungen, wie sich durch das Zusammenziehen des PC-Muskels elektrische Energie über das Rückenmark ins Gehirn »pumpen« lässt (mehr dazu in Kapitel 5).

Der so genannte »Feueratem«, sowohl imYoga-Tantra wie auch in indianischen Traditionen überliefert, soll im »vertieften, bewussten Atmen« zu einer Vereinigung der »inneren Frau« und des »inneren Mannes« führen. Der Praktizierende »entdeckt die Einheit in sich, mit oder ohne Partner. Bauch, Herz und Kopf, Sexualität, Gefühlswelt, Intellekt und spirituelle Intelligenz kommen ins Gleichgewicht«.

Maruscha Magyarosy spricht im Artikel und im Training auch die tantrische und die taoistische Liebeskunst an: »In beiden Traditionen – sowohl im Tantrismus als auch im Taoismus – existieren Methoden, das flüssige Lebenselixier, den Samen des Mannes und die Scheidenflüssigkeit der Frau, zu transformieren. Viele der Übungen sind dazu entwickelt worden, das Ejakulieren und den Orgasmus zu vermeiden und doch Lust und Ekstase zu erleben.«

Ihr geht es nicht um ein Vermeiden, was Verkrampfung bedeuteten würde, sondern um die Präsenz, das Verweilen im Augenblick. In einem aktuellen Artikel der Fünf-»Tibeter«-Verbandszeitschrift vom Mai 2001 und ihrem neuesten Buch, *Das heilende Ja*[11], regt sie dazu an, die Riten als Meditation auszuführen. Reines Spüren, ohne an die Wirkungen oder Konsequenzen zu denken.

## Heilung der Sexualorgane

Durch ihre Ausbildung bei tantrischen und taoistischen Lehrern, eigene Erfahrungen und Berichte von Freunden kam Maruscha Magyarosy zu folgender Erkenntnis: »Unsere tiefsten Verletzungen schlummern verkapselt in den Zellen unserer Fortpflanzungsorgane. Es ist das seit Anbeginn der Menschheit ewige Wechselspiel: Täter und Opfer in Verbindung mit Macht und Ohnmacht. Gier, Schuld und Sühne.«[12]

Das ist ein ganz wichtiges und heikles Thema. Sexuelle Energie sprudelt in uns nicht einfach hoch wie das klare Wasser einer Naturquelle. Sie ist durch die Jahrtausende der menschlichen Geschichte blockiert, verschüttet, überlagert. Die Erfahrung gegenseitiger Ausbeutung gerade in dem so empfindlichen Bereich Sexualität ist gespeichert. Jede Aktivierung der sexuellen Energie kann auch die alten Wunden aufbrechen. Es kommt also sehr darauf an, wie behutsam diese Energie aktiviert wird.

»Sexuelle Freiheit allein kann diese Verletzungen, Verirrungen und Erinnerungen weder löschen noch heilen. Schon gar nicht unbewusster Sex, in dem wir die Lust unserer eigenen Körper und die Gier in den Körpern unserer Partner wie mechanisch masturbierende Marionetten gegenseitig auf die Schnelle befriedigen wollen. Im Gegenteil: Es kann alte Verletzungen aktivieren und neue verursachen. Was dann bleibt, ist Ekel, Hilflosigkeit, Übersättigung. Unbewusster, mechanischer Sex kann aber auch ein Ausweichen sein, ein Kompensieren – diese Wunden und Narben und den damit verbundenen Schock und Schmerz, der tief in den Zellen unserer Geschlechts- und Fortpflanzungsorgane steckt, nicht anzuschauen, anzunehmen und auszuheilen.[13]

Maruscha Magyarosy empfiehlt eine »einfache, heilende Atemübung, die, regelmäßig durchgeführt, solche Verletzungen Schritt für Schritt auflösen kann«. Sie geht wie folgt:

**Übung: Heilung der Sexualorgane**

Sitzen, liegen oder stehen Sie völlig entspannt. Atmen Sie tief ein. Lenken Sie mit der Ausatmung Ihren Atem, Ihre ganze Energie, Ihr Bewusstsein in Ihre Fortpflanzungsorgane und in Ihre Geschlechtsteile. Bei den Frauen sind das Gebärmutter, Eierstöcke, Klitoris, Dammgegend und Anus. Bei Männern Anus, Hoden, Penis und Prostata.

Noch effektiver ist die Übung, wenn Sie mit der Ausatmung weiches Licht dorthin strömen lassen oder Ihrer Intuition entsprechend eine der Farben Hellblau, Rosa, Grün, Violett oder Goldgelb.[14]

## Der Fragebogen

Magyarosy und Liebetruth lassen die angehenden »Tibeter«-Trainer seit vielen Jahren einen Bogen mit fünfundzwanzig Fragen ausfüllen, der eine Art Prüfung darstellt, ob und wie die Inhalte des Kurses verstanden wurden. Der Test soll nicht zum Ende des Kurses, sondern erst nach einigen Monaten Praxis abgegeben werden. Die Fragen 20 bis 22 betreffen den sechsten »Tibeter«. Sie lauten:

20. Was weißt du über den geheimen sechsten »Tibeter«? Hast du persönliche Erfahrungen damit gemacht? Wenn ja, beschreibe sie kurz.
21. Was empfiehlst du, wenn jemand den sechsten »Tibeter« üben möchte?
22. Bist du überzeugt, dass sexuelle Energie ein Fahrzeug zu deinem innersten Wesen, zur höchsten Schöpferkraft in dir sein kann? Welchen Zusammenhang siehst du zwischen Kreativität und Sexualität? Welchen Raum nehmen sie in deinem Leben ein?

Aus den Hunderten von Antworten geht hervor:

Jeder Befragte kannte den sechsten »Tibeter« aus dem Buch von Peter Kelder. Fast jeder zweite scheute sich, ihn anzuwenden, überwiegend wegen des Zölibatgebots. Ernst genommen wurden auch Colonel Bradfords Warnungen vor einem leichtsinnigen Umgang mit dem sechsten Ritus und der Transformation sexueller Energie. So würden die meisten angehenden Trainer darauf auch besonders hinweisen und auf eine exakte Ausübung achten. Einige wussten nicht genau, wie sie den sechsten »Tibeter« überzeugend vermitteln sollen. Dass sexuelle Energie eine Verbindung zum innersten Wesen und zur Kreativität sein kann, glauben über siebzig Prozent der Befragten. Bei ihnen spielt Sexualität auch im eigenen Leben eine wichtige Rolle.

Die folgenden Auszüge aus den Antworten von Teilnehmern sind recht typisch. Sie zeigen, wie das im Kurs Gelernte dargestellt, allerdings auch hinterfragt wird.

## Neue Horizonte

Antwort auf Frage 20: Heute ist der geheime sechste »Tibeter« nicht nur für »Zölibatäre«, sondern für jene gedacht, die bewusster mit ihrer Sexualenergie umgehen möchten. Der geheime Sechste ist ein »Jungbrunnen«. Die Fortpflanzungsorgane und Keimdrüsen werden gestärkt. Männer können ihre Ejakulation besser kontrollieren. Für beide, Männer und Frauen, wird das Sexualleben durch erhöhte Bewusstheit und Wahrnehmung verbessert. Seit unserem »Tibeter«-Trainer-Kurs übe ich auch den sechsten »Tibeter«. Nach jeder Übung fühle ich, wie Energie vom Wurzelchakra die Chakra-Treppe hochsteigt.

Antwort auf Frage 21: Vier Stunden vor und nach dem Üben des sechsten »Tibeters« bitte keinen Sex!

Antwort auf Frage 22: Ich habe meine Kreativität erst entdeckt, seit ich durch die Fünf »Tibeter« ein völlig neues Körperbewusstsein erlebe. Früher war ich nur »kopfgesteuert«. Jetzt frage ich mich zuerst: »Wie fühlt sich das an?« Ich handle und denke mehr mit dem Bauch. Kreativität kommt von innen heraus, ganz spontan. Kreativ sein bedeutet für mich, meine Träume ausleben, Dinge aus meinem innersten Gefühl heraus gestalten. Zum Beispiel: Ohne mit dem Kopf zu denken, aus einem Stück Speckstein etwas Wundervolles formen. Sexualität bedeutet für mich, genauso wie bei Kreativität in mich selbst einzutauchen, meine innersten Gefühle und Wünsche auszuleben. Kreativität und Sexualität nehmen in meinem Leben einen wichtigen Raum ein. Sie helfen mir auf meinem Weg zu mir selbst und öffnen mir immer wieder neue Horizonte.

## Unbegrenzte Energie

Antwort auf Frage 20: Den geheimen sechsten »Tibeter« habe ich bis vor eurem Kurs ignoriert aufgrund der Zölibatsdiskussion. Im Kurs habe ich ihn mit euch praktiziert. Seitdem binde ich ihn jeden Morgen in mein Programm ein und stelle fest, dass ich vor allem das Scheitelchakra nach dieser Übung besonders deutlich spüre.

Antwort auf Frage 21: Ich würde im jetzigen Stadium noch keine Anleitung für den sechsten Ritus geben wollen. Glücklicherweise habt ihr ja auch gesagt, man solle erst mal die Fünf »Tibeter« einüben. Sobald meine »Anfängergruppen« die fünf Übungen mühelos ausüben können, habe ich hoffentlich auch genug Erfahrung mit dem sechsten »Tibeter«, um darüber etwas Fundiertes sagen zu können. Es heißt, man solle vier Stunden vor und nach der Übung keinen Sex haben. Ich kann da nur auf die Hinweise zurückgreifen, von denen ich gehört habe. Mir selbst fehlt noch das rechte Gefühl hierzu, auch zur Wirkungsweise dieser Übung.

Antwort auf Frage 22: Ich bin überzeugt, dass sexuelle Energie auch höchste Schöpferkraft ist. Ich weiß allerdings nicht, ob ich Energie trennen kann und will. Bisher hatte ich die Überzeugung, dass Prana die universelle Energie ist, die ihren Ausdruck findet in Kreativität, Vitalität, Gesundheit, Sexualität, Schöpfungskraft u. a. Deshalb habe ich vor mehr als einem Jahr auch einen Einundzwanzig-Tage-Prozess durchwandert, in dem es heißt, dass der Körper von Prana so genährt wird, dass man auf Essen und Trinken verzichten kann.[15] Ich habe es miterlebt und dabei die Erfahrung gewonnen, dass Energie im Überfluss vorhanden ist. Sieben Tage habe ich nicht geschlafen. Deshalb bin ich noch nicht ganz vom sechsten »Tibeter« überzeugt. Warum Energie hochleiten? Ist im oberen Bereich nicht genug Energie? Man sagt, das Sperma des Mannes enthalte kostbarste Substanzen. Deshalb dürfe es nicht unnötig verschwendet werden. Steckt dahinter ein Mangelbewusstsein oder eine Sexualtabuisierung? Viele ungeklärte Fragen. Die Natur zeigt uns jedenfalls, was Überfluss und Freude am puren Sein ist. Ich würde dazu gern eure Meinung hören.

## Beckenboden und Sexualtherapie

Edith Brühl, Gesundheits- und Farbtypberaterin und langjährige »Tibeter«-Trainerin, folgte mit einem kurzen Artikel dem Aufruf des Dachverbandes, zur »Entmystifizierung des sechsten ›Tibeters‹« beizutragen. Auch sie stellt in ihren Gruppen Unsicherheit und Verlegenheit fest, wenn es um ihn geht. Die kritische Frage nach dem Zölibat beantwortet sie, indem sie offen erklärt: »Ich wende diese Übung schon jahrelang an und führe keineswegs ein Nonnenleben.«

Für sie hat der sechste »Tibeter« (drei- bis fünfmal täglich geübt) ganz konkrete körperliche Auswirkungen wie eine bessere Verdauung und Darmtätigkeit durch die Anspannung des Beckenbodens und der Bauchmuskulatur. Auf der Grundlage des sechsten »Tibeters« hat sie ein Beckenbodentraining entwickelt. Zugleich sieht sie den Wert dieses Ritus darin, dass er die Wirbelsäule stützt, auf- und ausrichtet. Beim täglichen Üben habe der Ritus einen harmonisierenden Effekt. Wer zu wenig sexuelles Bedürfnis verspüre, bekomme mehr Lust. »Andere wiederum, die des Guten zu viel verspüren, erhalten nun ihren Ausgleich.«

Das brachte Edith Brühl auf die Idee, der sechste »Tibeter«

könnte in der Therapie von Sexualverbrechern eingesetzt werden. »Natürlich müsste in solchen Fällen der Ritus in entsprechend großer Anzahl täglich durchgeführt werden. Ein daraus entstehendes besseres Bewusstsein wäre doch ein Segen für unsere Gesellschaft.«

## Carlos Liebetruth in Interview und Tagebuch

Carlos Liebetruth ist Körpertherapeut, leitet eine Praxis für Massage und Reflexzonentherapie und bildet zusammen mit Maruscha Magyarosy »Tibeter«-Trainer aus. Er beantwortete mir einige Fragen zum sechsten »Tibeter«.

*Wie ist die erste Reaktion der Teilnehmer auf den sechsten »Tibeter«?*
Die erste Reaktion ist natürlich unterschiedlich, je nach Offenheit. Schließlich geht es bei unseren Trainings ja auch um den PC-Muskel, der den Uro-Genital-Bereich betrifft. Da reichen die Reaktionen von Verschämtheit bis zu Faszination. Positive Reaktionen gibt es immer beim Proben der Kontraktionen des PC-Muskels. Verwirrung stiftet die notwendige Konzentration beim Ausführen des sechsten »Tibeters«.
*Wie gehst du auf negative Einstellungen ein?*
Wir hatten eigentlich nur eine wirklich negative Reaktion. Ein Mann beschwerte sich, wir würden den Teilnehmern »etwas überstülpen«, und seine Frau behauptete, er würde durch den sechsten »Tibeter« impotent. Das war übrigens der äußere Anlass für das Neunzig-Tage-Projekt (siehe Tagebuch). Meine »Schutzhaltung« in solchen Fällen ist: zuerst Pause – dann sage ich gedehnt: »Interessant« und überlege, was will der Teilnehmer wirklich? Nur nicht lachen!
*Wie wird der sechste »Tibeter« geübt?*
Ganz ausatmen, Zunge an den Gaumen legen, Luft anhalten,

beim Aufrichten der so genannte »Magenhub«, den PC-Muskel kontrahieren, Hände auf die Hüftknochen, runterdrücken, wobei sich die Schultern etwas heben, dann möglichst langsam die Luft wieder einströmen und Hände sinken lassen.

*Wie oft übst du den sechsten »Tibeter«?*

Die Fünf »Tibeter« mache ich fast täglich, den sechsten oft, jedoch nur drei Wiederholungen. Den PC-Muskel trainiere ich sowieso auch unabhängig vom sechsten »Tibeter«.

*Welche Bedeutung gibst du dem sechsten »Tibeter«?*

Eine große. Es ist bekannt, dass mittlerweile auch viele junge Männer Schwierigkeiten mit der Erektion haben. Das führt zu einer tiefen Verunsicherung und zu Minderwertigkeitskomplexen, die sich in der ganzen Gesellschaft ausbreiten. Eine Gesundheitsförderung sehe ich vor allem bei Prostataleiden, nach Schwangerschaften und bei Impotenz.

Carlos Liebetruth startete ein Selbstexperiment: Das Neunzig-Tage-sechster-»Tibeter«-Projekt. Die Idee war, den sechsten »Tibeter« täglich zu praktizieren und dabei Tagebuch zu führen. Es ist der bisher erste Versuch dieser Art. Carlos vertraute mir für dieses Buch sein Protokoll an. Darin gibt es für jeden Tag eine Eintragung. Zwar bricht der Bericht nach sechsundzwanzig Tagen ab, doch die Grundtendenz ist ermutigend: Steigerung der Liebes- und Orgasmusfähigkeit, des Glücksgefühls und – das beweist der Bericht selbst – der Offenheit, des Mutes und der Ehrlichkeit.

Wer derart intime Erlebnisse aus einem wissenschaftlich gemeinten Experiment zur Verfügung stellt, ist entweder ein Selbstdarsteller oder jemand, der sich ganz in den Dienst der Sache stellt. Ich schätze den inzwischen siebzigjährigen Carlos mit seiner jugendlich-sportlichen und liebenswürdigen Ausstrahlung als jemanden ein, der von kindlicher Freude und Entdeckerlust getrieben wird.

Wer die folgenden Auszüge aus seinem Tagebuch aufmerksam liest, wird bemerken, dass mit »mein Schatz« und »mein Liebling« ein junger Mann gemeint ist. Carlos bekennt sich damit zu seiner Homosexualität.

19. 4. Optimales Befinden. Nächtliche Sexualität genussreicher, ohne Ejakulation. Glückliches Erwachen. Bin sowieso neu verliebt, plane Partnerschaft auf neuen Wegen mit tantrischen Ideen. Es ist 8.00 Uhr morgens. Ich beginne mit den Übungen. Alle fünf je einundzwanzigmal, den sechsten dreimal.

20. 4. Mittags Melancholie. Wegen Hitlers Geburtstag? Nein. Vor genau 38 Jahren war die standesamtliche Trauung mit Nona, im Rathaus Berlin-Schöneberg. Meine Liebe schien so groß, und ich war so glücklich, dass ich sagte, sie würde für drei Leben ausreichen. Ich mache die Fünf »Tibeter« plus den sechsten um 13 Uhr und fühle mich danach augenblicklich wohler.

21. 4. Mein Liebling kam in der Nacht zuvor. Es überrollte uns eine »Schmuseorgie«, die natürlich in wildem Sex endete. Gegen 4 Uhr wachten wir wieder auf, Streicheln, Sex, beide ohne Ejakulation. Logischerweise auch glückliches Erwachen. Wir sind halt noch so verliebt, dass es für mich immer noch Staunen verursacht, denn ich bin 38 Jahre älter! Der Tag verlief glückselig. Immer wieder der Gedanke: »Ich werde geliebt und liebe ...« Mein Schatz kommt diesmal schon gegen 22 Uhr. Wir wollen uns einfach immer nur fühlen.

23. 4. Diese Nacht blieb ich allein. Wunderbar geschlafen, ebenso erwacht. Übliche Rituale wie Blumen gießen etc. Dann die sechs »Tibeter«. Rick Wakemans *Sunrise*[16] lässt mich am Ende der Übungen in ein Glückseligkeitsgefühl fal-

len. Dankbarkeit und Staunen. Was ich beinahe vergessen hätte: Heute habe ich meine langjährigen Gebete, anstatt sie gleich nach dem Erwachen im Bett zu sprechen, vor den »Tibetern« zelebriert. Zuerst: »Ich bitte um die Anwesenheit meiner hohen, geistigen Führer, ich bitte um die Anwesenheit der Christus-Energie, um Schutz und Führung meiner Gedanken, Worte und Handlungen und bedanke mich für dieses Leben. Amen.« Danach das Vaterunser nach Dr. Fox.[17] Jetzt geht's wieder ins Fitness-Studio. Zeitnot. 22.30 Uhr: Es war ein wunderbarer Tag. Und nachdem ich erst mit vierzig bewusst zu leben begann, fühle ich mich nun wie sechsundzwanzig.

24.4. Schöne Zugfahrt. Im Betrachten der Landschaft mache ich plötzlich die Fünf »Tibeter« mental. Auch schön. Kein Gedanke mehr an die Fünf »Tibeter«. Ich werde mit Liebe und Zärtlichkeit überhäuft. Wellen von Glückseligkeit überrollen mich, weiß nicht, soll ich weinen oder meditieren? Abendessen – heim – Zärtlichkeit, Sex, Tiefschlaf. Ich habe das Gefühl, ich dürfe nicht schlafen, um dieses Gefühl nicht zu verschlafen.

## Innere und äußere Schönheit

Gisela Leonie Teschke arbeitete viele Jahre lang als medizinische Assistentin in den Bereichen Haut- und Allgemeinmedizin. Anschließend machte sie die Zusatzausbildung zur Kosmetikerin und einige Jahre später die Ausbildung zur Fünf-»Tibeter«-Trainerin. Aufgrund ihrer spirituellen Entwicklung und des unmittelbaren Kontaktes zu Menschen in ihrer Praxis gelangte sie zu der Überzeugung, dass nur die ganzheitliche Sichtweise gesund macht. So ist ihre Praxis Anlaufstelle für Menschen geworden, die diese Ansicht ebenfalls vertreten. Leonie verkörpert sicht- und spürbar die Überzeugung, dass Schönheit und Jugend von innen kommen.[18]

Die Fünf »Tibeter« unterrichtet sie in kleinen Gruppen, zunehmend aber auch in Einzelsessions, da sie dort genauer zum richtigen Atmen anleiten kann. In einer solchen Wochenend-Session führte sie mich in die Übungspraxis speziell des sechsten »Tibeters« ein.

In ihren Anfänger-Gruppen fragt Leonie zuerst, wer das Buch von Peter Kelder gelesen hat. Alle? Gut. Die Erinnerungen sind jedoch vage. Sie liest einzelne Passagen vor, fragt nach und beantwortet Fragen. Ja, erst die fünf Riten so beherrschen, dass auch der Atem bewusst wahrgenommen werden kann! Nur ihren »Fortgeschrittenen« zeigt und erklärt Leonie den sechsten »Tibeter«. Sie macht dabei keine großen Versprechungen, erklärt nur, der Energiefluss werde verbessert.

»Es ist schwer zu sagen, welche Erfahrungen mit welchen Übungen gekoppelt sind. Ein Teilnehmer meinte kürzlich, er habe das Gefühl, sein Sex sei liebevoller geworden, seit er den sechsten »Tibeter« praktiziere. Ganz natürlich, da die Sexualenergie durch die fünf anderen Chakren, insbesondere das Herzchakra, fließt.«

Leonies eigene Erfahrungen mit dem sechsten »Tibeter« sind recht unterschiedlich. »Vor einigen Wochen habe ich nach längerer Pause wieder regelmäßig den ›Sechsten‹ praktiziert. In der Zeit stand ich vor wichtigen Entscheidungen und, ja, nachträglich würde ich sagen, da war eine Klarheit, die ich früher in einer ähnlichen Situation eigentlich nicht hatte. Ich wusste irgendwie, was das Richtige für mich war. Ich glaube, der sechste ›Tibeter‹ hat mir zu dieser Klarheit verholfen.« In einer anderen Übungsphase war ihr »ständiges Rückenleiden wie weggeblasen«.

Doch dann, bei einem zehntägigen Experiment mit Tagebuch, kam Leonie an »ihre Grenzen«. »Der Druck im Bauch- und Herzbereich nahm ständig zu. Die Gedanken und Gefühle wurden immer intensiver. So vieles, das ich schon als erledigt angesehen hatte, kam wieder hoch. Mangelndes Selbstvertrauen, Überlebensangst, Traurigkeit. Schließlich entschied ich: Es reicht, heute mache ich nur die fünf Riten, wie üblich. Und schon wich der Druck. Ich fühlte mich erleichtert und so gut und stark wie sonst. Aber da war irgendwie auch etwas Neues – eine tiefere Liebe für alle Wesen. Aufgrund dieser Erfahrung würde ich nun allerdings raten, den sechsten ›Tibeter‹ nicht täglich, sondern nur ein- bis dreimal pro Woche zu üben. Dieser Ritus hat es wirklich in sich!«

## Eigene Erfahrungen mit dem »Sechsten«

»Nun atme doch erst mal ganz ruhig und entspannt ein und aus!«, fordert Leonie mich auf. Ich stehe mit leicht nach vorn gebeugten Knien, Füße hüftbreit und parallel auseinander, also in der klassischen Qi-Gong- oder Taiji-Ausgangsstellung, und lasse den Atem durch die Nase ein- und durch den Mund ausströmen. »Wenn du bereit bist, lass den Atem immer weiter aus dem Brustkorb ausströmen und drück dabei die Bauchdecke gegen das Zwerchfell. So, und jetzt den Oberkörper nach vorn beugen. Der letzte Rest Atem strömt aus, die Bauchdecke bleibt eingezogen. Stütz deine Hände auf den Knien ab. Nun wieder aufrichten. Die Hände drücken die Hüften nach unten. Spürst du den Beckenboden-Muskel? Stell dir vor, du lässt Wasser und musst plötzlich den Strahl anhalten. Spür, wie sich der Muskel zusammenzieht.«

Luft! Alles in mir schreit nach Luft. Welch unangenehm saugende Empfindung! Sie scheint vom Bauch aus all mein Fühlen und Denken zu vereinnahmen. »Ganz ruhig! Halt den Muskel angespannt! Schließ die Augen und spür, wie die Energie über alle Zentren nach oben bis ins Scheitelchakra gezogen wird. So, und nun kannst du den Muskel entspannen. Lass den Atem durch die Nase einströmen.« Welch eine Erleichterung, ja, Gnade, dieser Atem des Lebens! »Ganz ruhig aus- und einatmen. Bist du bereit für den nächsten Durchgang?«

Ich habe den sechsten »Tibeter« bisher etwa hundertmal ausgeführt, unregelmäßig über fünf Monate verteilt. Das unangenehme Gefühl der Atemnot und dieses so eigenartigen Sogs ist geblieben, mit unterschiedlicher Intensität. Eine echte Herausforderung, dabei bewusst und innerlich still zu bleiben. Doch ich weiß inzwischen: Gerade in diesem Empfinden, gegen das sich ein Teil von mir sträubt, liegt der Schlüssel. Das ist die Kraft, die der Kopf so schnell und unbemerkt beschlagnahmt und auf die »Objekte der Begierde« lenkt – Vorstellungen, Erinnerungen, Wünsche. Der ultimative Orgasmus mit der Traumfrau.

Ich sehe keinen Nachteil darin, dass es nicht so einfach ist, diese Energie wahrzunehmen, noch bevor sie sich in sexuellen Phantasien und Lustempfindungen (ent-)äußert. Das ist eher ein Zeichen, dass ich auf der richtigen Spur bin. Die animalische Natur will schnell und effektiv zum Ziel kommen. Und unsere Gesellschaft beziehungsweise Kultur ist offensichtlich auch nicht daran interessiert, dass der Sexualtrieb bewusst an seiner Quelle empfunden und als reine Energie erkannt wird. Er soll vielmehr über Bilder und Wünsche zum Kaufen und Konsumieren anreizen.

Je mehr ich mich mit dem sechsten »Tibeter« praktisch und theoretisch auseinander setze, desto mehr Respekt bekomme ich. Oft erscheint mir der Widerstand wie ein Hüter oder Wächter, der zugleich das aktuelle Potenzial der Energie anzeigt. Manchmal gelingt es mir, ein besonders unangenehmes »Sog-Empfinden« innerlich entspannt zuzulassen. Und gerade dann scheint es, als wollte mich der Tag mit überraschenden und folgenreichen Einsichten, Begegnungen und Entdeckungen überschütten.

## Übung: Die Sechs »Tibeter«

Nach allem, was wir von Colonel Bradford und seinen kompetenten, aber auch kritischen deutschen Nachfolgern erfahren haben, können wir nun die sechs Riten als ein einheitliches tägliches Übungsprogramm praktizieren. Zu den ersten fünf Riten gibt es bereits so viele ausführliche Darstellungen, dass sie hier nur kurz beschrieben werden.[19] Neu ist, dass der sechste »Tibeter« in das reguläre Übungsprogramm einbezogen wird. Er steht dabei nicht etwa isoliert am Ende, sondern in Wechselbeziehung zu den anderen Riten. Bei allen Sechs »Tibetern« kann die sexuelle Energie durch das Anspannen des PC-Muskels gesteigert und umgewandelt werden.

Die »allgemeinen Regeln« gelten jedoch weiterhin: Wer die »Tibeter« bisher noch nie geübt hat, sollte sich zunächst auf die ersten fünf Riten beschränken und die tägliche Übung innerhalb von etwa vier Wochen von drei auf einundzwanzig Durchgänge steigern, dann den sechsten »Tibeter« anhängen. Das hört sich etwas schematisch, nach Pflicht oder bitterer Medizin an. Doch alle, die diese Übungen praktizieren, sagen, dass es ihnen richtig Spaß macht. Tanzen Sie die Sechs »Tibeter«! Genießen Sie Ihren Atem, spüren Sie Ihren Körper, ja, selbst die Verspannungen als Ihre ureigene Lebendigkeit. Legen Sie Ihre Lieblingsmusik oder die »Tibeter-CD«[20] auf. Bleiben Sie im Moment.

**Der Erste »Tibeter«**

Entspannt stehen, Augen auf einen Punkt fixieren und zugleich das ganze Sichtfeld als Bild wahrnehmen. Einatmen immer durch die Nase, Ausatmen durch den Mund. Füße auf dem Boden spüren. Arme ausbreiten. Im Uhrzeigersinn drehen (drei- bis einundzwanzigmal). Bei jeder Drehung nach eigenem Rhythmus einatmen. Eventuell den PC-Muskel dabei anspannen, ausatmen und den Muskel entspannen. In die Ausgangs-

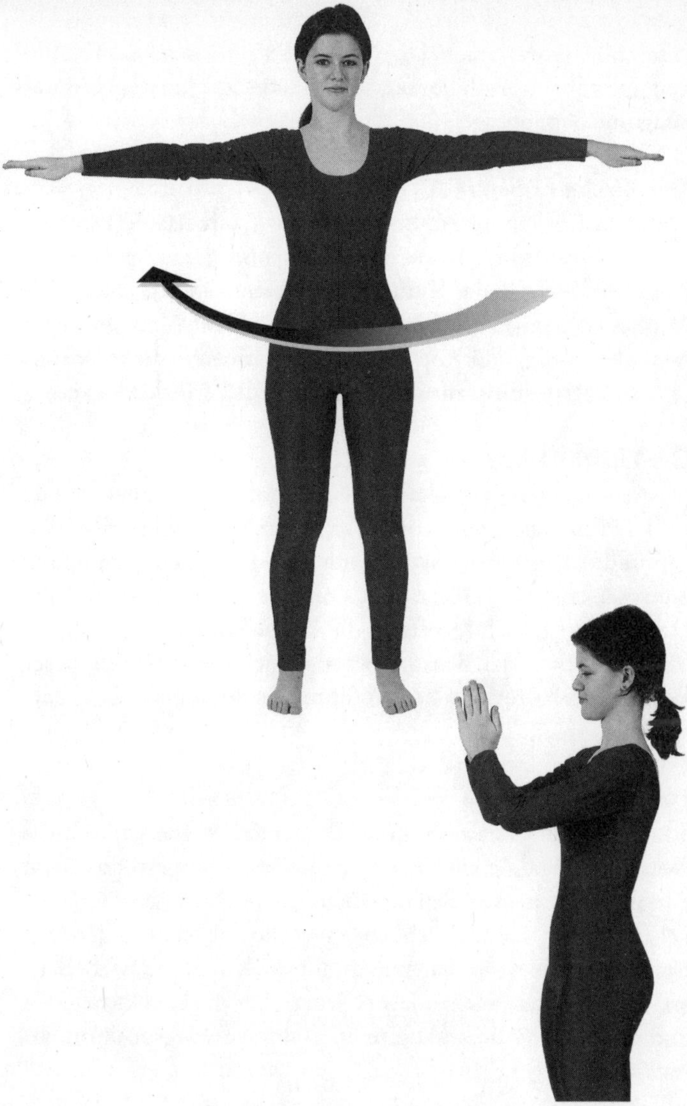

Der Erste »Tibeter«

position zurückgekehrt, auf die in Augenhöhe zusammengeführten Hände schauen. Das vermindert Schwindelempfindungen und führt wie ein kurzes, stilles Gebet zur inneren Zentrierung und Sammlung.

**Der Zweite »Tibeter«**

Auf dem Rücken liegen. Bodenkontakt (Wirbelsäule!) spüren. Mit dem Einatmen Beine anwinkeln und gerade nach oben strecken. Zugleich das Kinn ans Brustbein ziehen und den PC-Muskel anspannen (die beiden Bandhas). Beine (über die angewinkelten Knie) und Kopf mit dem Ausatmen in die entspannte Ausgangsposition zurücklegen. Dabei PC-Muskel lockern.

**Der Dritte »Tibeter«**

Mit aufgestellten Zehen knien, Wirbelsäule aufgerichtet, Hände an die Pobacken legen. Kopf zunächst auf das Schlüsselbein legen und dabei ausatmen, dann mit dem Einatmen nach hinten zum Nacken bewegen, dabei PC- und Gesäßmuskel anspannen. Der Mund ist leicht geöffnet, die Wirbelsäule behutsam nach hinten gedehnt, der Brustkorb weitet sich. Nur kurz in dieser Position verharren. Ausatmen (durch die Nase), Muskeln entspannen.

**Der Vierte »Tibeter«**

Sitzen mit hüftbreit ausgestreckten Beinen. Wirbelsäule aufgerichtet, die Hände sind neben dem Gesäß aufgestützt. Beim Ausatmen Kinn zum Schlüsselbein. Beim Einatmen PC-Muskel anspannen, Gesäß hochheben und die »Brücke« bilden (zunächst über die Kraft der Arme, dann auch über die Wirbelsäule). Kopf in den Nacken legen. Kurz alle Muskeln anspannen und entspannen. Beim Ausatmen in die Ausgangsposition zurückkehren.

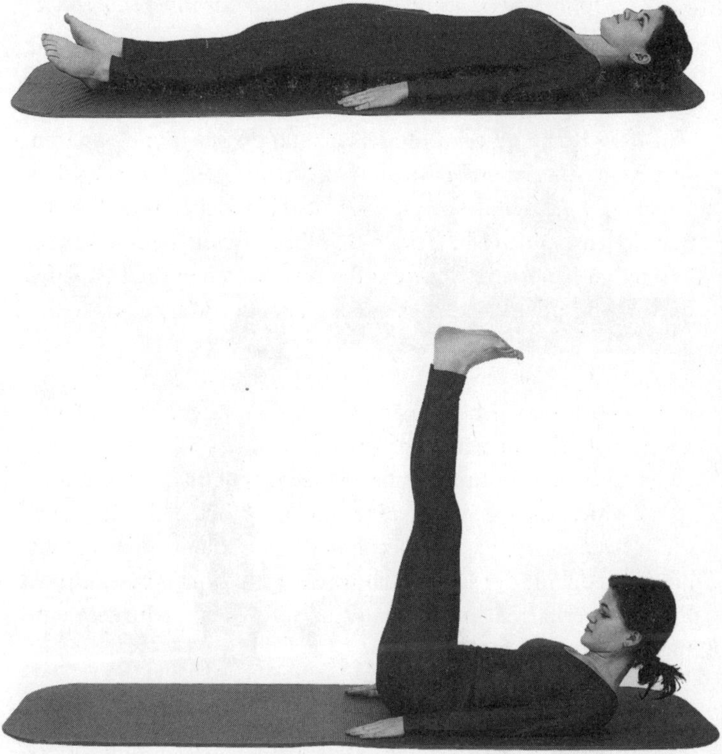

Der Zweite »Tibeter«

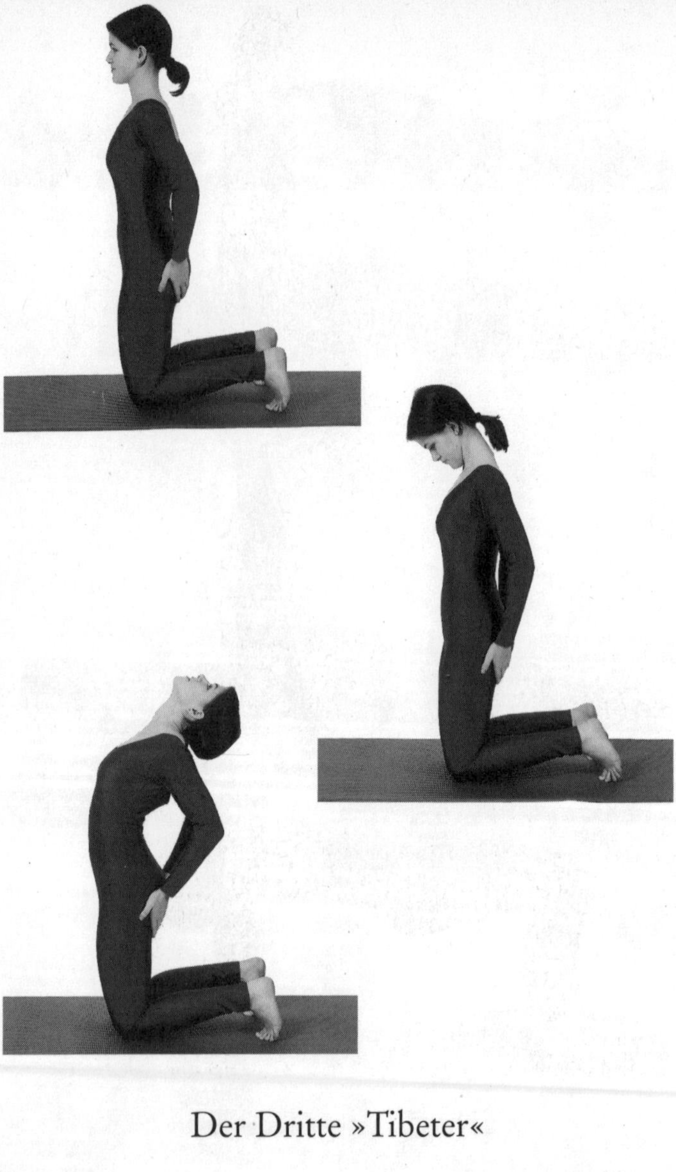

Der Dritte »Tibeter«

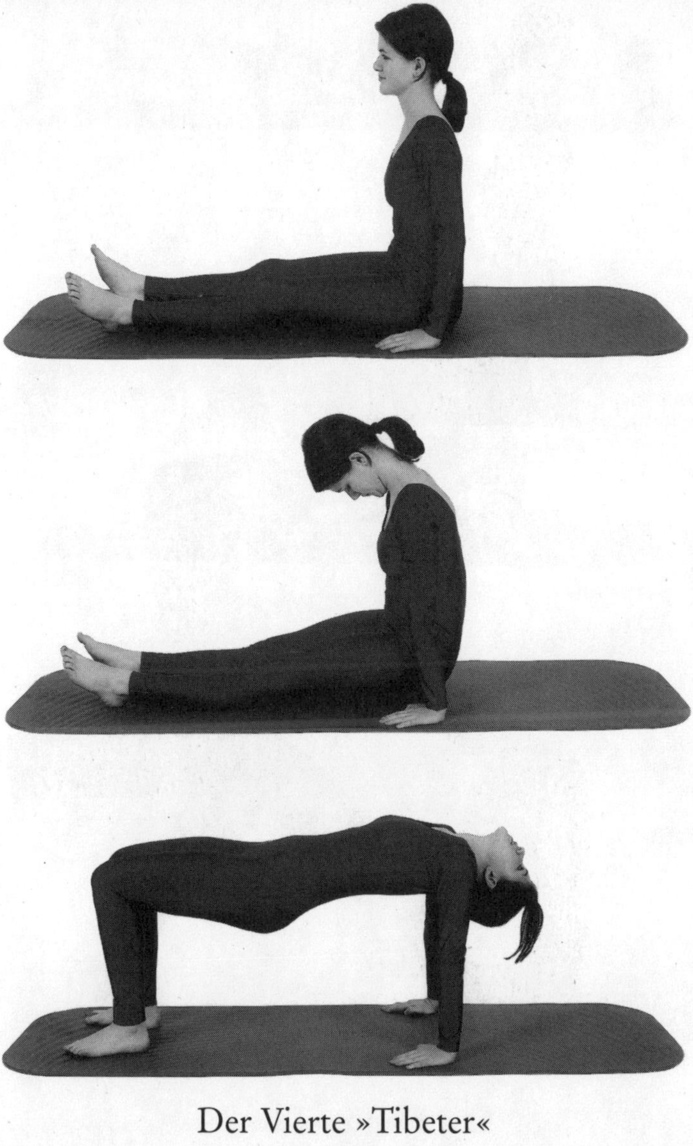

Der Vierte »Tibeter«

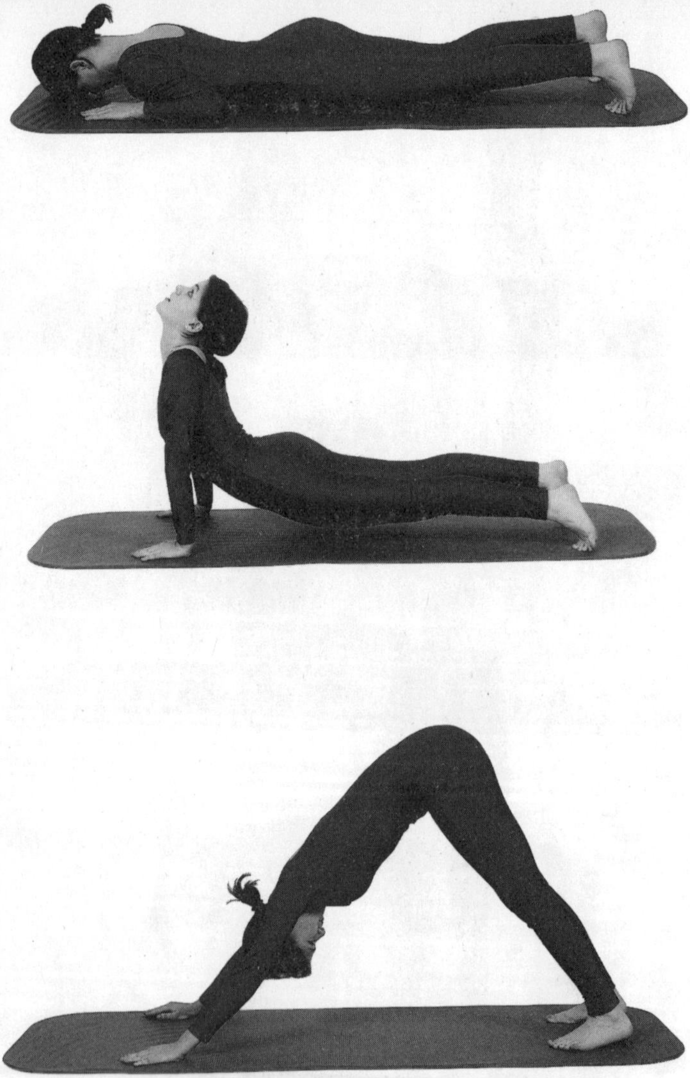

Der Fünfte »Tibeter«

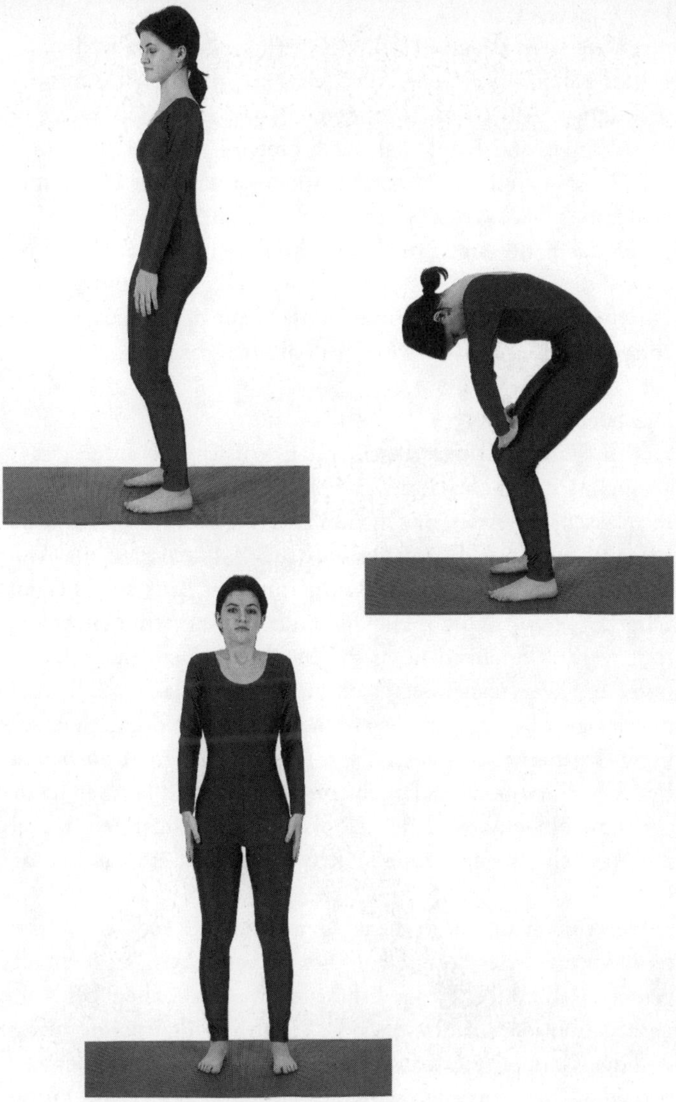

Der Sechste »Tibeter«

**Der Fünfte »Tibeter«**

Flach auf dem Bauch liegen. Die Stirn berührt den Boden, die Handflächen liegen neben dem Hals auf, die Zehen sind hüftbreit aufgestellt. Beim Ausatmen den ganzen Körper anheben, Oberkörper und Kopf sanft nach hinten beugen. Beim Einatmen Gesäß- und PC-Muskel anspannen und den Hintern so weit anheben, dass der Körper ein umgekehrtes »V« bildet. Zugleich das Kinn zum Brustbein führen. Beim Ausatmen in die erste Stützstellung. Erst nach den drei bis einundzwanzig Durchgängen über das Aufsetzen der Knie den Körper in eine entspannte Liegeposition (»Schlafhaltung«) bringen.

**Der Sechste »Tibeter«**

Stehen, Füße hüftbreit auseinander, Wirbelsäule aufgerichtet, entspannt atmen. Ausatmen. Die Luft aus dem Brustkorb strömen lassen, dabei den Bauch zum Zwerchfell einziehen und angespannt halten. Oberkörper vorbeugen, Hände auf die Knie stützen. Luft weiter auspressen. Kinn zum Brustbein neigen. Oberkörper aufrichten, Hände in die Hüften stemmen. Schultern werden hochgedrückt. PC-Muskel anspannen. »Magenhub« und Sog »nach oben« spüren, geschehen lassen. Eventuell durch Bauchbewegungen verstärken, wie Arnold Lanz mit seinem »Körperbeben« vorschlägt. Atemnot bewusst aushalten. Vor dem Einatmen den Bauch entspannen, sonst können unangenehme Nebenwirkungen (Kopfschmerzen) auftreten. Durch die Nase einatmen, Hände lockern, entspannt ein- und ausatmen.

Der Vorschlag, vor und nach dem Üben des sechsten »Tibeters« für etwa vier Stunden auf Sex zu verzichten, ist nicht allgemein verbindlich. Einige Erfahrungswerte vor allem bei Männern deuten darauf hin, dass die Übung mehr Energie bringt und die Klarheit und Konzentration erhöht, wenn sie nicht auf sexueller Ebene ausagiert wird, etwa durch Ejakulation. Wie bei all diesen Übungen ist jeder herausgefordert, seine eigene Erfahrung zum Maßstab zu machen. Es besteht nach allen bisherigen Erkenntnissen keine Gefahr darin, wenn man unmittelbar vor oder nach dem Üben des »Sechsten« Liebe macht.

# Kapitel 3 – Weiterführende Fragen

Die folgenden Fragen werden meiner Erfahrung nach häufig von Menschen gestellt, die die Fünf »Tibeter« üben und mehr über den sechsten wissen wollen. Sie sprechen umfassende Themen und Lebensbereiche an, die im weiteren Verlauf des Buches ausführlicher behandelt werden. Die Antworten sind nicht erschöpfend, sondern eher als Ausblick und Vorbereitung auf den zweiten und dritten Teil gedacht.

## Was ist das überhaupt – sexuelle Energie?

Sexuelle Energie ist eine »Unterabteilung« der Lebensenergie. Sie hat ein bestimmtes Ziel und lässt sich steigern. Lebensenergie dagegen hat kein bestimmtes Ziel, ist unbegrenzt und lässt sich weder vermindern noch steigern.

Das Wort »Energie« kommt aus dem Griechischen und bedeutet ursprünglich »Arbeit, Tätigkeit, Willenskraft«. In seiner *Metaphysik* unterscheidet Aristoteles zwischen dem Vermögen (dynamis) und der Verwirklichung (energeia). Beispiel: Der Baum ist die Verwirklichung seines Samens (dynamis). Wachstum ist ein Prozess mit einem Ziel. Und in jeder Phase wird die ursprüngliche Potenz oder Kraft schrittweise »verwirklicht«.

Das Leben selbst begreift Aristoteles nicht als einen solchen zielgerichteten Prozess, sondern als etwas, das in jedem Moment in sich vollständig und bereits verwirklicht ist. »Wer jetzt lebt, der hat damit zugleich gelebt.« Jeder Mensch hat sein Ziel, nämlich zu leben, in jedem Moment seines Lebens erreicht – auch wenn er als Säugling stirbt. Ein Pilger auf dem Weg nach

Delphi, Mekka oder Lourdes hat seine Bestimmung dagegen erst erreicht, wenn er an seinem Zielort angekommen ist.

In der (mechanistischen) Physik ist Energie die Fähigkeit, Arbeit zu leisten. Der Unterschied zwischen dem Potenzial und seiner Aktualisierung wird mit den Begriffen *potenzielle* und *kinetische Energie* definiert. Gestautes Wasser hat potenzielle, fließendes Wasser kinetische Energie. Nach dem Gesetz von der Erhaltung der Energie (von R. Mayer, 1842) kann Energie (in einem geschlossenen System) weder aus nichts geschaffen noch vernichtet, sondern nur in eine andere Form umgewandelt werden.

Wir sagen, jemand habe »enorme Energie«, und meinen damit: Er oder sie kann besonders viel leisten. Dabei geht es meist um Durchhaltevermögen – im Beruf, im Sport, im Bett. Ein Mann gilt als sexuell potent, wenn sein Penis bei passender Gelegenheit stark erigiert und er möglichst oft »kann«. August der Starke zeugte über dreihundert Kinder. Auch das wurde und wird unter sexueller Potenz verstanden.

Eine männliche Perspektive? Ganz sicher. Sexuelle Potenz wurde in unserer Geschichte stets mit Macht verbunden, und die ging vom Mann aus: »Der Potentat.« Eine Frau, so glauben heute immer noch viele, habe keine sexuelle Potenz. Sie sei nymphoman oder frigide, sexy oder spröde, gebärfreudig oder unfruchtbar.

### Wilhelm Reich

Nach den kaum bekannten Experimenten mittelalterlicher Alchimisten war es im 20. Jahrhundert der Österreicher Wilhelm Reich (1897–1957), der die Erforschung sexueller Energie gegen alle Anfeindungen weiterführte. Was sein Lehrer Sigmund Freud unter *Libido* verstand, wollte Reich als messbare Energie allen Menschen verfügbar machen.

Reich erkannte, dass viele Männer und Frauen aufgrund ihrer lustfeindlichen Erziehung »Orgasmus-impotent« sind. Der

Orgasmus ist jedoch enorm wichtig, für die eigene körperliche und geistige Gesundheit wie auch für die Harmonie in der Gesellschaft. Er ist der »kleine Tod«: Hingabe, tiefe Entspannung, vorübergehende Auflösung der Persönlichkeit (bei Reich *Charakterpanzer).*

Bei seinen Experimenten ließ Reich Männer und Frauen in einem abgeschirmten Energietank Liebe machen. Die beim Orgasmus frei werdende bioelektrische Ladung wurde dort gespeichert. Anschließend sollten sich energieschwache, kranke Menschen in den *Akkumulator* legen, um die gespeicherte *Orgon*-Energie aufzusaugen und dadurch zu genesen.

Wilhelm Reich wurde der Kurpfuscherei angeklagt und starb 1957 in einem Gefängnis in den USA (er war 1939 ausgewandert). Seine Forschungen werden erst allmählich in ihrer Bedeutung und Tragweite erkannt.[21]

**Sex und Energie**

Sexuelle Energie ist zunächst durch das natürliche Ziel definiert, nämlich die Erhaltung der Art, auch »Fortpflanzung« genannt (seltsames Wort, oder?). Beide Geschlechter sind da gleichberechtigt. Eine rein biologische Definition zwar, doch sie findet sich in alten Traditionen wie dem chinesischen Taoismus und neuerdings auch in der modernen Entwicklungspsychologie wieder. Psychologen, Neurologen und Genforscher glauben, nachgewiesen zu haben, dass Mann wie Frau ihre Sexualpartner auch heute noch nach den »primitiven« Gesetzen der Arterhaltung aussuchen (wer garantiert mir den besten Nachwuchs?).[22]

Um die Beziehung zwischen sexueller und Lebensenergie zu verstehen, ist das Modell des Chakrensystems hilfreich. Alle Energiezentren sind Wirkstätten der umfassenden Lebensenergie. Die sexuelle Energie wird dem zweituntersten Chakra zugeordnet.

Sexuelle Energie ist vergänglich und erzeugt Vergängliches. Lebensenergie ist unvergänglich, sie lässt entstehen und vergehen. Im Orgasmus, diesem Mysterium der Vereinigung zweier Menschen, kann sich jedoch das Endliche in das Unendliche auflösen. Die biologische Befruchtung mag mit oder ohne Orgasmus stattfinden, und natürlich führt längst nicht jeder Orgasmus zur Empfängnis. Doch für die Erfahrung des Unbegrenzten und Unvergänglichen ist der Orgasmus der wichtigste naturgegebene Schlüssel. Orgasmus steht hier für Hingabe und Liebe. So entkommt die sexuelle Energie ihrer biologischen Zwangsläufigkeit und wird zur freien Lebensenergie.

## Wie lässt sich die Lebensenergie steigern?

Wie wollen Sie Lebensenergie steigern? Sie ist die Grundlage Ihrer Existenz. Laut den indischen Veden, dem Tao und dem Energie-Erhaltungsgesetz ist sie ewig gleich bleibend. Sie können die unbegrenzte Lebensenergie – egal ob Sie sie nun Prana, Qi, Élan Vital oder Orgon-Energie nennen – jedoch bewusster erleben als bisher. Subjektiv erfahren Sie das dann als Steigerung.

Gesundheit, langes Leben, Erfolg in Partnerschaft und Beruf, Power, Liebe, Erleuchtung – wer möchte die Lebensenergie nicht optimal nutzen? Doch ein natürlich funktionierendes Gehirn erledigt das »von selbst«. Das Problem ist, dass wir Zweifel haben, ob wir auch natürlich funktionieren. Vielleicht beginnen wir eines Tages, wie der Film-Psychopath Hannibal Lector, Lebensenergie aus den Gehirnen lebender Menschen zu löffeln? Vertrauen Sie ganz und gar darauf, dass Ihr Gehirn, Ihr gesamter Organismus die Lebensenergie vom Überlebens- und Sexualtrieb an aufwärts in die »richtigen Bahnen der Evolution« lenkt? Keinerlei Zweifel, Schuldgefühle oder Versagensängste? Wohl kaum. Sie wollen als vernünftige, willensstarke Person kontrollieren und eingreifen. Herzlich willkommen im Land der Yogis! Es steht in diesem Buch für ein überdimensionales

»Fitness-Studio«, in dem Sie durch gezieltes und ausdauerndes Training nahezu alles erreichen können, was in einem zeitlich begrenzten Leben möglich ist.

Im weiteren Verlauf möchte ich jedoch die Grenzen des Yoga-Landes zum Reich des Tantra öffnen. Dort versuchen Sie nicht, Lebensenergie zu steuern oder zu steigern; Sie lassen sich von ihr tragen, sinken entspannt hinein in diesen Moment, ins Jetzt.

Ich weiß: Nicht nur Colonel Bradfords »Lehre«, auch vieles in der Yoga- oder der taoistischen Tradition scheint in eine andere Richtung zu deuten. Dort hört es sich so an, als müsste man oder frau nur kräftig genug auf eine Art Blasebalg treten, und schon würde sich sexuelle Energie zu einem riesigen Ballon unbegrenzter Lebensenergie aufblähen oder zum mächtigen Orgelklang kosmischer Harmonie anschwellen. Und immer ist da der versteckte oder offen ausgesprochene Gedanke: »Ich bin der Macher.«

Doch bei aufrichtiger, vorurteilsloser und genauer Beobachtung werden Sie feststellen: In Wahrheit »macht« das Leben. Zunehmend bestätigen Gehirnforscher: Das Gehirn hat bereits die Entscheidung getroffen, bevor das »bewusste Ich« irgendetwas denken oder sagen kann. Die Erkenntnisse neuester wissenschaftlicher Forschung lassen dem persönlichen Ich immer weniger Spielraum.

Die spirituelle Tradition, aus der die Sechs »Tibeter« ursprünglich kommen, ist sogar noch radikaler. Dort herrscht die Grundauffassung, dass Ihre Illusion, als selbständig handelnde Person etwas erreichen zu können, höchstens als Störfaktor wirkt.

Beobachten Sie einfach. Es mag zunächst frustrierend und schwer zu akzeptieren sein. Doch letztlich wirkt die Erkenntnis unglaublich entspannend und befreiend. Das Leben sorgt für alles. Sein Wille geschieht!

## Wie wird sexuelle Energie umgewandelt?

Sexuelle Energie wird durch bewusstes Erleben und Verharren im Moment (nicht nur während der »Ekstase«) umgewandelt.

Sie sind mit Ihrem geliebten Partner zusammen. Sie haben sich so nach ihm oder ihr gesehnt! Lust und Seligkeit haben sich beim Liebesspiel derart gesteigert, dass Sie nun endlich »kommen« wollen. Bleiben Sie bei der Seligkeit! Schalten Sie innerlich um von der treibenden Kraft des Körpers auf das Spüren des Zusammenseins. Für Männer bedeutet das: Aufschub des Samenergusses. Der Bogen wird weiter gespannt – auch wenn es so scheint, als würden Sie nachlassen. Frauen gehen tiefer in die innere Hingabe. So geschieht unmittelbare Umwandlung aktualisierter sexueller Energie (mehr dazu in Teil 3).

Alchimistische Verwandlung braucht Zeit und Geduld. Beides haben wir meist zu wenig. Es klingt so naiv und simpel. Lass das Eisen weiterglühen, und es wird zu Stahl. Feuer und Zeit sind der Schlüssel. Leidenschaftliche Liebe, im Moment gehalten – welche Kraft!

Das alles fordert und schafft zugleich Bewusstheit. Anfangs wird sie durch Disziplin und Selbstbeherrschung erreicht. Energie – in der Spannung gehalten – steigert sich, baut sich auf (Energie wird hier in erster Linie psychisch verstanden und hängt unmittelbar mit Bewusstheit zusammen).

## Ist das Zölibat nicht doch sinnvoll und nötig?

Nein. Jedenfalls nicht im Sinne eines Gelübdes, auf Sex zu verzichten, noch bevor diese Energie überhaupt gelebt und verstanden worden ist.

Dass die Übung des sechsten »Tibeters« keine sexuelle Abstinenz erfordert, ist durch die bisherigen Stellungnahmen der »Tibeter«-Trainer deutlich geworden. Die Frage zielt jedoch auf ein tieferes Verständnis. Es geht um die Beziehung zwischen Sexualität und Religion.

Wörtlich bedeutet Zölibat »unverheiratet sein« (es kommt vom lateinischen *cailibatus*). Der theologische Sinn: Die Liebe soll sich ganz und gar auf Gott und Jesus ausrichten. Christliche Nonnen, ja, sogar Mönche und Priester verstehen sich als »Bräute Jesu«. Das widerspricht zwar dem lateinischen Cailibatus. Doch gemeint ist ja die nichtsexuelle, »reine« Liebe, wie sie der Apostel Paulus empfiehlt.

Warum sollte Sexualität das Streben nach höchster Erkenntnis und die Liebe zu Gott stören können? »Die Ehelosigkeit um des Himmelreiches willen kommt aus einer Grundhaltung des Nichtbesitzen-Wollens«, erklärt Kardinal Dr. Walter Kasper.[23] Sexuelle Beziehungen führten schnell zum Festhalten an bestimmte Personen, an Erfahrungen, Gewohnheiten. Gott sei jedoch unbegrenzt. Die Liebe zu ihm fordere unbedingtes Loslassen.

Das Zölibat spielt auch in anderen Religionen – Islam, Hinduismus, Buddhismus – eine zentrale Rolle. Im Sanskrit wird es *Brahmacharya* genannt. Das bedeutet wörtlich: Kommunion *(charya)* mit Gott *(Brahma).* Spiritueller Sinn: »Kein Mensch, keine Frau, kein Mann soll mich je verführen. Nur Gott, dem Unsichtbaren, der in allem liebt und wirkt, will ich mich hingeben!«

Das Problem ist hier dasselbe wie in der katholischen Kirche: »Ein Keuschheitsgelübde wird von einem winzigen Teil des Verstandes abgelegt, während der Rest verrückt nach Sex ist und flehentlich genau danach schreit, wozu die Natur ihn drängt.«[24]

»Aus taoistischer Sicht ist das Zölibat nahezu das Schädlichste, was man seinem Körper antun kann. Es ist töricht, irgendeinem Körperteil die Aufmerksamkeit oder das Funktionsrecht zu verweigern; genauso albern wäre es, sich den Gebrauch der Augen oder Ohren zu verbieten.«[25]

Wer je in tiefer Meditation, losgelöst von Körper und Verstand, in die Weite des Bewusstseins eingetaucht ist, weiß um den Zwiespalt, der fast immer nach einer solchen Erfahrung auftaucht. Könnte ich doch ewig in diesem Zustand sein! Was hindert mich daran? Dieser Körper, diese Welt der Sinne, die Zeit, die Verpflichtungen ... Und all das hat, direkt oder indirekt, mit Sex zu tun. Ich, als dieser Körper, dieses zeitlich begrenzte Lebewesen, bin aus Sex geboren. »Du musst dich entscheiden!«, fordern deshalb viele religiöse Traditionen und manchmal auch eine innere Stimme: »Gott oder Sex!«

»Einen Moment, bitte!«, möchte ich an diesem Punkt sagen. Stimmt das wirklich? Zunächst: Andere Traditionen und Meister setzen an die Stelle von Sex das persönliche Ich. Also: entweder Gott oder ich. Das macht die Sache ja noch schwieriger! Mag sein. Doch so viel ist sicher: Bei dieser Version steht Sex nicht im Vordergrund. Und wieder andere spirituelle Autoritäten sind dafür, diese ganze Dualität von Gott und Sex oder Gott und Ego fallen zu lassen. Wir sind von Gott als sexuelle Wesen erschaffen worden, die zugleich ein Ego entwickeln, ob sie wollen oder nicht. Also akzeptieren wir das doch, wenn es »Sein Wille« ist! Ich bin dafür. Sie auch?

Nicht so einfach zu entscheiden? Je mehr wir über die Beziehung zwischen Sexualität und dem authentischen Streben nach Selbstverwirklichung nachdenken, desto komplizierter wird es. Bedenken Sie auch: Viele der überlieferten religiösen Schriften stammen von Mönchen und so genannten Heiligen, die nie eine sexuelle Beziehung erlebten. Sie stellten die Frage aus einer rein theoretischen, philosophischen Perspektive. Auf solche Quellen können Sie sich nicht verlassen.

Nur Ihre eigene Erkenntnis ist von Bedeutung für Ihr Leben! Überprüfen Sie, ob und wie sexuelles Begehren Ihre Suche nach wahrer Liebe und Erkenntnis beeinträchtigt. Eine Frage, die Ihnen in diesem Buch noch häufiger begegnen wird.

## Aus welcher Tradition kommt der sechste »Tibeter«?

Der sechste »Tibeter« kommt wie die anderen fünf Riten aus dem indischen Hatha-Yoga. Dieser körperfreundliche »Yoga der Kraft« entstand etwa um das Jahr 700 nach Christus. Zu jener Zeit brachten bedeutende indische Yogis und Gelehrte buddhistische und tantrische Lehren und Praktiken nach Tibet. Die »neue Religion« verschmolz mit der dort vorherrschenden schamanischen Bön-Tradition zum Tibetischen Buddhismus.[26]

Praktiziert der Dalai Lama den sechsten »Tibeter«? Man sollte dem religiösen und politischen Oberhaupt des tibetischen Volkes die Übung einmal beschreiben und ihn fragen, ob ihm das irgendwie bekannt vorkommt. Er wird wahrscheinlich herzlich lachen – »Sexuelle Energie nach oben, wie, ha, ha!« Er sieht, wie jeder andere Lama und echte Yogi, sofort, worum es geht.

»Der sechste, zölibatäre Ritus und die dabei angewandte Atemtechnik entsprechen sehr alten Konzepten«, bestätigt Prof. Dr. Robert Thurman, einer der führenden Gelehrten Amerikas auf dem Gebiet des Tibetischen Buddhismus und zugleich Laienmönch und Freund des Dalai Lama.

Sollten Sie geglaubt haben, die Sechs »Tibeter« entstammten unmittelbar dem geheimen Wissen von unsterblichen Lamas aus einem unzugänglichen Tal namens Shangrila oder Shambhala, dann muss ich Sie enttäuschen. Sie sind seit Jahrtausenden in der einen oder anderen Variation bekannt. In Indien, Tibet, China, vermutlich auch in schamanischen Kulturen. Doch das unterstreicht ihre Glaubwürdigkeit nur. Wenn es etwas Geheimnisvolles daran gibt, dann ist es Ihre Erfahrung damit.

Um sich auf ein solches Experiment einzulassen und immer weiter und tiefer zu forschen, bedarf es manchmal auch der Unterstützung unsichtbarer Lamas. Der Dalai Lama sagt zum Shambhala-Mythos:

»Aus Shambhala stammt die Kailachakra-Lehre, die der König dieses Landes direkt von Buddha erhalten haben soll. Auf Landkarten können wir Shambhala nicht finden. Doch haben Menschen durch das Kailachakra tiefe geistige Einsichten gewonnen, weshalb es sich um eine authentische Lehre handeln muss. Also müsste auch Shambhala als Ursprungsort dieser Lehre existieren. Wir müssen deshalb eine mittlere Position akzeptieren, nach der Shambhala nur für diejenigen existiert, die einen besonderen Grad der Reinheit des Geistes erlangt haben.»[27]

Die Ausbildung in einem tibetischen Kloster umfasst, neben dem Studium der klassischen tibetischen und der Sanskrit-Texte, diversen Meditationspraktiken, rituelle Tänze, Gesang und Malen auch die tibetische Heilkunde. Dort hat der indische Hatha-Yoga seinen Platz gefunden – und mit ihm die Fünf »Tibeter«, wenn auch nicht in der einfachen Form von Peter Kelder. Doch so viel ist sicher: Die Essenz aller sechs Riten ist im Tibetischen Buddhismus bekannt, sei es in der Heilkunde, sei es in den Lehren für Fortgeschrittene, dem Tantrismus.

## Welche Risiken und Nebenwirkungen kann es beim sechsten »Tibeter« geben?

Es könnte ein plötzlicher Energieschub ausgelöst werden, der nicht nur Angst macht, sondern auch den gesamten Organismus durcheinander bringt. Bisher sind allerdings keine derartigen Fälle bekannt. Und die von manchen geäußerte Sorge, der sechste »Tibeter« könne zu Impotenz führen, beruht auf einem Missverständnis.

Der erste Punkt betrifft die so genannte »Erweckung der Kundalini«, auf die ich in Kapitel 5 ausführlicher eingehe. Wer sich wie besessen darauf konzentriert, die sexuelle Energie aus dem untersten Chakra nach oben zu lenken, geht tatsächlich ein

Risiko ein. Sicher kennen Sie Geschichten von verrückten Alchimisten und Zauberern, die auf eine brodelnde Flüssigkeit starren und unentwegt Beschwörungsformeln murmeln, jahrelang, bis zur Erschöpfung. Und dann erscheint tatsächlich – wie in Goethes *Faust* – der gewaltige, unerträgliche Erdgeist.

Eine energetische Überladung des Körper-Geist-Seele-Systems kann zu Panik, Desorientierung, starken Kopf- und Rückenschmerzen, unkontrollierten Schüttelbewegungen u. a. führen, und zwar kurz-, aber auch langfristig. In einigen seltenen Fällen scheint die Energie völlig unvorbereitet aufgestiegen zu sein, ohne jede Vorstellung von »Transformation«, ohne angestrengtes Üben. In den meisten Fällen hatten sich die Betroffenen jedoch täglich in mehrstündigen Meditationen auf das Aufsteigen der Energie konzentriert. Besonders gefährlich scheint dabei die Technik des Visualisierens zu sein.

Visualisierungen und Affirmationen kommen vom Verstand, bedeuten Zielorientierung und geistige Anstrengung. Im ursprünglichen Yoga oder Tantra und in Traditionen wie dem Tibetischen Buddhismus sind diese Techniken in eine jahrzehntelange Schulung eingebunden. Im New Age werden sie meist sehr naiv zur Wunscherfüllung eingesetzt. Was der Taoist und Arzt Dr. Stephen Chang zur Technik des Visualisierens im Zusammenhang mit der Transformation sexueller Energie sagt, scheint mir wirklich bedenkenswert zu sein:

»Elektrische Energie im Menschen unterscheidet sich grundsätzlich von der Elektrizität im Haushalt: Diese ist ein Wechselstrom mit sechzig Perioden pro Sekunde, beim Menschen hingegen sind es 49 000 000 Perioden pro Sekunde, was etwa der Hälfte der Lichtgeschwindigkeit entspricht. Während ein Mensch gerade erst zu denken oder zu atmen beginnt, hat seine elektrische Energie schon längst ihr Ziel erreicht. Gedanken, Atem und so weiter sind viel zu langsam, als dass sie den elektrischen Energiefluss leiten könnten.

Was auf unbewusster Ebene geschieht, entzieht sich der Kontrolle durch den bewussten Verstand. Wenn sich dieser aber in etwas einmischt, das er nicht kontrollieren kann – zum Beispiel indem er versucht, die elektrische Energie durch Visualisierung, Gedanken und dergleichen zu steuern –, richtet er unter Umständen erheblichen Schaden an. Ein Eingriff in den natürlichen Energieverlauf kann Schizophrenie, Hirnschäden und andere Probleme verursachen.«[28]

Letztlich hängt es jedoch am »Besessensein«. Bleiben Sie bei der dreimaligen Ausführung des sechsten »Tibeters«, wenn möglich täglich, doch stets eingebunden in die anderen Riten. Genießen Sie dabei jeden Moment. Spüren Sie die Empfindungen.

Zur »Impotenz«: Wenn Männer diese Sorge im Zusammenhang mit dem sechsten »Tibeter« äußern, meinen Sie entweder: Sex ist nicht mehr erlaubt (ein Bedenken, das an dieser Stelle des Buches hoffentlich ausgeräumt ist) oder sie glauben, Sex wird automatisch uninteressant. Sie haben anscheinend den Albtraum des Bayern, der im Himmel kein Bier mehr bekommt. Transformation sexueller Energie bedeutet nicht Verringerung, sondern Steigerung. Wer vorher Probleme mit Impotenz, fehlender Erektion oder vorzeitiger Ejakulation hatte, ist womöglich nach einigen Wochen Praxis positiv überrascht. Es klappt im Bett besser als je zuvor. Doch die Sorge ist verständlich. Wir kennen die Sexualität immer noch nicht in ihrem ganzen Wesen. Trotz aller vermeintlichen sexuellen Offenheit, Aufklärung und Stimulation durch die Medien.

## Kann der sechste »Tibeter« vor Krankheiten wie Aids schützen oder sie gar heilen?

Für ein »offizielles« Ja fehlen noch die wissenschaftlichen Untersuchungen. Nach allem, was ich weiß, gehört und gelesen habe, bin ich jedoch persönlich davon überzeugt: Der sechste

»Tibeter« stärkt wie die anderen fünf Riten und ähnliche Übungen aus der Tradition des Yoga und der TCM (Traditionellen Chinesischen Medizin) das Immunsystem, die natürlichen Abwehrkräfte des Körper-Geist-Seele-Systems.

Sollten sich traditionelle Heilsysteme wie TCM, Ayurveda oder Tibetische Medizin allmählich durchsetzen – neue Kliniken und Forschungsprojekte lassen das hoffen –, dann werden »objektive« Untersuchungen mithilfe der bewilligten Forschungsgelder bestätigen: Übungen wie der sechste »Tibeter« sind in der Gesundheitsvorsorge wie auch in der therapeutischen Anwendung unerlässlich.

Religiöse Fanatiker haben Aids als »Geißel Gottes« geradezu – man muss es wohl so sagen – begrüßt. »Da seht ihr nun, das ist die gerechte Strafe für eure sexuellen Ausschweifungen und Perversionen!« Urteilen Sie nicht. Die eigentliche Ursache von Aids ist nach wie vor unbekannt. Die bisherigen HIV-Tests und Medikamente gegen Aids sind umstritten.[29]

Eine aus persönlicher Betroffenheit gestellte Frage sucht auf ganz andere Weise nach Antwort als eine rein theoretische. Sind Sie betroffen, möchte ich Ihnen sagen: Dieses Buch möchte Ihnen Hilfe anbieten, indem es über Sex, Krankheit und Tod hinausgeht. Sollten Sie die erhoffte Anregung bekommen, wäre ich glücklich und dankbar.

## Hat der sechste »Tibeter« für Frauen eine andere Funktion als für Männer?

Nur in einem Punkt: Männer können mit seiner Hilfe ihre Ejakulation besser kontrollieren. Falls Ihr Partner dieses Buch über den sechsten »Tibeter« nicht liest, liegt es in Ihrem ureigensten Interesse, ihm mit weiblicher Intelligenz und Liebe beizubringen, wie er aufmerksamer und liebevoller mit seiner sexuellen Energie umgehen kann.

## Was ist der Unterschied zwischen Sex und Liebe?

Sex will haben, Liebe gibt. Beides ist vom Leben abgesegnet. Die Frage ist das eigentliche Thema dieses Buches – mehr dazu in Kapitel 8.

## Was bedeutet der sechste »Tibeter« für meine Beziehung?

Der sechste »Tibeter« steigert die Energie auf vielen Ebenen, die alle einer Liebesbeziehung zugute kommen. Mann und Frau werden sich ihrer sexuellen Energie bewusst. Sie folgen nicht mehr so oft automatisch einem triebhaften Verlangen, der Lust auf den anderen, sondern empfinden zunehmend eine Lebenskraft, die für alles Mögliche eingesetzt werden kann. Vielleicht kommt beispielsweise ein ganz neues Gefühl von Dankbarkeit auf. Diese Kraft trägt mich, mein ganzes Leben. Ich brauche sie nur zuzulassen!

## Gibt es ergänzende Übungen, auch für Paare?

Ja, viele. Einige finden Sie in Teil 2 und Teil 3 dieses Buches.

# Teil 2

## Yoga und Tantra

Für unsere heutige Zeit erscheint die populärste Form des Yoga – der Hatha-Yoga – besonders angemessen. Als jüngstes Glied in der Entwicklungskette integriert er alle früheren Strömungen in ein neues Modell: *Kayasadhana* – den Weg des Körpers.

Die starke Hinwendung zum Körper hat einen interessanten Hintergrund. Fünfhundert Jahre vor der Entwicklung des Hatha-Yoga, also etwa im 4. Jahrhundert nach Christus, kehrten die so genannten *Tantriker* die längst ausgehöhlten Werte der Askese einfach um und erklärten *Bhoga*, den sinnlichen Genuss, zum Yoga. Tantra – die Kunst, den eigenen Körper und den des sexuellen Partners bewusst zu genießen und zu achten – wurde zur »panindischen Mode«[1]. Damit wurden zugleich die alten, männlichen Götter entthront. Shakti, die weibliche Urkraft, erschien neben dem höchsten Gott Shiva mindestens gleichberechtigt.

Im Hatha-Yoga geht es wie im Tantra darum, diese weibliche Urkraft im eigenen Körper zu erwecken, über die sieben Energiewirbel »nach oben« zu lenken und so den göttlichen Ursprung allen Lebens zu erfahren, mit ihm eins zu werden. Ein Hatha-Yogi unterscheidet sich jedoch von einem Tantriker in seiner gesamten Lebenseinstellung. Die beiden repräsentieren zwei verschiedene Menschentypen. »Yoga ist der Weg des Kriegers. Auf dem Weg des Tantra kommt Kämpfen überhaupt nicht in Frage. Im Gegenteil, hier muss man alles zulassen – mit Bewusstheit.«[2]

Sie werden selbst erkennen, zu welchem Typ Sie gehören. Der Hatha-Yoga-Weg ist klar strukturiert. Beharrlichkeit und

Disziplin führen schrittweise voran zu abgesteckten Zielen und höheren Bewusstseinsstufen. Im Tantra dagegen gibt es eigentlich keinen Weg. Die Einheit mit allem war schon immer da. Es fehlt nur die Einsicht, dass alles gut ist, wie es jetzt ist. Und diese Erkenntnis kommt natürlich nicht vom Kopf, sondern von tief innen. Sie geschieht in einem Zustand tiefer Entspanntheit.

Das Sanskritwort Tantra hat viele Bedeutungen. Eine davon ist »Gewebe« – von *tan* = »weben«, »erweitern«. Mann und Frau erfahren in der sexuellen Vereinigung das Leben als ein Gewebe von Gegensätzen und zugleich als Einheit. Der gelebte Augenblick umfasst alles. Bewertungen wie gut oder schlecht verschwinden. Das ist nur möglich, wenn die urteilende Person gleich mit verschwindet. In diesem Sinne gilt Tantra als die höchste Weisheit.

Der sechste »Tibeter« kommt aus dem Hatha-Yoga, kann jedoch auch tantrisch erlebt und durch bestimmte Übungen und Einstellungen aus der Tantra-Tradition ergänzt werden. Beginnen wir mit dem, was beide Traditionen verbindet.

# Kapitel 4 – Die sieben Energiewirbel

## Das Chakra-System

»Die erste wichtige Sache, die man mich lehrte, nachdem ich in das Kloster eingetreten war«, erzählt der Colonel, »war dies: Der Körper hat sieben Energiezentren, die man sich als wirbelnde Kraftfelder vorstellen kann. Die Hindus nennen sie *Chakren.* Das sind kraftvolle elektrische Felder, unsichtbar für das Auge, aber nichtsdestoweniger sehr real. Diese sieben Energiewirbel regieren die sieben Hormondrüsen des endokrinen Systems, die wiederum alle körperlichen Funktionen beeinflussen, darunter auch den Alterungsprozess.«[3]

Noch bevor Colonel Bradford die Riten erwähnt, skizziert er ein Energiemodell, das seinerzeit im Westen nur wenigen bekannt war: das hinduistische System der Chakren. Er stellt die Sechs »Tibeter« damit in einen Rahmen, der sie über Gymnastik, Fitness und Wellness heraushebt. Zwar hat wohl inzwischen jeder etwas über Chakren gelesen und eine Darstellung gesehen, wie sich die Energiezentren vom Steißbein bis zum Scheitel die Wirbelsäule entlang aufreihen. Viele haben in Meditationen und Workshops auch Erfahrungen mit Energien gemacht, die sich auf Chakren beziehen lassen.

Doch wir sollten uns darüber im Klaren sein, dass es sich bei dem zweifellos genialen Chakrensystem zunächst einmal nur um ein Modell handelt. Die sieben Kreise auf der Schautafel sind wie Städte auf einer Landkarte. Ob es diese Städte überhaupt gibt und was sie zu bieten haben, muss jeder selbst für sich herausfinden. Die Energiezentren sind – wie Bradford sagt – unsichtbar. Außerdem verweisen längst nicht alle offiziellen »Karten« auf sieben Zentren. Einige geben nur drei oder fünf, andere neun, zwölf oder noch mehr an.

Das Chakrensystem repräsentiert eine bestimmte Auffassung von der Wirklichkeit, eine Welt- und Lebensanschauung. Dabei ist nicht die Anzahl der Energiezentren ausschlaggebend, sondern die eigene Erfahrung, dass unser Leben in all seinen Aspekten als Energie verstanden und erlebt werden kann. Unsere Physiker, Biologen, Mediziner und Psychologen kommen mit ihren Forschungen zunehmend zu Ergebnissen, die den Erkenntnissen dieser östlichen Lehren erstaunlich ähneln.

Tatsache ist jedoch: In unserem alltäglichen Leben erleben wir normalerweise keine Wirbel von Elektronen, weder außen noch innen. Wir sehen andere Menschen nicht als Energieströme, sondern als feste Körper. Und in uns selbst nehmen wir keine unterschiedlichen Schwingungsfrequenzen, dunkelrote und goldene Lichter wahr, sondern das Auf und Ab von Gefühlen und Empfindungen. Machen nicht gerade diese Wechselbäder von Leidenschaft und Ernüchterung, von Freud und Leid das Leben so faszinierend und abwechslungsreich?

Sie schäumen vor Wut und Eifersucht oder ergehen sich in Selbstvorwürfen und Minderwertigkeitskomplexen: Ihr Kollege ist drauf und dran, Sie als Abteilungsleiter abzulösen. Ihre beste Freundin will Ihren Mann. Und dann stellt sich heraus: nur ein Gerücht, ein Missverständnis. Welche Erleichterung! Plötzlich kehrt Friede ein. Sind Sie damit vom ersten, dem Wurzelchakra des Überlebens, zum vierten, dem Herzchakra der Liebe, aufgestiegen?

**Übung: Energie wahrnehmen**

»Bevor Sie anfangen, mich über Energien auszufragen, machen Sie bitte eine einfache Übung!« Der chinesische Feng-Shui-Meister Prof. Yes Lim wusste, warum er mich gleich zu Beginn unseres Interviews in einem Hamburger Restaurant zur Praxis aufforderte.

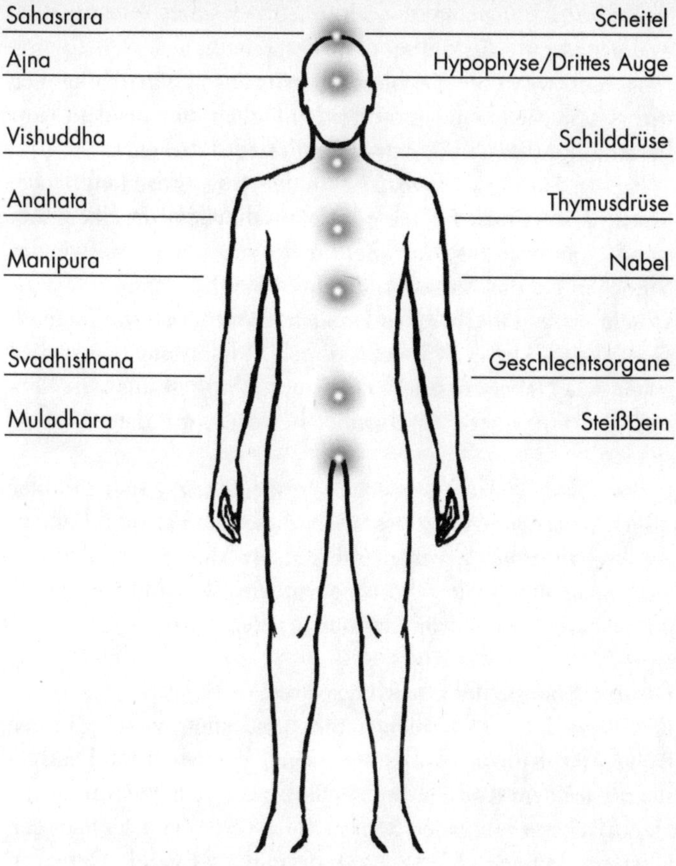


Die sieben Chakren – eine Landkarte feinstofflicher Energie

Und diese Übung empfehle ich Ihnen jetzt auch. Sie können sie in einer Minute ausführen, ohne das Telefon abstellen zu müssen. Auch wenn Sie die Übung bereits aus Seminaren kennen, machen Sie sie erneut – so oft wie möglich, um aus dem Kopf herauszukommen und in das Spüren einzutauchen.

Reiben Sie etwa zwanzig Sekunden lang Ihre Handflächen kräftig aneinander. Halten Sie sie anschließend in einem Abstand von drei bis fünf Zentimeter einander zugewendet. Schließen Sie die Augen, und spüren Sie. Nur spüren. Da geschieht etwas zwischen den Händen. Lassen Sie aufkommende Gedanken – »Ist es Wärme, Kribbeln, Einbildung?« – vorbeigehen wie Nebelschwaden. Die Empfindung ist alles. Sie können die Hände auch auseinander bewegen, mit dem Abstand spielen.

Was Sie da spüren, ist Lebensenergie. Sie mag sich anfühlen wie elektrischer Strom. Dass Sie für diese Energie keiner Stromgesellschaft etwas bezahlen müssen, ist klar. Sie gehört aber auch nicht Ihnen. Sie gehört niemandem. Wir sind wie Wellen im unermesslichen Strom der universellen Energie.

**Übung: Energie der Chakren spüren**

Für diese Übung[4] brauchen Sie mindestens zehn Minuten Ruhe und Konzentration. Sie liegen entspannt und ausgestreckt auf dem Rücken. Reiben Sie etwa eine halbe Minute die Handflächen aneinander. Spüren Sie die Energie zwischen den Händen. Benutzen Sie Ihre Hände nun als Energie-Detektor. Halten Sie sie über die ungefähre Position des ersten Chakras unterhalb der Genitalien. Denken Sie möglichst nicht an das, was Sie bisher über Chakren gelesen, gehört oder auch schon im Inneren erlebt haben. Hier zählt nur die unmittelbare Wahrnehmung im Moment. Spüren Sie einen Energiekontakt zwischen den Händen und dem Bereich zwischen den Beinen? Ändert sich etwas, wenn Sie die Hände zur Seite oder weiter nach unten bewegen?

Halten Sie nun Ihre Hände über das nächste Energiezentrum zwischen Bauchnabel und Genitalien. Nur spüren. Auch wenn Sie keine bestimmte Stelle im Unterbauch ausmachen können, wo es zu kribbeln anfängt oder warm wird. Nur auf das Empfinden zu achten, ist eine der ältesten und wirksamsten Meditationsmethoden überhaupt. Sie hilft in jedem Fall, sich zu sammeln. Es gibt hier nichts zu erreichen oder zu beweisen.

Gehen Sie schrittweise die Reihe der Energiezentren nach oben durch. Vielleicht erleben Sie, dass die Energien immer feiner und Sie selbst immer ruhiger werden. Vielleicht werden Sie auch zunehmend unruhig und ungeduldig. Das eine ist nicht richtiger oder besser als das andere. Und das gilt für alle unsere Meditationen und Übungen. Denn bei dieser Art der Selbsterforschung ist es nicht so wichtig, *was* Sie erleben, sondern dass Sie alles möglichst bewusst wahrnehmen. Es könnte sein, dass Sie im Herzbereich eine Verkrampfung spüren oder dass völlig unerwartet eine tiefe Traurigkeit hochkommt. Können Sie dabei weiter ruhig beobachten, was geschieht? Können Sie die Empfindungen und Gefühle da sein lassen, ohne Abwehr oder Verurteilung? Falls nicht: Auch solche Reaktionen nehmen Sie einfach zur Kenntnis. Sie kommen und gehen.

## Das Wurzelchakra

Der Sanskritname *Muladhara* bedeutet »Wurzel« *(Mula)* und »Stütze« *(Adhara)*. Die Basis des Lebens. Das Muladhara-Chakra soll am untersten Ende der Wirbelsäule liegen. Zugeordnet werden diesem Zentrum die von den Nebennieren ausgeschütteten Stresshormone Adrenalin und Noradrenalin. Sie sorgen u. a. dafür, dass dem Herzen und dem Gehirn mehr Blut zugeführt wird.

Können Sie sich an eine Situation in Ihrem Leben erinnern,

wo Sie handeln mussten, ohne zu überlegen? Haben Sie einmal auf der Autobahn das Steuer in letzter Sekunde herumgerissen? Im entscheidenden Moment genau die richtigen Worte gefunden? Sind Sie in Gefahr oder starken Belastungen ausgesetzt, dann werden die Kräfte des Wurzelchakras aktiviert. Sie fühlen vielleicht Angst oder Wut, Ihr Körper tut jedoch mit außergewöhnlicher Kraft und Schnelligkeit das Richtige. Der Verstand ist ausgeschaltet oder auf das Wesentliche reduziert.

Actionfilme zeigen, wie das von außen aussieht. Doch jeder hat von Kindesbeinen an direkte Erfahrung mit diesem Zentrum gemacht – von innen. Plötzlich wird eine enorme Energie frei. Diese Power soll nun schrittweise für alle Bereiche des alltäglichen Lebens genutzt werden.

Ist die Energie im Wurzelchakra ausgeglichen, haben Sie das vielbeschworene »Urvertrauen« in die Existenz und stehen mit »beiden Beinen auf der Erde«. Auch dann, wenn die Beine amputiert oder gelähmt sind. Ich sah in Indien einmal einen Krüppel, der nur aus Kopf und Rumpf bestand. Er bewegte seinen halben Körper auf einem Fahrgestell mit den Armen. Seine Augen blitzten mich voller Kraft und Energie an. Wir sind unvorstellbar viel mehr als dieser sichtbare Körper. Das Wurzelchakra wirkt – wie alle anderen Zentren – auf einer feinstofflichen Ebene.

Wir sollten allerdings nicht Energieschübe in Gang setzen wollen, die uns in irgendwelche abgehobenen Bewusstseinsebenen katapultieren und uns dabei womöglich unkontrollierbare Ängste oder einen Realitätsverlust bescheren. Vielmehr sollten wir den Kontakt zur Erde stärken, Vertrauen in diese materielle Existenz mit all ihren faszinierenden Herausforderungen entwickeln. Im Körper voll präsent sein und das Leben in Beruf und Freizeit genießen – das ist die Aufgabe, die uns das erste Chakra stellt.

**Übung zum ersten Chakra: Gehen**

In einem Interview erklärte mir der Benediktinerpater und Zenmeister Willigis Jäger: »Was das Gehen zum Erlebnis werden lässt, sind zwei Aspekte. Der erste ist, dass ich gehe um des Gehens willen, nicht um anzukommen. Schritt für Schritt gehe ich. Der zweite Aspekt ist: Ich gehe mit einer ganz großen Offenheit. Wenn Menschen kontemplativ gehen, dann wollen sie nichts erleben. Sie wollen gehen. Sie wollen nicht einmal die Landschaft erkunden. Sie wollen höchstens die Landschaft als Ganzes aufnehmen. Sie sind ganz in der Natur, werden gleichsam ein Stück Natur. Darum wirkt das Gehen auch so beruhigend.«

Fühlen Sie, wie Ihre Füße den Boden berühren. Spüren Sie Ihren Körper, seine Schwerkraft. Spüren Sie die Anstrengung, wenn der Weg aufwärts führt. Ich stelle mir dabei manchmal vor – während ich einfach geradeaus starre –, dass da gar keine Steigung ist. Ich betrachte den Weg vor mir als horizontal. Das ist ein ungewöhnliches Gefühl. Probieren Sie es einmal. Vielleicht empfinden Sie es ähnlich: Sie gehen mit beiden Füßen auf der Erde, und doch fühlen Sie sich wie in einem Traum. Allein dadurch, dass die Schwerkraft für Sie – ganz subjektiv – aufgehoben zu sein scheint.

Sie werden sich an diese Tipps zunächst nur gelegentlich und nur für Sekunden erinnern. Doch das kann die Erfahrung einer unvergesslichen Zentrierung auslösen.

## Das Sakralchakra

*Svadhisthana* bedeutet wörtlich »das eigene Heim«. Dieses Zentrum soll zwischen Genitalien und Bauchnabel liegen, in der Höhe des Sakralknochens *(os sacrum).* Es wird auch Sexualchakra genannt, weil es laut traditioneller Yogalehren von der feinstofflichen Ebene aus die biologischen und psychischen

Unterschiede zwischen Mann und Frau bestimmt. Unsere heutige Wissenschaft bestätigt das. Unzählige medizinisch-biochemische Forschungen weisen detailliert nach, dass und wie Sexualhormone (Androgene bei Männern, Östrogene bei Frauen) die Entwicklung der sekundären Geschlechtsmerkmale (Körperbau, Behaarung, tiefe Stimme usw.) steuern.

Hormonelle Störungen können sich verheerend auswirken, auch und gerade auf der seelischen Ebene. Über zwei Millionen Männer leiden in Deutschland unter dem »komplexen Androgenmangel«. Etwas zu wenig vom Hormon Testosteron, und dem gestressten Mann vergeht mit der fehlenden Erektionskraft auch die Lust am Leben.[5] Und wie viele Frauen klagen über Menstruationsbeschwerden, Kopfschmerzen und unerträgliche Stimmungsschwankungen – zu wenig Östrogen. Oft helfen zwar Hormonpräparate, doch die eigentlichen Ursachen liegen tiefer.

In letzter Zeit hat ein weiteres Hormon viel Aufsehen erregt, weil es nachweislich sexuell anziehend wirkt: Pheromon. »Es gibt Menschen, die so viele Pheromone ausströmen, dass ein riesiges Auditorium sexuell erregt wird«, meint der amerikanische Biochemiker David Berliner. Ein synthetisches Präparat kann er allerdings noch nicht anbieten. Aber: »Wer die eigene animalische Natur spürt, ihr folgt, sie zulässt, beim Sex auskostet, der produziert reichlich Pheromone.«[6]

Unsere Biochemiker haben zweifellos faszinierende Zusammenhänge im Hormonhaushalt entdeckt. Doch wie die Hormone von innen her, aus der geistigen Kraft des Menschen, zu steuern sind, darüber können sie kaum etwas sagen. Sie halten sich in dieser Hinsicht auch nicht für zuständig. Die alte Chakren-Lehre bietet genau hier Hilfe, auch wenn ihre Erkenntnisse aus der Sicht zeitgenössischer Naturwissenschaftler zu neunzig Prozent Spekulation oder nur subjektiv sind.

Tatsächlich gibt es kaum zwei genau übereinstimmende Darstellungen dieses (wie auch der anderen) Chakras. Alan Forman und Stephan Niederwieser, erfahrene Leiter von Chakra-Seminaren, nennen es »Das Rad des Gebens und Nehmens«. Ist das zweite Chakra ausgeglichen, kann man/frau dem Partner offen begegnen. Mann und Frau sind in ihrer Unterschiedlichkeit gleichberechtigt. Weibliche und männliche Energie im harmonischen Austausch, äußerlich wie innerlich. Das scheint buchstäblich etwas »hoch gegriffen«, denn nach der Überlieferung geschieht die Vereinigung von Shiva und Shakti im höchsten Chakra. Andererseits: Die Begegnung von Mann und Frau, von Ich und Du, wird auf jeder Ebene anders erlebt. Beschränken wir uns hier auf die körperliche, sexuelle Ebene. Das ist schon Herausforderung genug. Und sie wird uns auch weiterhin beschäftigen.

Das zweite Chakra stellt uns die Aufgabe, Sexualität bewusst zu erleben. Allein und, viel anspruchsvoller, mit einem Partner. Im Weg stehen möglicherweise: Schuldgefühle, Scham, Gier, Ideale.

**Übung zum Sakralchakra: Umarmen**

Schließen Sie bei Ihrer nächsten Umarmung eines Menschen, gleichgültig ob Ehepartner, Mutter, Vater, Kind oder Freund/Freundin, einmal kurz die Augen, und lassen Sie sich in diesem Moment ganz fallen. Sinken Sie innerlich in alle Empfindungen hinein. Schalten Sie auf »zeitlose Momentaufnahme«. Das ist möglich! Wie bei der Gehübung zum ersten Chakra sind Sie in Ihrem Körper ganz präsent, wenn auch vielleicht nur für einige Sekunden. Was spüren Sie? Ein warmes Gefühl im Bauch oder eine Verkrampfung? Denken Sie: »Wie lange noch?« oder »Ja, bitte länger!«?

Sie können mit Ihrem Lebenspartner oder auch einem Baum üben. Spontane Begegnungen sind jedoch die beste Schulung. Sollten sich bei einer Umarmung sexuelle Empfindungen regen, lassen Sie sie zu. Genießen Sie den Moment, das Jetzt. Das Sexualchakra öffnet sich, und nur Ihre Panik drängt Sie dazu, die

Umarmung abzubrechen. Tatsächlich sind Sie mit dem anderen zumindest auf dieser Energieebene eins. Ich weiß, Intimität lässt sich selten entspannt genießen. Wir »arbeiten« daran – weiter unten.

## Das Nabelchakra

*Manipura*, das »leuchtende Juwel«. Das Nabelchakra liegt in der Magengrube, im »Sonnengeflecht« *(solar plexus)*. Hier regiert der Feuerball, die alchimistische Kraft der Verwandlung. Nahrung wird zu Energie verbrannt. Dafür sorgt die Bauchspeicheldrüse mit ihrem Hormon Insulin.

Was immer Sie von der Außenwelt in sich aufnehmen, können Sie in einem weiter gefassten Sinn als Nahrung verstehen. Wie *verdauen* Sie den Horrorthriller *Das Schweigen der Lämmer*? Oder die Nachricht, dass Ihr bester Freund verunglückt ist? Wo spüren Sie die sprichwörtlichen Schmetterlinge, die Angst vor einem öffentlichen Auftritt? Im Bauch.

Sie – der/die Einzelne – und die anderen: Das ist ein zentrales Thema des Nabelchakras. Damit verbunden sind Probleme und Herausforderungen, die mit starken Emotionen, mit Macht und Gewalt, mit Willensstärke und Selbstwertgefühl zu tun haben.

Asiatische Kampfkünste wie Kung Fu oder Aikido lehren, alle Bewegungen aus der Mitte, dem *Hara*, heraus auszuführen oder besser: geschehen zu lassen. Das Hara hat jedoch eine andere Bedeutung als das Nabelchakra. Es gilt gegenüber Kopf und Herz als das einzig wahre Zentrum des Menschen. Ein Samurai, der das Schwert seines Gegners niedersausen sieht, ist nicht im Nabelchakra, sondern im Hara zentriert. Auch wenn er die Angst im Bauch fühlt, womöglich die Todesangst: Noch tiefer darunter ruht er in der Stille des Seins, jenseits von Leben und Tod. Dem entspricht – will man diese unterschiedlichen

Systeme unbedingt aufeinander beziehen – eher das siebte Chakra als das dritte, also das Nabelchakra.

**Übung zum Nabelchakra: Lachen**
Lachen ist gesund. Seit einigen Jahren wird diese Volksweisheit von der medizinischen Forschung ernst genommen und gezielt therapeutisch eingesetzt. Clown-»Doktoren« heitern in Kliniken Patienten auf. Lachen stärkt nachweislich das Immunsystem, fördert die Durchblutung, stimuliert das Gehirn. Bereits Mitte der Achtzigerjahre des 20. Jahrhunderts machte der indische spirituelle Meister Osho, auch als Bhagwan Shree Rajneesh bekannt, die Lachmeditation populär. Sie sollte nicht nur die körperliche Gesundheit fördern, sondern vor allem helfen, sich selbst und seine Probleme nicht so wichtig zu nehmen.

Probieren Sie es einmal aus, fünf Minuten zu lachen, ohne Grund. Auch wenn Ihnen nicht zum Lachen zumute ist: Tun Sie so, als müssten Sie »bauchhaft« lachen. Dieses Lachen soll aus dem Bauch kommen. Haben Sie das erste, gekünstelte »Ho, ho, ho« losgelassen, müssen Sie vermutlich tatsächlich lachen; denn diese Übung ist ja wirklich komisch. Sie kostet nur am Anfang Überwindung.

## Das Herzchakra

*Anahata*, das »Unberührte«. Der Sanskritname bezieht sich auf den heiligen Klang *Om*. Er entsteht nicht durch das Anschlagen einer Glocke, sondern kommt aus der Stille im Inneren. Das Herzchakra befindet sich auf der Höhe des Herzens hinter dem Brustbein. Zugeordnet wird diesem Zentrum die Thymusdrüse, die u. a. Abwehrkräfte des Immunsystems mobilisiert. Blockaden und Unausgeglichenheiten im Herzchakra können zu Entzündungen des Herzens, Verkalkung oder Erweiterung der Herzarterien, Lungenleiden, Brustenge und Allergien führen.

Das Symbol für das Herzchakra ist der sechszackige Stern. Zwei übereinander liegende Dreiecke – die Einheit von Körper und Geist, Erde und Himmel. Wer sich auf dem Yoga-Weg bis zum Aufblühen dieses Zentrums entwickelt hat, strahlt Mitgefühl und selbstlose Liebe aus. Er hat persönliche Vorlieben und Abneigungen hinter sich gelassen, kann sich in jedes Wesen hineinversetzen und fühlt sich mit allem innerlich verbunden. Manche Yogis erleben das auch als Verschmelzen mit dem Om oder Aum. Aus der Ur-Schwingung *(Nadabrahma)* soll die Welt in jedem Moment neu entstehen.

Bei derart hohen Ansprüchen an ein ausbalanciertes, »reines« Herzchakra wird verständlich, warum jede Art von Selbstsucht zu gravierenden Störungen führen kann. Unsere normale Auffassung von Liebe genügt nicht mehr. Wir bewegen uns in einem hochsensiblen Bereich.

Wer je Momente von Glückseligkeit erlebt hat, allein oder mit einem Partner, der kennt auch den Schmerz, wenn man sich plötzlich in den »Niederungen« von Eifersucht, Festhaltenwollen und Enttäuschung wieder findet. Je mehr Sie versuchen, den wonnevollen Zustand erneut zu erreichen, desto weniger scheint es zu gelingen. Doch der Himmel hat sich Ihnen in seiner herrlichen Weite und Freiheit offenbart. Damit hat Ihre spirituelle Reise begonnen. Sie wissen nun im Innersten, dass und warum es sich lohnt zu leben. Auch wenn der Himmel von grauen Wolken bedeckt ist.

Das Herzchakra fordert uns zur völligen Hingabe an das Leben, an die göttliche Liebe auf. Wohl die wunderbarste Aufgabe überhaupt.

**Übung zum Herzchakra: Lächeln**

Nicht mitleidiges, arrogantes oder müdes Lächeln ist hier gefragt. Auch nicht das milde Lächeln wie in dem Satz »Sie hatte nur ein mildes Lächeln für ihn übrig«. Dem Herzchakra entspricht das mitfühlende, verständnisvolle, warme und zugleich

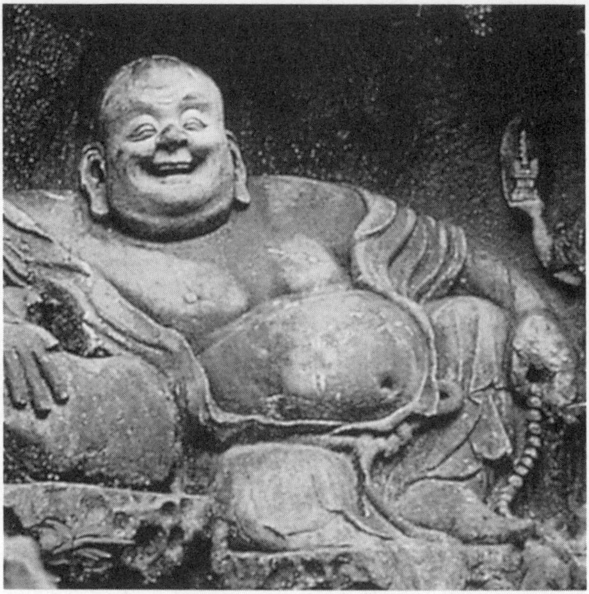

*Budai, der fröhliche Buddha, Hangzhou, China*

geheimnisvoll entrückte Lächeln, das wir auf vielen Buddhastatuen sehen.

Wie beim Lachen aus dem Bauch kann auch diese Übung mit der Imitation beginnen. Das heißt, auch wenn Ihnen nicht zum Lächeln ist. Schauen Sie das Bild eines Buddhas an.

Nehmen Sie das Bild in sich auf. Schließen Sie die Augen. Formen Sie das Lächeln von innen heraus. Sie können dazu eine Musik hören, die Ihnen ein Gefühl von Liebe, Vergebung, inneren Frieden schenkt (siehe CD-Tipps).

Erinnerungen mögen aufsteigen, intime Erfahrungen, Traurigkeit. Bleiben Sie in dem Lächeln.

Im Lächeln des Buddhas liegt – transformiert – alle Traurigkeit dieser Welt. Er kennt das Leiden der Vergänglichkeit. Und

Sie kennen es auch. Doch inmitten des Leidens und zugleich jenseits davon wartet das unbegreifliche Mysterium des Lebens.

Während Sie Ihr Lächeln zunehmend von innen spüren und Erinnerungen und Gefühle ohne Urteil, ohne Wenn und Aber vorbeiziehen lassen, fühlen Sie sich immer tiefer in dieses geheimnisvolle Zentrum der Liebe gezogen.

Erinnern Sie sich auch im Alltag an das »innere Lächeln«. Schauen Sie Pflanzen, Tiere und Menschen mit diesem stillen, äußerlich kaum bemerkbaren Lächeln an. Vieles wird sich in Ihrem Leben ändern, äußerlich und innerlich.

## Das Halschakra

Das fünfte Chakra ist *Vishuddha*, das »Reinigende«. Es liegt am Kehlkopf und ist mit der Schilddrüse verbunden. Ihre Hormone Thyroxin und Triodthyronin sorgen für körperliche und geistige Antriebskraft. Colonel Bradford nennt die Lebensenergie *Prana*. Der Sanskritbegriff bedeutet sowohl »Atem« als auch »Geist« (vergleichbar dem griechischen *pneuma*). Auf die Ebene des Halschakras bezogen, könnte man sagen: »Wir hauchen den Dingen Geist und Leben ein.« Dies ist keine persönliche Leistung, sondern die Kraft des überindividuellen Bewusstseins – der Wille Gottes. »Am Anfang war das Wort.«

In der Evolutionsgeschichte steht die Wortsprache sicher nicht am Anfang, auch nicht in der Entwicklung eines Menschenkindes. Doch Pflanzen und Tiere kommunizieren miteinander, ohne Worte. Und ein Kleinkind hat bereits vieles durch Gesten und Mimik verstanden, bevor es die ersten Worte sagen kann.

Beim Chakra der Kommunikation geht es um Ehrlichkeit und Wahrheit, nicht um Redekunst. In unserer Zeit der Informationsflut und der immer raffinierteren Werbestrategien eine

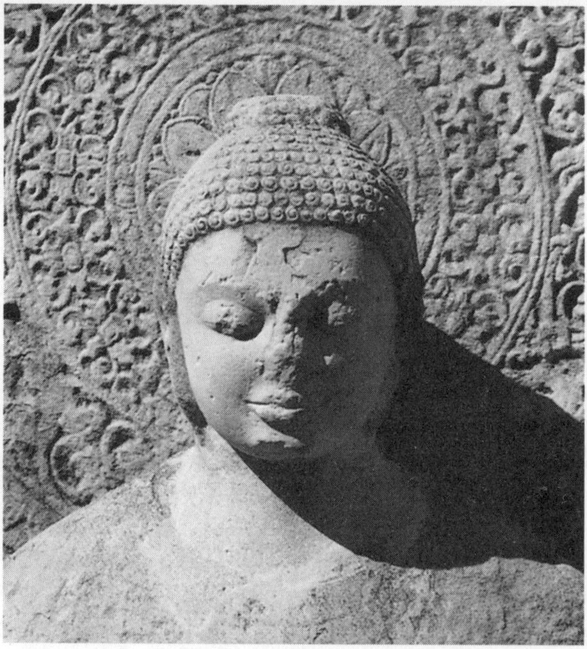

starke Herausforderung: Sei authentisch in dem, was du sagst und mitteilst. Der Komponist Anton Bruckner, dessen große Sinfonien gerade aufgrund der bewusst gesetzten Pausen so gewaltig wirken, meinte, er hole erst einmal tief Luft, bevor er sich zu wichtigen Dingen äußere.

»Was ist Wahrheit?«, fragte Pilatus. Und Jesus schwieg.

Das Halschakra fordert uns dazu heraus, unsere Ansichten und Überzeugungen genau zu überprüfen. Was entspricht wirklich der eigenen Erfahrung, was ist nur von anderen übernommen? Was ist wahr, was nicht? Lügen und Halbwahrheiten, unbewusste und unklare Botschaften können dieses Zentrum nicht passieren, bleiben gleichsam »im Hals stecken«.

Fragen Sie sich: Wie wird mein eigenes Leben von Meinungen und Glaubenssätzen bestimmt? Was will ich wirklich? Was ist meine wahre Aufgabe? Je ausgewogener das Halschakra, desto deutlicher werden die Antworten auf diese wichtigen Fragen. Und umgekehrt: Je mehr Sie sich um Aufrichtigkeit in Ihrem Leben bemühen, desto reiner wird dieses Zentrum. Es wird zum Kanal und ermöglicht den Aufstieg zur nächsten Ebene.

**Übung zum Halschakra: Singen**
Oft können wir am Tonfall der Stimme hören, ob jemand ehrlich ist oder nicht. Der Klang sagt mehr über das Innere des Menschen als das, was er sagt. Die folgende Übung ist einfach und wirkt zugleich auf vielen Ebenen reinigend und heilend.

Sie sitzen oder stehen aufrecht und entspannt und beobachten, wie Ihr Atem ruhig und gleichmäßig wird. Singen Sie auf einem Ton (in angenehmer, tiefer Tonlage) das Ur-Mantra Om. Ohne Anstrengung wird der gesungene Ton länger, ebenso das Einatmen. Achten Sie auf die Vibrationen im Kehlkopf, in der Brust, oder wo immer Sie eine Resonanz im Körper spüren. Aufkommende Gefühle und Gedanken entlassen Sie mit dem Ton. Lassen Sie sich in den Strom des Atems und den Ton hineinsinken, wenigstens zehn Minuten lang.[7]

Die Übung wird Ihnen helfen, auch in alltäglichen Situationen zunehmend auf den Klang Ihrer Stimme und der anderer zu achten, einfach zuzuhören, immer bewusster. Mantragesang und Rezitation bringt Colonel Bradford übrigens als den »siebten Ritus« in seinen »Himalaja-Klub« ein.

»Om ist der Bogen, Atman der Pfeil, Brahman das Ziel; ohne sich ablenken zu lassen, muss man dies treffen, indem man sich gleichmacht dem Pfeil, der sich mit dem Ziel vereint.« So sagt ein Seher in den uralten Upanishaden.[8] Wer mit dem Om verschmilzt, vereint sich zugleich mit der höchsten Wahrheit, um die es letztlich bei allen spirituellen Wegen geht.

## Das Stirnchakra

Ajna, die »Kommando-Zentrale«, das »Dritte Auge«. Es liegt zwischen den Augenbrauen, in der Mitte des Kopfes. Zugeordnet sind diesem Zentrum die Hirnanhangdrüse und der Hypothalamus. Von hier aus werden letztlich alle Hormone gesteuert. Der Hypothalamus beeinflusst Körpertemperatur, Gefühle, Schlaf, Abwehrmechanismen, Durst, Hunger und die sexuellen Bedürfnisse. Von einigen Yogis wird das Stirnchakra als das wichtigste der sieben Energiezentren angesehen. Denn hier treffen die drei Energiekanäle *Ida*, *Pingala* und *Sushumna* zusammen.[9]

In esoterischen Kreisen hört man gelegentlich Sätze wie: »Bei dem ist das Dritte Auge geöffnet. Der sieht alles in dir, auch deine Zukunft.« Berühmte Yogis wie Yogananda und Gopi Krishna haben aus eigener Erfahrung beschrieben, welche übersinnlichen Kräfte durch das Stirnchakra freigesetzt werden können. Das ist allerdings nur dann ein Segen, wenn alle anderen tiefer liegenden Chakren in der Balance sind. LSD zum Beispiel kann das Dritte Auge vorübergehend öffnen und den Menschen danach in einer verzweifelten Situation zurücklassen. Die ungarische Ärztin Maria Szepes, heute über neunzig Jahre alt, arbeitete bereits in den vierziger Jahren mit Reinkarnationstherapie. In ihrem Bestsellerroman *Der rote Löwe* erzählt sie die Geschichte eines jungen Mannes, dessen Drittes Auge sich mithilfe eines geraubten alchimistischen Pulvers öffnet. Ein Höllentrip durch die Jahrhunderte; denn der macht- und lebenshungrige Schüler erlebt seine Tode und Wiedergeburten bewusst, ist dabei jedoch Spielball all jener emotionalen Gewalten und »Astralgeister«, die zur Energieebene des zweiten und dritten Chakras gehören.[10]

Um das Stirnchakra und das Dritte Auge ranken sich unzählige phantastische Geschichten. Gute Gurus schicken ihren Schülern erleuchtende Träume, böse Magier machen sie (auch über große Entfernungen hinweg) von sich abhängig, besonders in sexueller Hinsicht. In westlichen, psychologisch orientierten Chakra-Workshops geht es weniger um solche »Siddhi-Kräfte«. Da lautet die Frage eher: Wie kann ich meine Intuition erwecken und im Alltag praktisch nutzen? Doch in jedem Fall bedeutet die Aktivierung des Stirnchakras, dass alles bewusster wahrgenommen wird, außen wie innen. Zugleich wächst die Erkenntnis, dass die Trennung zwischen Außen- und Innenwelt nur scheinbar existiert. Die Gegensätze verschmelzen. Der dual gepolte Verstand (ja/nein, richtig/falsch, gut/schlecht) weicht dem Bewusstsein: Es ist, wie es ist.

Das Stirnchakra stellt uns die größte und letzte Aufgabe: zu erkennen, was wirklich ist und wer wir sind.

**Übung zum Stirnchakra: Wer sieht?**

Da wir unseren Körper, unsere Gedanken und Gefühle beobachten können, muss es einen Beobachter, einen Zeugen geben, der nicht identisch ist mit all dem, was beobachtet werden kann. Diese einfache, für jeden unmittelbar erkennbare Tatsache bildet die empirische Grundlage für den Mythos vom Dritten Auge. Tatsache ist aber auch, dass wir uns normalerweise nicht mit dem subjektiven Zentrum der Wahrnehmung identifizieren, sondern mit der wahrgenommenen Peripherie. Körper und Verstand reagieren nach gewohnten Verhaltensmustern und automatisch auf die Außenwelt. Der innere Zeuge scheint zu schlafen. Wir wollen versuchen, ihn ein wenig aufzuwecken und das »Auge Gottes« zu aktivieren …

Sie lesen jetzt diese Wörter. Sie sehen die Buchstaben auf dem Papier. Dies könnte allerdings auch ein Traum sein. Sie können im Traum sogar fliegen, also sicher auch ein Buch lesen. Da ist im Moment einfach nur ein Bild: das Buch auf dem Tisch oder in Ihrer Hand und das Weitere darum herum. Bis hin zum äußeren Rand. Doch wo ist der Rand? Bewegen Sie nicht Ihre Augen. Keine Bewegung! Was ist anders im Vergleich zu einem

Bilderrahmen oder einem Fenster? Spüren, überprüfen Sie genau jetzt, während Sie lesen!

Das Buch, die Hände, Arme, das sind alles Teile eines Bildes, gesehen wie durch ein Fenster ohne Rahmen. Und nun die entscheidende Frage: Wer oder was sieht dieses Bild durch das Fenster? Es kann kein Mensch mit einem Körper sein. Denn Sie sehen sich ja bereits als Teil im Bild vor sich – sitzend (oder auch liegend, stehend). Das ist die wohl ungeheuerlichste Erkenntnis überhaupt, der Durchbruch zu einer völlig neuen Dimension. Sie sind auf der »anderen Seite«. Der Zuschauer.

Wenige Sekunden in dieser Perspektive verändern Ihr gesamtes Leben. Nicht, dass Sie nun plötzlich der Regisseur geworden sind. Überlassen Sie das lieber der »höheren Macht«.

Wenn Sie nun die Augen schließen – ist da immer noch etwas zu sehen? Und wo ist das, was sieht, hört, riecht und alles erlebt? Sie sind der nicht wahrnehmbare Beobachter!

## Das Kronenchakra

*Sahasrara,* Der »tausendblättrige Lotus«, erblüht auf dem Scheitel oben auf dem Kopf. Symbole dafür sind der Heiligenschein – der von manchen Menschen wirklich gesehen werden kann – und, auf der weltlichen Ebene, die goldene Königskrone. Dem siebten Energiewirbel wird die lichtempfindliche Zirbeldrüse zugeordnet. Zu wenig Licht am Tag oder zu viel während der Nachtruhe bringen unseren Melatoninhaushalt durcheinander. Das »Glückshormon« Melatonin macht uns entspannt und zufrieden.

Wir sind im Chakra-Energiesystem am höchsten Punkt angelangt. Wie die Spitze einer Pyramide vereint das Kronenchakra alle anderen Ebenen. Was seine endgültige Öffnung, sein tausendblättriges Erblühen wirklich bedeutet, können wohl nur sehr wenige aus eigener Erfahrung sagen. Von Buddha-Natur, von kosmischem Bewusstsein ist die Rede. Ist der Yogi/die Yogini auf dieser Stufe angelangt, hat er/sie bereits viele (Ego-)Tode hinter sich. Er oder sie weiß, dass keine eigene Anstrengung mehr weiterführen kann.

Doch wenn es nun stimmt, dass die Chakren auf einer vom physischen Körper unabhängigen Ebene existieren, dann ist auch das Kronenchakra hier und jetzt für jeden wirklich, muss sich irgendwie auf unser Leben auswirken, ob wir nun »erleuchtet« sind oder nicht. Wenn hier nicht Wahrheit, Liebe und Schönheit zu Hause sind, wo dann? Und wem gehören sie? Wer hat das Patent darauf?

Wann immer wir den Augenblick entspannt genießen können, ist etwas von »ganz oben« oder »tief innen« in unser beschränktes Wachbewusstsein eingeströmt. Man kann es Melatonin, Soma oder Engel nennen. Ich empfinde es als Gnade und Segen. Niemand ist davon ausgeschlossen.[11]

**Übung zum Kronenchakra: Still sein**

Die einfache Version: keine Anstrengung, keine Fragen, nichts erreichen wollen.

Für den »Selbsterforscher«: Schließen Sie nach dem Lesen Ihre Augen und spüren Sie in all das hinein, was Sie mit dem Begriff »Raum« verbinden. Sind Sie in einem Raum? Gedanken wie »sitze in meinem Zimmer in …« lassen Sie einfach durch den Raum ziehen. Ist das möglich? Bemerken Sie, wie sich in diesem »inneren« Raum von Moment zu Moment alles verändert? Was bleibt gleich? Der Raum selbst? Richten Sie Ihre Aufmerksamkeit auf diesen ungreifbaren Raum, seine Unbewegtheit und tiefe Stille. Sie können sich in diesen Raum hineinsinken lassen, immer – jetzt.

Wir alle sind dieser Raum.

## Chakra-Meditation mit Musik

**Übung 1: Tanz der Energien**
Sie können die bisher beschriebenen Übungen nacheinander in einer dreißig- bis sechzigminütigen Meditation ausführen. Hilfreich ist, sich dazu »passende« Musik auf Kassette oder CD zusammenzustellen. Ich gebe Ihnen dazu allgemeine Anregungen und spezielle Tipps. Doch eigentlich ist nur *Ihre* Auswahl wichtig. Kaum ein Medium kann die vielen und meist subtilen Gefühle, die mit den Energiezentren verbunden sind, so direkt ansprechen wie Musik. Jeder Mensch hat jedoch ganz individuelle Vorlieben, verbindet mit einem bestimmten Musikstück ganz besondere Erinnerungen und Stimmungen. Die Energiezentren sind mindestens ebenso individuell.

Sie können diese Meditation allein oder mit einem Partner praktizieren (am besten beides).

*Tanzen*
Spüren Sie Ihre Füße, den Kontakt zum Boden. Improvisieren Sie ohne Hemmungen: kriechen, auf dem Boden wälzen, springen. Lachen ist (auch jetzt schon) erlaubt! Geeignet ist jede rhythmische Musik, Pop, Rock, Jazz, Techno. Ich empfehle vor allem Weltmusik wegen der guten Trommler und der oft noch intakten Naturverbundenheit.

*Umarmen*
Stellen Sie sich einen Partner vor, falls im Moment keiner da ist. Oder bewegen Sie sich vor einem großen Spiegel. Für offene Augen gibt es immer ein Gegenüber. Eine Zimmerpflanze, ein Bild, einen Schrank. Finden Sie die passende Form der Umarmung (keine Selbstumarmung, es geht hier um die Begegnung mit dem anderen).

Welche Musik passt dazu? Das kommt darauf an: Wen oder was wollen Sie wie umarmen? Sie wählen mit der Musik das

Thema, die Stimmung der Begegnung. Sprechen Sie sich mit Ihrem Partner bezüglich der Musik ab. Ich empfehle: zärtlich-sanft. Das macht es leichter, sich und den anderen bewusst zu spüren.

*Lachen*

Sie erinnern sich: herzhaft, das heißt hier »bauchhaft« lachen. Mit einem Partner ist es vielleicht leichter. Seien Sie albern, machen Sie komische Faxen (eventuell vor dem Spiegel).

Die Musik dazu sollte rhythmisch beschwingt, witzig sein. Charleston, Dixieland, Swing, Tango, Comedian Harmonists.

*Lächeln*

Buddha lächelt, ganz gleich, was oder wen er vor sich sieht. Klar, ein Klischee. Denn Buddha konnte natürlich (wie Jesus und alle anderen Religionsstifter) auch ernst oder sogar wütend aussehen. Doch wir üben hier das innere Lächeln. Bei einem Buddha ist es auch dann da, wenn er scheinbar wütend ausruft: »Nichts kapiert. Wach endlich auf!«

Einen attraktiven Menschen anzulächeln, scheint leicht. Doch vielleicht wollen Sie dem anderen nur gefallen? Üben Sie, eine Topfpflanze anzulächeln. Jeder Mensch, ganz besonders Ihr Lebenspartner, wird höhere Anforderungen an die Echtheit Ihres Lächelns stellen. Da können Verlegenheit oder Leidenschaft hochkommen. Um in dem Zustand des »inneren«, von äußeren Umständen losgelösten Lächelns des »reinen Herzens« zu bleiben, empfehle ich meditative Musik.

*Singen*

Mit Partner: Schauen Sie sich an, wiegen Sie sich zur Musik, und singen Sie »Aum«. Abwechselnd und gemeinsam. Lassen Sie das Singen geschehen, eine spielerische Kommunikation oder gar Kommunion.

Ohne Partner: Schließen Sie die Augen, und achten Sie darauf, wie das Singen geschieht.

*Schauen*
Mit Partner: Sehen Sie ihn oder sie als Traumbild. Die einzig wichtige Frage lautet: Wer oder was sieht?

Ohne Partner: Spiegel, Poster, Blick durchs Fenster.

*Still sein*
Ob mit oder ohne Partner: Ich bin allein. Still. Jetzt!

**Übung 2: Resonanz**
Halten Sie eine Stimmgabel mit dem Kammerton A an andere Stimmgabeln mit derselben Frequenz, dann schwingen und klingen die mit. Das nennen Klangforscher »Resonanz«. Wir, unser Körper mit all seinen Zellen, unser Geist mit all seinen Gedanken, unsere Seele mit all ihren Gefühlen, schwingen ständig mit in einem zum größten Teil unsichtbaren »elektromagnetischen Feld«. Unser Körper bewegt sich zum Rhythmus der Trommeln. Doch auch die Millionen von Zellen bewegen sich in Resonanz.

Die vorangegangene Übung umfasst das gesamte, kaum entwirrbare Spektrum von Resonanz. Hier nun sind die Schwingungen speziell auf die einzelnen Chakren gerichtet. Wie Stimmgabel auf Stimmgabel. Die Yogis, die Erforscher dieses Chakra-Energiesystems, ordnen jedem Chakra bestimmte Frequenzen zu. Optisch erscheinen sie (von unten nach oben) als die Farben des Regenbogens: rot, orange, gelb, grün, hellblau, dunkelblau, violett oder (alle zusammen) weiß. Akustisch entsprechen diesen Frequenzen bestimmte Töne. Bei der folgenden Meditation werden diese Töne auf dem obertonreichen Sandawa-Monochord gespielt bzw. mit Obertongesang vorgeführt.

Sie können still sitzen, liegen, stehen, sich leicht zur Musik bewegen.

**Musiktipps**

Christian Bollmann: *Heilende Klänge*

»Leicht wie eine Feder«, das erste der sieben Stücke, bedeutet, auf die sieben Chakren bezogen, zugleich Erdung – getragen vom Grundton A des obertonreichen Monochords. Das Didgeridoo regt das »Wasser des Lebens« im zweiten Chakra an, der große Gong anschließend das »Feuer der Wandlung« im dritten Zentrum (Solarplexus, Sonnengeflecht). Monochord, (Oberton-)Gesang und Trommel sind dem »Duft des Herzens« gewidmet, Klangschalen, Gong und Meereswellen dem »Rhythmus von Akasha«; der Titel weist auf spirituelle Kommunikation (fünftes Chakra) hin. Für die »Kraft von oben« setzt Christian Bollmann interessanterweise sehr tiefen, grollenden Gesang (wie der von tibetanischen Mönchen) ein – mit zusätzlichen psychedelischen Klangeffekten. An siebter Stelle steht die reine Stille.

Jonathan Goldman: *Chakra-Chants*

Chorischer Obertongesang zur Anregung und Harmonisierung der sieben Energiezentren auf der Basis der Resonanz. Jeder Ton der C-Dur-Tonleiter entspricht einem Chakra. Dazu heilige Vokale und Silben aus der vedischen Tradition, dezente Rhythmen, die auf Herz- und Kreislauf wirken.

Chakra-Meditation von Santo

Die sechsunddreißig gleich gestimmten Saiten des Monochords erzeugen ein reiches Obertonspektrum, ein funkelnd-kristallines Gewebe, das geradezu in sich hineinzieht, sobald die Aufmerksamkeit geweckt ist. Zugleich mit der sich weitenden Klarheit können die sonst unbemerkten körperlichen Empfindungen – Kribbeln, Wärme, Energieströme – ins Bewusstsein treten. Die sieben Obertonstücke, die mit kurzen Pausen vom untersten zum obersten Chakra führen, sind alle in gleicher

Weise still-meditativ, ein räumliches Gleiten ohne Rhythmus, ohne Dramatik.

»... Du hörst nur zu, tust nichts, und eine große Stille, ein tiefer Friede senkt sich über dich. Es ist leichter durch das Ohr als durch das Auge, weil das Ohr passiver ist, unaggressiv. Es kann der Existenz nichts anhaben, es kann nur geschehen lassen.« (Osho)

# Kapitel 5 – Wenn die Schlange erwacht: Die Kundalini-Energie

## Kundalini

Colonel Bradford spricht von »vitaler Lebenskraft«, die nach oben gerichtet werden soll. Die »Fortpflanzungsenergie«, diesen »mächtigen Trieb«, könne man nur beherrschen, wenn man ihn weder »vergeudet« noch »unterdrückt«, sondern ihn »umwandelt« und zugleich »emporhebt«. Diese Erkenntnis und entsprechende Übungen finden wir in vielen alten Kulturen. In den meisten Überlieferungen ist das Symbol für die (sexuelle) Energie eine Schlange. So auch in der indischen Tradition des Kundalini-Yoga, auf die sich Bradford bezieht, auch wenn er den Begriff »Kundalini« nicht verwendet.

*Kundalini* bedeutet wörtlich: »in einer Höhle *(kunda)* zusammengerollt«. Die Höhle ist hier das Wurzel-Chakra. Wie eine Schlange zusammengerollt, wartet die Göttin Shakti darauf, erweckt zu werden. Sie bildet dreieinhalb Kreise. Die drei vollen Kreise repräsentieren Vergangenheit, Gegenwart und Zukunft oder auch Wachbewusstsein, Traum und Tiefschlaf. Der Halbkreis steht für das Transzendente, auch *Turiya* (»das Vierte«) genannt. Die Schlange verschließt in einigen Darstellungen mit ihrem Mund die untere Öffnung der *Sushumna*, des Hauptenergiekanals. Links von der Sushumna schlängelt sich *Ida*, der weibliche, rechts davon *Pingala*, der männliche Kanal vom Steißbein über die mittleren Chakren bis zum Scheitel. Das antike Wahrzeichen der Medizin, der Äskulapstab, symbolisiert diese feinstoffliche Struktur. Zwei Schlangen (Ida und Pingula) winden sich auf dem Stab (Sushumna) hoch zum Flügelpaar an der Spitze.[12]

Im Unterschied zur biblischen Schlange ist die Kundalini-Schlange weder gut noch böse. Gefährlich schon – stellen Sie sich vor, Sie treten aus Versehen auf eine schlafende Kobra. Und die richtet sich auf und zischt Sie an! Vorsicht also bei Workshops und Seminaren, die Ihnen die Erleuchtung durch die Erweckung der Kundalini, der Energieschlange im Wurzelchakra, versprechen. In der westlichen Welt leiden viele Menschen unter den Folgen fehlgeleiteter Kundalini-Energie.

Doch die Vorstellung ist verführerisch, und Kundalini hat etwas von der biblischen Schlange der Versuchung an sich: Irgendwo »da unten« schlummert eine unermessliche Energie in uns, die nur wachgekitzelt werden muss, um uns ewig jung und allwissend zu machen.

Mit dem sechsten »Tibeter« lassen Sie sich auf eine Schlangenbeschwörung ein. Der Ritus ist zwar gut abgesichert durch seine Einbindung in die fünf »Tibeter«; es gibt viel riskantere Energieübungen. Doch die Warnungen des Colonels sind berechtigt.

## Der sechste »Tibeter« im Yoga

Im Hatha-Yoga – das klassische Werk dazu ist die Hatha-Yoga-Pradipika von Svatmarama aus dem 16. Jahrhundert – sollen bestimmte Körperhaltungen *(Asanas)* und Reinigungen *(Dhautis)*, Atemübungen *(Pranayamas)*, Muskelbewegungen *(Bandhas)* und Gesten *(Mudras)*, aber auch Vorstellungsbilder *(Mandalas)* und heilige Wortsilben *(Mantras)* bewirken, dass sich die Schlange aufrichtet und als »Kundalini-Energie« über die feinstofflichen Kanäle und Chakren bis zum höchsten Energiezentrum aufsteigt. Dort, im Sahasrara über dem Scheitel, vereint sich Shakti mit Shiva. Es kommt zu einer »Erleuchtung«, danach fließt die Energie in der Regel wieder nach unten.

Der sechste »Tibeter« beinhaltet zumindest drei dieser Methoden: Körperhaltung, Atemübung und Muskelbewegung.

**Haltung (Asana)**
Anfangs- und Grundposition: aufrecht stehen *(Tadasana)*. Erdung. Nur bei einer gerade aufgerichteten Wirbelsäule kann die Energie von unten nach oben strömen.

**Atem (Pranayama)**
Hier geht es nicht nur um Sauerstoff, sondern um Prana, diese powervolle Mixtur aus Luft und Geist: Odem. Ein bewusst erlebter Atemzug bringt mehr Energie als die vielen mechanischen, flachen Atemzüge und Seufzer im stressigen Alltag.

Beim sechsten »Tibeter« atmen Sie zunächst einfach entspannt ein und aus. Sie genießen dieses Atmen. Denn schon in der nächsten Phase werden Sie spüren, was Atemnot bedeutet. Nachdem die Luft in der Beuge ausgepresst ist und Sie wieder aufrecht stehen, fühlen Sie einen Sog, der anfangs unangenehm ist, als müssten Sie dringend Luft holen. Bleiben Sie innerlich still und unbewegt. Sie können dann spüren, wie der Sog »irgendetwas« von unten, aus dem Beckenbereich, hochzuziehen scheint.

**Muskelbewegung (Bhanda)**
Beim sechsten »Tibeter« werden die drei wichtigsten Bhandas des Yoga eingesetzt: *Jalandhara, Uddiyana* und *Mula Bhanda*. Wörtlich bedeutet das Sanskritwort *bhanda* »Gefangenschaft, Verbindung, Fessel, Haltegriff«. Im Yoga ist es eine »Stellung, in der gewisse Organe oder Körperteile gehalten, zusammengezogen und kontrolliert werden«.[13]

Der berühmte indische Meister des Hatha-Yoga, B. K. S. Iyengar, vergleicht die Bhandas mit Stromschaltern und Leitungen. »Wenn Prana im Körper des Yogi durch das Üben von Pranayama zum Fließen gebracht wird, so ist es für ihn ebenfalls erforderlich, Bhandas anzuwenden, um ein Verströmen der Energie zu verhindern und sie ohne Schaden an die richtigen Orte zu leiten.«[14]

Das **Jalandhara Bandha** ist der Kinnverschluss. Das Kinn neigt sich auf das Brustbein. Die Brust sollte dabei angehoben werden, um dem Kinn entgegenzukommen. Dieses Bhanda wird mit Ausnahme des ersten »Tibeters« in allen Riten praktiziert, beim sechsten Ritus während der Beuge. Iyengar sagte: »Wird Jalandhara Bandha ausgeführt, so kann die kühle Energie des Lunarplexus aufgrund der Blockierung der Nadis um den Hals herum nicht nach unten fließen oder von der heißen Energie des Solarplexus zerstreut werden. Auf diese Weise wird das Lebenselixier gespeichert und das Leben selbst verlängert. Das Bandha klemmt auch die Ida- und Pingali-Kanäle ab und macht es dem Prana möglich, durch die Sushumna zu strömen. (...) Es entspannt das Gehirn und macht den Intellekt demütig.«[15]

Das **Uddiyana Bhanda** ist das Halten und Einziehen des Bauches (*uddiyana = »emporfliegen«*). »Es ist das beste Bandha, und wer es ständig übt, wie es von seinem Guru gelehrt wird, der wird wieder jung«, meinte Iyengar. Er beschreibt den Ablauf und die Wirkung dieses Bhandas im Prinzip ähnlich wie Kelder. Doch es gibt einige Unterschiede und Ergänzungen. Der Kinnverschluss soll während der gesamten Übung beibehalten werden, nicht nur während der Beuge. Und: Uddiyana Bhanda »sollte nur in der Pause zwischen völliger Ausatmung und frischer Einatmung vollzogen werden«. Der Bauch wird nach dem schnellen Ausstoß aller Luft etwa zehn bis fünfzehn Sekunden lang eingezogen und gehalten. Das Zwerchfell wird vom Unterbauch aus in den Brustraum gehoben und zieht dabei die unteren Organe nach oben und nach hinten auf die Wirbelsäule zu. Erst *nachdem* sich der Bauch normal entspannt hat, wird langsam eingeatmet und das Kinn gelockert. Das Aufsteigen der Energie ist zwar die wichtigste Wirkung. Doch außerdem werden die Herzmuskeln und unteren Organe gekräftigt sowie Giftstoffe aus dem Verdauungstrakt beseitigt.

Das **Mula Bhanda** bezieht sich, wie der Name schon andeutet (*mula* = »Wurzel, Quelle, Ursprung, Grund, Fundament«), auf das Wurzelchakra. Die Muskeln zwischen After und Geschlechtsorganen werden angespannt und in Richtung Nabel hochgezogen. Der Bauch wird unterhalb des Nabels nach oben und nach hinten zum Rückgrat gepresst. Diese Übung sollte laut Iyengar zunächst nach dem Einatmen mit angehaltenem Atem ausgeführt werden. Für die Beherrschung von Mula Bhanda empfiehlt er eine Yogaübung, die in Kombination mit vielen anderen Asanas ausgeführt werden sollte: Ashvini Mudra. *Ashvini* bedeutet »Pferd« oder »Stute«. Der Yogi, die Yogini soll, wie die Stute beim Wasserlassen, die Aftermuskeln zusammenziehen und so Energie nach oben pumpen. Dabei spürt er zugleich tief in den Ursprung der Schöpfung hinein. »Beim Üben von Mula Bhanda versucht der Yogi, die wahre Wurzel oder Mula aller Schöpfung zu erreichen.«[16]

Maruscha Magyarosy und Carlos Liebetruth beziehen sich, wenn sie in ihren Fünf-»Tibeter«-Trainings und -Ausbildungen den sechsten »Tibeter« erklären, u. a. auf die Forschungen von Gerhard H. Eggetsberger. Der Wiener Neurologe fand in dem von ihm begründeten Institut für angewandte Biokybernetik und Feedbackforschung heraus, dass der Pubococcygeus-Muskel zwischen After und Geschlechtsteilen – kurz PC-Muskel – tatsächlich messbare elektrische Energie über das Rückenmark in das Gehirn pumpen und dort bisher brachliegende Areale zu ungeahnten Fähigkeiten erwecken kann. Eggetsberger entwickelte das PCE-Training zur Energiesteigerung auf der Grundlage von Mula Bhanda und Ashvini Mudra. Seine Forschung macht die Kundalini-Energie in ihrer Funktion, Bedeutung und Nutzung derart gut verständlich und sogar wissenschaftlich überprüfbar, dass wir uns etwas ausführlicher damit befassen wollen.

## Das PCE-Training von Gerhard H. Eggetsberger

Am Wiener Institut für angewandte Biokybernetik und Feedbackforschung wurde bei Hunderten von Testpersonen ein elektrischer Strom, ein Energiefluss, gemessen, der sich aus dem Becken heraus entlang der Wirbelsäule bis ins Gehirn bewegt. Ausgelöst wurde der feine Strom durch das Anspannen des PC-Muskels. Im Rahmen des vierwöchigen PCE-Trainings stellte sich bei den Probanden eine deutliche Verbesserung der körperlich-geistigen Gesamtkondition ein, speziell bei Konzentrations- und Lernstörungen, schlechtem Schlaf, Depressionen und sexuellen Störungen.

»Zehnmal zehn Sekunden habe ich den Muskel angespannt. Einen Muskel, den ich vorher noch nie willentlich kontrahiert hatte. Er war es, der mir diese unglaubliche Energie lieferte. Der Muskel fühlte sich nun schwach an. Mir wurde erklärt, dass das ganz normal sei, aber ein Training würde den Muskel zu einem wahren Kraftwerk werden lassen. Das also war der neue Weg, aus meiner ständigen Müdigkeit, meinen häufigen Depressionen und meiner Konzentrationsschwäche auszubrechen.« So beschreibt eine Frau die Wirkung des PCE-Trainings. Sie konnte auf dem Computer-Bildschirm mitverfolgen, wie ihre Muskelkontraktionen den Energiepegel nach oben brachten. Ein bisschen wie bei der Jahrmarktsunterhaltung »Hau den Lukas«. Doch das ist die ebenso einfache wie effektive Grundidee von Biofeedback: Man sieht seinen Atem, Muskelkontraktionen, Entspannungszustände auf einem Messgerät als »Feedback«. Das Gehirn klinkt sich ein; es will »optimale Werte« erreichen und schafft das sogar.

Diese Frau wurde aber nicht nur dadurch motiviert, dass ihre Muskelkontraktionen auf dem Bildschirm Energiezuwachs anzeigten. Sie spürte es am eigenen Leib. Und übte dann die Muskelkontraktion in der U-Bahn, am Arbeitsplatz, zu Hause. »Fühlte ich mich schlecht, so spannte ich einfach den Muskel einige Male fest an. Es half sofort. Manchmal ertappte ich mich dabei, dass ich den Muskel unwillkürlich anspannte. Scheinbar wusste mein Unbewusstes, was mir fehlte. Ich fühlte mich stark, ich fühlte mich vor allem sicher. Meine Kraft war in mir, ich konnte sie jederzeit aktivieren.«

Eggetsberger begann 1993 eine Untersuchungsreihe zur Messung der Sexualenergie. Dabei stellte er fest, dass das Gehirn umso stärker mit Energie aufgeladen wird, je aktiver der PC-Muskel ist. Nach etlichen Tests, zunächst im Selbstversuch, wurde klar: Dieser Muskel – und nur dieser – treibt messbare elektrische Spannungen über das Rückenmark ins Gehirn. Man muss ihn für einige Sekunden anspannen und wieder lockern, mehrfach und, ganz wichtig, mit aufrechtem Rücken.

Kaum merkliche, leichte Bewegungen des Muskels stimulieren vor dem Liebemachen das Gehirn, noch bevor die Partner die Lust in ihren Genitalien spüren. Zunehmende PC-Muskelaktivität bewirkt eine erhöhte Blutzufuhr, die wiederum für die Erektion beim Mann und für die Feuchtigkeit der Scheide der Frau sorgt. Schließlich beeinflusst der PC-Muskel auch den Orgasmus. Je stärker er ausgebildet ist, desto besser und länger kann der Mann die sexuelle Spannung aufrecht erhalten, ohne vorzeitig zu ejakulieren. Die Frau steigert ihre Orgasmusfähigkeit.

»Ist der PC-Muskel stark, dann ist er der größte Energiespender, ein wahres Kraftwerk des Menschen. Das Anspannen des PC-Muskels stimuliert beim Mann aber auch die Prostata und bei der Frau den Uterus. Auf diese Weise werden Hormone und Endorphine (körpereigene Glücksstoffe) freigesetzt, die eine seelische Hochstimmung auslösen. Wird der PC-Muskel nicht durch regelmäßigen Sex oder gezieltes Training in Anspruch genommen, dann wird er ständig schwächer, er atrophiert, sagen die Mediziner.«[17]

Eggetsberger hält sexuelle Enthaltsamkeit für gesundheitsschädlich. »Denn wird eine Körperfunktion nicht ihrem natürlichen Zweck entsprechend genützt, so entsteht ein Ungleichgewicht, unter dem die körperliche Gesundheit leidet.« Er beruft sich dabei auf Untersuchungen von Medizinern, die bei Priestern häufiger Prostatakrebs und bei Nonnen mehr Erkrankungen von Gebärmutter und Eierstöcken feststellten als bei Männern und Frauen, die nicht im Zölibat lebten.

Doch die Messungen der Kundalini-Energie entziehen laut Eggetsberger auch einem Mythos den Boden, der viel Verwirrung gestiftet hat. Manche Yogis beschrieben ihre Empfindungen beim Mula Bhanda so, als würde da eine Art Flüssigkeit nach oben gezogen werden. Was konnte das sein? Doch wohl nur Sperma. Kostbares Gut also! Und bei der Frau? Darüber war man (Mann) sich nicht einig. Irgendwelche Säfte jedenfalls. Da Eggetsberger nachweisen konnte, dass hier eben keine Säfte, sondern elektrische Impulse nach oben geleitet werden, sei, schrieb er, die Angst vor Energieverlust durch Säfteerguss unbegründet. Das stimmt, wie wir noch sehen werden, allerdings nur halb. Tatsache ist und bleibt, dass der Mann die Energie steigert, wenn er den Samenerguss zurückhält.

## Übung: Anspannen von PC-Muskel und Ashvini Mudra

Diese Übung können Sie – im Unterschied zum Mula Bhanda und dem sechsten »Tibeter« – täglich ausführen, so oft Sie wollen. Sie erfordert weder das Einziehen des Bauches noch eine bestimmte Atemkontrolle. Yogameister Iyengar empfiehlt Ashvini Mudra, das Zusammenziehen des After-Ringmuskels, als zusätzliche Unterstützung bei vielen Übungen. Und der Lieblingsspruch des indischen Yogalehrers Suren Goyal, des Trainers der russischen Astronauten, lautete: »Ampel grün, Ampel rot, Ashvini Mudra tut immer Not.«[18] Demnach können Sie dieses Mudra sogar beim Autofahren ausführen. Wichtig ist jedoch, dass Ihr Rückgrat aufgerichtet ist.

Sie atmen ein, halten die Luft fünf bis zehn Sekunden an und ziehen dabei Ihren After zusammen. Zugleich spannt sich auch der PC-Muskel an. Beim Ausatmen die Muskeln entspannen. Das ist alles. Anfangs werden Sie die Muskeln nur kurz anspannen können, weil sie reaktiviert und trainiert werden müssen.

## Die Hirschübung

Im Taoismus gibt es eine ganz ähnliche Übung. Sie wird erstmals im *Su-nu-ching* beschrieben, dem vom »Gelben Kaiser« Hung-Ti vor vermutlich 2500 Jahren verfassten Hauptwerk taoistischer Liebeskunst. In diesem Fall lieferte nicht die Stute, sondern der Hirsch die Inspiration. In der Hirschübung werden die Muskeln rund um den After fest angespannt, hinauf- und eingezogen, so lange es ohne Schmerz und Verkrampfung möglich ist, und dann wieder entspannt. Auch hier geht es darum, die sexuelle Energie über die sieben endokrinen Drüsen nach »oben« zu pumpen – von den Geschlechtsdrüsen bis zur Epiphyse.

Der Taoismus-Lehrer Dr. med Stephen T. Chang empfiehlt: »Sie sollten sich darauf konzentrieren, ob Sie eine Art Kitzeln (einem leichten elektrischen Schlag ähnlich) die sieben Drüsen aufwärts verspüren. Dieses Gefühl dauert nur Bruchteile einer Sekunde und kommt auf natürliche Weise zustande. Versuchen Sie nicht, es durch geistige Vorstellungskraft zu forcieren.«[19]

Die Hirschübung soll sich positiv auf die Gesundheit auswirken: Beim Mann wird u. a. die Prostata gestärkt, bei der Frau die Produktion von Östrogen angeregt, was wiederum Menstruationsbeschwerden lindern kann. Die Periode kann sogar ganz ausbleiben, was Dr. Chang positiv wertet. Nur während der Schwangerschaft sollte die Übung nicht ausgeführt werden, weil sie vorzeitige Wehen auslösen kann.

Vor allem jedoch kann der Mann beim Liebesakt kurz vor der

Ejakulation die After- und den Beckenboden-Muskel anspannen und so die Samenflüssigkeit nach innen lenken, also »injakulieren«. Die Energie wird gesteigert, die Erektion bleibt erhalten. Er kann seiner Partnerin auf diese Weise zum wirklich erfüllenden Orgasmus verhelfen. (Mehr dazu in Kapitel 8.)

## Evolution

»Es ist kaum vorstellbar, durch wie viele Leben wir hindurch mussten, bis wir verstanden, dass Leben mehr ist als Fressen und Kämpfen und eine Vormachtstellung im Schwarm einnehmen. Tausende Leben, zehntausend, und danach vielleicht noch hundert Leben, ehe uns die Erkenntnis aufdämmerte, dass es so etwas gibt wie Vollkommenheit, und dann nochmals hundert Leben, um endlich als Sinn des Lebens die Suche nach der Vollkommenheit zu sehen und zu verkündigen.«[20]

Richard Bachs Möwe Jonathan wird hier von der erfahrenen Möwe Sullivan über Sinn und Ziel der Evolution und der individuellen Entwicklung aufgeklärt. Jonathan repräsentiert den aufrichtigen, kompromisslosen Wahrheitssucher und Yogi, der von seinen Lehrern in die zeitlose Weisheit spiritueller Traditionen eingeführt wird. Einerseits dauert es unzählige Leben, bis die Vollkommenheit auch nur erahnt wird. Andererseits genügt ein einziger Moment, um grenzenlose Freiheit zu erfahren. So spricht die weiseste aller Möwen, Chiang: »Selbst wenn du mit der Geschwindigkeit des Lichtes fliegen würdest, hättest du nicht die Vollkommenheit erreicht. Alle Ziffern sind Begrenzungen. Vollkommenheit aber ist grenzenlos. Vollkommene Geschwindigkeit, mein Sohn, das heißt, ganz da sein.«[21]

Das Chakrensystem ist auch dazu gedacht, das Prinzip der Evolution zu verstehen. Die sieben Energieebenen können als Entwicklungsstufen des Bewusstseins interpretiert werden, die alle Lebewesen durchlaufen: vom nackten Überlebenstrieb bis zur bewussten Vereinigung mit dem Ganzen, mit Gott, Brahman, dem Ursprung der Schöpfung.

Je mehr man jedoch versucht, dieses System vom Einzelnen, von der unmittelbaren Erfahrung zu »abstrahieren«, desto komplizierter wird die Sache. Wie kann man feststellen, auf welcher Entwicklungsstufe sich die Menschheit gerade befindet? Ken Wilber, Vordenker der Transpersonalen Psychologie, hat dieser Frage viele Bücher gewidmet. Letztlich kommt dabei eine Art Sollwert heraus. Wir sollten heute auf der vierten Ebene sein, die in etwa dem Herzchakra entspricht. Das ist der Wendepunkt vom personalen Ich zum transpersonalen Bewusstsein.[22] Wie viele Menschen befinden sich zurzeit auf dieser Ebene? Wie viele liegen darunter – und warum? Was machen sie »falsch«? Wie viele sind über die vierte Ebene hinausgewachsen? Was haben sie »richtig« gemacht?

Wann immer Sie etwas – vor allem sich selbst – auf einer Entwicklungsskala einstufen sollen, gibt es »Stress«. Sie kommen kaum umhin, zu vergleichen und zu bewerten. Sind die sieben Chakren oder Bewusstseinsstufen nicht fast wie Schulnoten? Wer nur auf der untersten Ebene, dem ersten Chakra, vegetiert, hat die schlechteste Note, noch schlechter als »Sechs« oder »Ungenügend«. Sich über die Qualitäten der sieben Ebenen zu informieren, zu beobachten, welche im eigenen Leben wann und wie in Erscheinung treten, das halte ich durchaus für sinnvoll. Doch warten Sie damit, sich selbst auf der Skala zu positionieren. Jeder Moment kann völlig neue Perspektiven eröffnen.

So kann es geschehen, dass Sie in einer tiefen Meditation, bei einem intensiven Orgasmus, bei einem riskanten Überholmanöver auf der Autobahn plötzlich Ihre persönliche Lebensgeschichte oder sogar die gesamte Evolution des Lebens in wenigen Sekunden geistig durchleben. Das wird Ihren normalen Zeitrahmen gehörig durcheinander bringen.

Wie lange leben Sie schon? Sie kennen Ihr Geburtsdatum,

aber erinnern Sie sich an Ihre Geburt? Ich nicht. Man hat sie mir nur erzählt. Wir sollen auch als Embryo alle Stadien der Evolution durchlaufen haben, vom Einzeller über den Fisch usw. bis hin zum Homo sapiens sapiens. Väter präsentieren heutzutage stolz die embryonalen Stadien ihrer Sprösslinge auf Fotos und Video. Nach der Geburt durchleben wir weitere Phasen, die zugleich Entwicklungsstufen des Frühmenschen zeitlich zusammenraffen. Jäger und Sammler, das Stammesbewusstsein, magisches Denken. Was empfinden Sie als Ihre eigene Evolution? Welches waren die für Sie wichtigsten Entwicklungsphasen?

Erkennen Sie den Unterschied zwischen dem allgemeinen Entwicklungsschema des Menschen und dem, was Sie tatsächlich authentisch von sich wissen? Vieles von dem, was Sie bereits in Ihrer Entwicklung durchlaufen haben sollen, können Sie nicht erinnern. Anderes, was berühmte Yogis berichten, scheint Zukunftsmusik. Nach hinduistischer Auffassung erleben wir zurzeit das *Kali Yuga*, das Zeitalter der Göttin Kali. Die einen sehen darin finstersten Materialismus, kein Licht weit und breit. Andere finden, nie sei die Chance zur Transformation besser gewesen als in dieser Zeit. Ich würde sogar sagen: Nie war sie besser als *genau jetzt*. Bleiben Sie bei Ihren eigenen Erfahrungen, ganz nüchtern, empirisch, wissenschaftlich.

»Das Erwecken der Kundalini bewirkt eine Transformation und Transzendierung des Lebens. Visionen von Gott und höheren oder subtileren Existenzebenen, übersinnliche Fähigkeiten, die Morgenröte kreativer Intelligenz. Der Verstand, die Prioritäten, die Anhaftungen – das alles ändert sich. Die alten Schulden (Karma) werden ausgeglichen. Jede Körperzelle ist mit Energie voll geladen, eine Verjüngung setzt ein. Stimme, Körpergeruch und Hormonausschüttung verändern sich. Insgesamt beschleunigt sich die Entwicklung auf körperlicher, mentaler, emotionaler und spiritueller Ebene.«[23]

Das Leben hat sich über Jahrmillionen vom Einzeller zum

Menschen entwickelt. Wer wollte das bestreiten? Und die Evolution wird höchstwahrscheinlich weitergehen. Doch zugleich gilt: Wir leben *jetzt*. Immer nur jetzt! Und diese beiden Ebenen sollten wir bewusst auseinander halten.

Hier eine Geschichte aus der indischen Tradition, die Ihnen helfen kann, nicht allzu verkrampft nach Vollkommenheit und »Erleuchtung« zu streben:

*»Demnächst werde ich einen Ausflug in den Himmel machen«, kündigt der Guru seinen zwei Schülern an. »Habt ihr Fragen, die ich Gott stellen soll?« Beide wollen wissen, wie lange sie auf ihre »Erleuchtung« zu warten haben.*

*Nachdem der Meister von seiner »Samadhi-Reise« zurückgekehrt ist, warten die beiden Schüler gespannt auf die Antwort. »Du musst noch zwei Leben warten, bis du das höchste Ziel, die Einheit mit Gott, erreichst«, sagt er zu dem einen Schüler, der besonders ungeduldig ist.*

*»Was! So lange? Wo ich mich doch wie kein anderer um Askese und Meditation bemühe?«*

*Zum anderen sagt der Guru: »Bei dir dauert es so viele Leben, wie Blätter an diesem Baum sind!«*

*Der Schüler schaut den Baum an, lacht und freut sich. »Wie schön dieser Baum ist! Wie viele prachtvolle Blätter!« Da fegt ein Windstoß alle Blätter von dem Baum – und der Schüler ist »erleuchtet«.*

## Übung: Tagebuch zum sechsten »Tibeter«

Wie lange dauert die Transformation sexueller Energie? Eine verständliche Frage, doch wer könnte sie beantworten? Wie lange dauert mein Leben? Gut, dass niemand es weiß – auch nicht der Handleser, Astrologe oder spirituelle Meister!

Wie geschieht Transformation? Was verändert sich? Solche

Fragen sind sinnvoller, praktischer. Denn Sie können die Antwort in einem überschaubaren, zeitlich begrenzten Experiment selbst herausfinden.

Legen Sie einen Zeitraum fest – eine Woche. Jeden Tag üben Sie den sechsten »Tibeter«, am besten morgens, mit leerem Magen. Kurz nach der Übung machen Sie Ihre Eintragungen in ein Tagebuch. Auf einer Doppelseite für jeden Tag. Links stehen als Kategorien die sieben Chakren. Schreiben Sie möglichst zu jedem Chakra etwas auf, z. B.: erstes Chakra: »heiß«, »vibriert«, »wütend« oder »fühle nichts«. Nicht lange überlegen. Was sich nicht einem der sieben Chakren zuordnen lässt, schreiben Sie auf die leere rechte Seite.

Eine weitere Doppelseite nach demselben Muster legen Sie für die abendliche Reflexion an. Da lassen Sie den Tag Revue passieren und tragen kurze Beschreibungen von Erlebnissen und Gefühlen neben dem jeweiligen Chakra oder auf der leeren Seite ein. Die ersten, unüberlegten Worte können sich bei der Endauswertung als die aufschlussreichsten erweisen.

So erhalten Sie nach den sieben Tagen eine Art Entwicklungsprofil. Sie haben einen Ausschnitt aus der Evolution Ihres Lebens aufgezeichnet. Lesen Sie sich Ihre Eintragungen in einem Zug durch. Schließen Sie für fünf Minuten die Augen (dass Gedanken in Ihrem Kopf ablaufen, ist in Ordnung). Dann zeichnen Sie auf dem bereitliegenden, großen, leeren Blatt eine Entwicklungslinie. Rein nach dem Gefühl. Sie können sich dabei an den grafischen Darstellungen der Wachstumskurven von Firmen, Wertpapieren, Unfallstatistiken usw. orientieren. Geht die Tendenz auf- oder abwärts?

Haben wir solche Entwicklungskurven unseres Lebens nicht oft im Kopf – mehr oder weniger deutlich? Fühlen Sie sich so richtig stark, verliebt, frei, dann sehen Sie Ihre Lebenskurve für die Zukunft weiter steil nach oben steigen. Sind Sie deprimiert, sinkt die Kurve entsprechend ab. Beides ist reine Einbildung.

Bei diesem Tagebuch-Experiment verhält es sich anders. Sie

überprüfen die Wirkung einer Übung. Sie projizieren nicht Ihre Stimmungen in die Zukunft, sondern beobachten das Auf und Ab in Ihrem Leben. Dabei finden Sie vielleicht den Schlüssel. Entwicklung hat mit Bewusstheit zu tun.

## Andere Wege der Energie

Dem Kundalini-Yoga, der die Energie von unten nach oben lenken will, steht eine andere Tradition gegenüber. Sie geht den umgekehrten Weg, von oben nach unten. Der tibetische Buddhismus und die Anthroposophie Rudolf Steiners plädieren beispielsweise dafür, bei den oberen Energiezentren anzusetzen.

Auch das macht Sinn. Sind wir durch Meditation bewusster geworden, laufen wir weniger Gefahr, uns mit der sexuellen Energie und den damit verbundenen Emotionen zu identifizieren. Andererseits: Wir neigen dazu, unseren Verstand an die Stelle des Kronenchakras zu setzen. Wissen wir nicht schon alles über Chakren und spirituelle Entwicklung? Warum dann noch auf die schnöde materielle Welt mit ihren anstrengenden Forderungen achten? Die zweite Mahnung des Vermieters, die Miete endlich zu zahlen? Den wiederkehrenden Vorwurf der Lebenspartnerin, auch mal den Müll rauszutragen? Ist doch ihr Problem, ich *meditiere*. Kommt der Strahl der Erkenntnis jedoch tatsächlich aus den höheren Energiezentren, dann durchleuchtet er solche Ausreden mitleidslos!

Könnten nicht beide Chakra-Wege – der von unten nach oben und der von oben nach unten – zusammenwirken, sich gleichsam in der Mitte treffen? Das geschieht, glaube ich, ohnehin ständig, ob wir es wollen oder nicht. Einerseits strengen wir uns an, etwas zu erreichen. Mehr Geld, Power, höhere Bewusstseinsebenen. Andererseits: Liefern wir etwa die Energie dazu? Nein. Sie ist bereits da. Doch wie ist sie da? Nur als Same?

Schon die indischen Veden, auf die sich alle Yoga- und Tantra-Richtungen zurückführen lassen, gehen von einem Ganzen, von einem unendlichen Bewusstsein aus. Gott Brahma ist Same, Spross und Baum, Erdboden, Regen und Himmel, Zeit und Raum, Energie und Bewusstsein. Sollte ich Gott wie einen Heißluftballon aufblähen können? Worin lasse ich »meine Energie«, »meinen Gott« wachsen?

Sie können jeden Tag den sechsten »Tibeter« üben und den PC-Muskel anspannen, wann immer es Ihnen in den Sinn kommt. Sie werden sehr wahrscheinlich positive Veränderungen in Ihrem Leben wahrnehmen. Doch behalten Sie auch den anderen Aspekt im Auge. Ihr Lebensraum, die Wohnung, die Sie nach Ihrem Geschmack gestalten dürfen, gehört Ihnen nicht. Eines Tages werden Sie ausziehen müssen. Das Leben, wie Sie es kennen, wird verblassen und verschwinden. Das wissen Sie irgendwo tief in sich!

Dieses Wissen, das wir alle haben und verdrängen, kommt nicht aus dem Wurzel-, sondern aus dem Scheitelchakra. In einem Körper leben wollen – das ist die eine Kraft, die gleichsam von unten, von der Erde her wirkt. Sie weiß noch nichts vom Tod. Die andere Kraft kommt vom Himmel. Sie weiß, dass alle Geschöpfe vergänglich sind, und ist voller Mitgefühl.

# Kapitel 6 – Sexualität verstehen

## Wann haben wir etwas wirklich verstanden?

Osho schreibt: »Wir sind es gewohnt, das Licht an- und auszuknipsen, und schließen daraus, damit schon alles über Elektrizität zu wissen. Selbst am Ende seines Lebens hat der Mensch noch nicht erfahren, was Sex ist. Er kennt nur ›an‹ und ›aus‹ – und mehr nicht.«[24]

Verstehen. Woran erkennen wir, ob wir etwas verstanden haben oder nicht? Der Philosoph Ludwig Wittgenstein kam zu dem Schluss, dass wir etwas nur dann verstanden haben, wenn wir das, worum es geht, auch richtig anwenden können. Ein einfaches Beispiel: Verstehen Sie das folgende mathematische Reihenprinzip? $1 + 1 = 2$, $1 + 2 = 3$, $1 + 3 = 4$ usw. Sie müssen nur richtig fortsetzen können. Also: $1 + 4 = 5$, $1 + 5 = 6$ usw. Viel schwerer ist es, Prinzipien zu verstehen, die unseren Gewohnheiten widersprechen: »Ja, ich habe verstanden, dass Rauchen ungesund ist!« »Ja, ich verstehe, ich soll meinen Nächsten lieben wie mich selbst!«

Oder eben: »Ja, ich verstehe, was Sexualität bedeutet und wie ich sie optimal ausleben kann!« Das könnten auch eine Heuschrecke oder ein Wildschwein von sich behaupten. Denn zweifellos wenden sie wie alle Lebewesen das Prinzip der Sexualität seit Jahrmillionen erfolgreich an. So gesehen haben sie verstanden, worum es geht.

Von uns Menschen wird mehr erwartet. Sexualität wirklich zu verstehen, bedeutet für uns heute, Schichten von Schuld- und Schamgefühlen, Ideologien und Konditionierungen mit Bewusstheit zu durchdringen. Kaum etwas wurde im Laufe der vergangenen Jahrtausende derart verzerrt und pervertiert wie unsere Sexualität. Die Natürlichkeit, auf die wir schließlich stoßen, ist nicht der unbewusste, tierische Trieb. In einem Punkt werden wir allerdings mit allen anderen Lebewesen eins sein. Wir werden den sexuellen Trieb so wenig mit Schuld, Scham oder Gier »besetzen« wie das Atmen oder die Verdauung.

## Das Kamasutra

Was unsere klassische abendländische Literatur zum Thema Sexualität und Liebeskunst anzubieten hat, erscheint ziemlich verklemmt, vage und oberflächlich im Vergleich etwa zur indischen oder chinesischen. Zwar gab es auch in Indien und China stets den Konflikt zwischen sinnlichem Genuss und Askese, zwischen dem Erleben natürlicher Sexualität und dem Gehorsam gegenüber einer rigiden Moral. Doch eine derart durchgängige Verteufelung der Sexualität, wie sie die christliche Kirche bei uns über ein Jahrtausend betrieben hat, musste keine andere Kultur erleiden. Kein Wunder, dass nun, nachdem dieser Druck nachgelassen hat, die detaillierten asiatischen Darstellungen des Liebesspiels so hoch im Kurs stehen. Doch wie nehmen wir dieses Wissen, das Biologie, Medizin, Psychologie, Soziologie und Ästhetik so feinfühlig vereint, tatsächlich auf? Wie verarbeitet unser Verstand diese Art des Umgangs mit Sexualität?

Als ich 1996 im Internet unter dem Stichwort »Kamasutra« suchte, fand ich nur wenige Seiten. Sie verwiesen auf den Originaltext oder den zu Recht hochgelobten Film *Kamasutra* der indischen Regisseurin Mira Nair.[25] Als ich kürzlich den »Kamasutra«-Internet-Test machte, kamen dagegen Tausende von Treffern – fast nur noch mit Verweisen auf Pornographie. Beim Suchbegriff »Tantra« ist die Tendenz ähnlich, wenn auch nicht ganz so extrem.

Das Kamasutra, von Mallanaga Vatsyayana vor etwa 1700 Jahren geschrieben, fasst die im damaligen Indien bereits bekannten Lehren der Liebeskunst systematisch und sachlich zusammen. *Kama* – nicht zu verwechseln mit Karma – wird dort definiert als »Eintritt des Ergötzens an den jeweiligen Objekten durch Gehör, Haut, Sehen, Schmecken, Riechen, unter der Herrschaft des Geistes in Verbindung mit der Seele«. Und: »Kama ist speziell das erfolgreiche, zweckvolle Empfinden, das aus der besonderen Art der Berührung mit einem (lustgebenden) Objekt als mit Wohlbefinden einhergehendes Selbstgefühl (entsteht).«[26]

Zwar werden im Kamasutra Details wie »Art des Geschlechtsverkehrs nach Ausmaß (der Geschlechtsteile), Zeitpunkt und Dauer«, »Ausführungen des Umarmens«, »Möglichkeiten des Küssens«, »Arten der Fingernagelspuren«, »Spielarten von Bissspuren« etc. beschrieben. Als praktische Anleitung für uns Heutige ist der Text jedoch kaum geeignet; er ist eher eine Fundgrube für Historiker. Vatsyayana war kein Oswalt Kolle, der Tabus durchbrechen und Aufklärung betreiben wollte. Er korrigierte – in Sprachstil und Diktion einem Logiker wie Aristoteles vergleichbar – lediglich einige Ungereimtheiten anderer Sexualforscher seiner Zeit. Sexualität kann im damaligen Indien, zumindest in der Oberschicht der Gesellschaft, kein Tabu gewesen sein. Von Scham- und Schuldgefühlen weiß das Kamasutra nichts. Das ist das eigentlich Bemerkenswerte und Faszinierende an diesem ansonsten spröden und schwer lesbaren Text.

Die von Moral relativ unbelastete Einstellung, mit der im Kamasutra das Liebesspiel dargestellt wird, ist eine erste Stufe, eine Voraussetzung für Tantra. Wir sind heute – vielleicht – gerade wieder so weit, Sexualität in ähnlich unverkrampfter Weise anzugehen. Das Kamasutra beschreibt jedoch nicht, wie viele glauben, Tantra; der Begriff kommt dort überhaupt nicht vor. Und was im Internet daraus gemacht wurde, hat mit der Sexualforschung des Kamasutra nichts gemein, ganz zu schweigen von der Spiritualität des Tantra.

Hier sind schlicht Dealer am Werk, die sexsüchtig machen und davon profitieren wollen.

## Das Vigyana Bhairava Tantra

Gott Shiva gibt seiner Gattin Devi (in anderen alten Tantra-Texten heißt die Geliebte Shivas auch Shakti oder Parvati) 112 Methoden zur Bewusstseinserweiterung. Wie alt dieser Text wirklich ist, lässt sich schwer festlegen. Im »antiken« Indien scheinen genaue Geschichtsschreibung und Autorenzuordnung unwichtig gewesen zu sein. Bhagwan Shree Rajneesh behauptete in seinen Vorträgen von 1972, das Vigyana Bhairava Tantra sei vor fünftausend Jahren entstanden. Dann hat zumindest der ansonsten sehr gewissenhafte Autor des Kamasutra von diesem Werk nichts gewusst – oder sich nicht dafür interessiert. Letzteres ist durchaus möglich, denn dieser tantrische Text leitet nicht zur Steigerung sexueller Lust, sondern zur bewussten Wahrnehmung, zur Präsenz und Wachheit in jedem Moment an.

Zwischen dem Kamasutra und dem Vigyana Bhairava Tantra liegen Welten – und alle möglichen Auffassungen von Tantra. Alle tantrischen Richtungen Indiens legen Wert auf den bewussten Genuss der Sinne. Der Körper mit all seinen Funktionen, besonders der Sexualität, ist meist Ausgangspunkt der Praxis, der Selbsterforschung, der unterschiedlichen Übungen und Meditationen. Die Energien, die unser Leben hier auf der Erde bestimmen, zu verstehen, sie immer bewusster wahrzunehmen, ganz konkret auch in jeder alltäglichen Situation, das ist schon ein typisch tantrisches Anliegen.

Doch wie imYoga wurden auch in den tantrischen Schulen im Lauf der Zeit immer kompliziertere Techniken entwickelt, um die Energien zu kontrollieren und zu beherrschen. Bis ins Detail festgelegte Rituale, Atemtechniken, Mantras und *Yantras* – geometrische Bilder, die eine Gottheit repräsentieren – sollen die Energie steigern und verfügbar machen. Das höchste Ziel ist zwar (wie ja auch beim Yoga) die Vereinigung mit Gott, mit dem Ursprung oder Urgrund allen Seins. Auf dem Weg dorthin lassen sich jedoch – menschlich sehr verständlich – immer wieder Zwischenziele ausmachen. Da hat man die sexuelle Energie durch das *Mantra der Zurückhaltung* auf eine Ebene gebracht, wo sich bestimmte Wünsche erfüllen lassen. Erfolg im Beruf beispielsweise durch gesteigerte Kreativität. Warum auch nicht! Eine Art magische Praxis, die etliche heutige Tantra-Autoren und Workshopleiter empfehlen. Das hat seine Berechtigung, und es steht jedem frei, damit zu experimentieren.[27]

Das Vigyana Bhairava Tantra liefert effektive Meditationsmethoden, überspringt dabei jedoch alle komplizierten Techniken der Visualisierung, der Mantra- und Yantrapraxis und der tantrischen Rituale. Wie in vielen klassischen spirituellen Texten geschieht die Unterweisung in einem Rahmen bedingungslosen Vertrauens zwischen Lehrer (Guru) und Schüler. In der tantrischen Literatur sind die Dialogpartner immer Mann und Frau, meist Shiva und seine Partnerin.[28]

Stellen Sie sich die Gesprächspartner vor. Da ist Devi, die ihren Mann Shiva schon oft körperlich geliebt hat, mit ihm intim und vertraut ist, und doch: Je näher sie ihm kommt, desto ungreifbarer wird er. Seine Augen scheinen sie in eine bodenlose Tiefe zu ziehen. Er reagiert nicht wütend oder genervt, wenn sie schlechter Laune ist. Sucht sie Sicherheit im männlichen Beschützer, bleibt er kühl. Er bestätigt keine ihrer Emotionen. Sie fühlt sich zwar vollkommen angenommen und geliebt, doch zugleich auf sich selbst zurückgeworfen. Shiva ist nicht manipulierbar. Persönliche Interessen finden keine Resonanz. Devi will ja aber im Grunde auch mehr als eine »normale Partnerschaft«. Sie steht im Bann des Unerklärlichen und fragt:

*O Shiva, was ist deine Wirklichkeit?*
*Was ist dies von Wundern erfüllte Universum?*
*Was ist Same?*
*Wer hält das Rad des Alls im Gleichgewicht?*
*Was ist dies Leben jenseits von Form, das alle Form durchdringt?*
*Wie können wir vollends hineingelangen?*
*Hinaus über Raum und Zeit, Namen und Bezeichnungen?*
*Schaffe meinem Zweifel Klarheit.*[29]

Shiva antwortet darauf mit den 112 Meditationstechniken. Die Fragen umfassen das gesamte Spektrum dessen, wofür Tantra ursprünglich und in seinem Wesen steht. Sie mögen Ihnen auf den ersten Blick abgehoben erscheinen. Doch eigentlich kennen Sie die Grundfrage sehr gut: Was ist dieses Leben? Sie haben sie schon als Kind gestellt. Erfüllte Sexualität, erfüllte Partnerschaft, erfülltes Leben – das alles hängt unmittelbar damit zusammen, ob Sie sich zu- und eingestehen können, Ihre Frage nach dem wahren Sinn des Lebens immer wieder neu zu stellen. So wie einst, als Sie noch nichts wussten.

Ich habe aus den 112 Anleitungen die Verse 9 und 10 ausgewählt. Sie scheinen zwischen ganz verschiedenen Lebensbereichen und Erfahrungen zu springen. Doch bitte lesen Sie die knappen Anweisungen Shivas aufmerksam, und versuchen Sie zunächst selbst intuitiv, eine Verbindung herzustellen. Auf die Praxis gehen wir später ausführlicher ein.

**Vers 9**

*Lege dich hin wie tot. Wutentbrannt, verharre so. Oder: Starre, ohne mit der Wimper zu zucken. Oder: Sauge etwas und werde zum Saugen.*

**Vers 10**
*Während des Liebesspiels, süße Prinzessin, geh in der Umarmung auf wie im immer währenden Leben.*[30]

Was ist nun das Gemeinsame bei diesen ungewöhnlichen Übungen? Das Verweilen im Augenblick. Innezuhalten. Wahrnehmung, Empfindung und Gefühl ganz mit Bewusstheit zu durchdringen. Bewegungslos. Gleichgültig, ob Sie stinksauer sind oder in Lust und Leidenschaft brennen. Und wozu? Erleben wir nicht schon genug täglichen Frust? Müssen wir uns dem auch noch still ergeben? Sollten wir uns nicht lieber zu Powerübungen aufraffen und den Mut aufbringen, die Probleme konkret anzusprechen und zu lösen? Durchaus! Das ist eine vernünftige und effektive Art, aktiv mit der eigenen Unzufriedenheit umzugehen.

Doch Shiva hat eine andere Ebene im Sinn. Er setzt auf die Kraft des Augenblicks, in dem jede Trennung verschwindet. Nur einen einzigen Moment den Schmerz, die Lust, alles zulassen, sich ganz hineinsinken lassen in das, was jetzt ist – und dann … Ja, was dann geschieht, deutet Shiva nur an. Die Übung öffnet das Tor. Was dahinter liegt, ist wunderbar einzigartig, für jeden anders! Eine vorherige Beschreibung würde die authentische Erfahrung und Einsicht womöglich mit einem Klischee überdecken.

Im Vigyana Bhairava Tantra ist das Liebesspiel nur eine von vielen Möglichkeiten, Bewusstheit zu üben – wie überhaupt in der vielschichtigen Wissenschaft des Tantra Sex nur einen Aspekt darstellt. Doch wäre es nicht herrlich, wenn wir an der »schönsten Sache der Welt« innerlich wachsen, sie zur Meditation, zum Tor in die Zeitlosigkeit machen könnten? Ist es nicht genau das, was den unwiderstehlichen Reiz der vielen Angebote auf dem »Tantra-Markt« ausmacht?

## Vom Sex zum kosmischen Bewusstsein

»Die Religionen reden ständig von der Liebe, aber die Art von Liebe, die überall zu finden ist, die Art von Liebe, die dem Menschen wie eine Art erbliches Missgeschick anhaftet, hat nur eines fertig gebracht: sämtliche Türen zur Liebe im menschlichen Leben zu verschließen.«[31]

Als der siebenunddreißigjährige Acharya Rajneesh (*Acharya* ist die Sanskritbezeichnung für »spiritueller Lehrer«) 1968 in Bombay Tausenden seine Thesen unterbreitete, folgten ein Sturm der Entrüstung und sogar Morddrohungen. Denn der erleuchtete Philosophieprofessor, wenige Jahre später in der internationalen Presse als »Bhagwan, der Sex-Guru«, verschrien, behauptete: Liebe – und zwar auch und gerade die so genannte spirituelle Liebe zu Gott und der Wahrheit – sei auf dieser Erde nur möglich, wenn die Sexualität voll und ganz akzeptiert und verstanden werde. Das sei jedoch durch die Priester aller Religionen der vergangenen Jahrtausende nahezu unmöglich gemacht worden. Sie hätten die Quelle, aus der alles Leben entsteht, systematisch vergiftet.

»Vögel, Tiere, Pflanzen – alle Wesen, die keine Kultur und Religion haben, zeigen mehr Liebe als der Mensch.«[32] Ein Schlag in die Magengrube aller Idealisten! Baghwan fuhr fort: »Zu glauben, dass überall Liebe sei, ist reine Anmaßung. Und so lange wir uns hinter dieser Illusion verstecken, kann die Suche nach der Wahrheit noch nicht einmal beginnen. Kein Mensch hier liebt irgendeinen anderen! Und so lange die natürliche Sexualität nicht vorbehaltlos akzeptiert wird, kann es keine Liebe geben.«[33]

In der Wiederentdeckung der natürlichen Sexualität sieht der leidenschaftliche Redner allerdings nur den ersten, unerlässlichen Schritt. Wohin? Der Mensch strebt in der Evolution zur vollen Bewusstwerdung seiner selbst, zum »kosmischen Bewusstsein«.[34]

Im sexuellen Orgasmus kann die Bewusstheit, in der es keine Gedanken, keine Zeit, kein Ego gibt, für einen kurzen Moment erfahren werden. Dieses Aufblitzen kommt, so Rajneesh, jedoch nicht aus dem Sex selbst. »Obwohl mit ihm assoziiert, ist es doch nur eine Begleiterscheinung. Das Licht, das während des Orgasmus aufleuchtet, transzendiert den Sex; es kommt aus dem Jenseits. Wenn wir diese Jenseitserfahrung begriffen haben, können wir den Sex hinter uns lassen. Andernfalls kann uns das nie gelingen. (…) Worauf ich ausdrücklich hinaus will, ist dieses: Dass dieser starke und wiederkehrende Sog zum Sex der blitzhaften Wahrnehmung von Samadhi, von kosmischem Bewusstsein, gilt. Man kann sich vom Sex befreien, wenn man lernt, auch ohne Sex in den Zustand von Samadhi zu gelangen.«[35]

Bemerken Sie die überraschende Wendung in dem Gedankengang? Zunächst ging es darum, Sexualität zu akzeptieren und zu verstehen. Doch anscheinend nicht, um sie in einer Partnerschaft im alltäglichen Leben für einen liebevolleren Umgang miteinander zu nutzen. Vielmehr gilt es nun, den Moment der Auflösung im Orgasmus zu erkennen, um sich dann auf effektivere Weise als durch die körperliche Liebe in diesen egolosen Zustand zu bringen, und zwar durch Meditation. Ist das wirklich die Brücke zwischen Sex und Liebe?

Schleicht sich hier nicht doch wieder eine Abwertung der Sexualität ein? »Der Mensch verdankt seine erste Wahrnehmung von Samadhi der sexuellen Erfahrung. Aber Sex ist eine kostspielige, wirklich eine sehr kostspielige Sache. Und zudem währt sie nicht länger als einen kurzen Moment.«[36] Mit »kostspielig« meint Rajneesh vor allem den Energieverbrauch. »Der größte Abfluss für menschliche Energie ist Sex. Sex ist eine ständige Dränage, und der sollte Einhalt geboten werden.«[37]

Kein anderer spiritueller Lehrer des 20. Jahrhunderts hat Tantra im Westen derart populär gemacht wie Acharya bzw. Bhagwan Shree Rajneesh, der sich seit 1987 Osho nannte. Ich schätze, neunzig Prozent aller heutigen westlichen Tantra-Lehrer waren oder sind seine Schüler oder wurden von ihm inspiriert. Deshalb halte ich es für so wichtig, seine ersten Vorträge zu diesem Thema genau zu studieren. Dabei fällt – zumindest in der deutschen Übersetzung – auf, dass er zwischen Sex, Sexualität, Sexbesessenheit und Liebemachen nicht klar unterschied.

»Sex ist natürlich, aber Sexualität ist das Produkt der Anti-Sex-Lehrer.«[38] Mit »Sexualität« kann hier eigentlich nur »Sexbesessenheit« gemeint sein. Dagegen: »Vielleicht meinen einige Leute, ich würde hier Propaganda für Sex machen. Wenn dem so ist, sagt ihnen bitte, dass sie mich überhaupt nicht gehört haben. Es wird schwer, heute auf der ganzen Erdoberfläche einen Menschen zu finden, der ein größerer Feind des Sex wäre als ich.«[39] Auch hier ist sicher nicht Sex als natürliche Lebenskraft gemeint, sondern wiederum die verzerrte Auffassung von Sex, die im Zitat davor als Sexualität definiert wird.

Um weitere Missverständnisse zu vermeiden, verwende ich im Folgenden die Begriffe »Sexualität«, »sexuelle Energie«, »körperliche Liebe« und »Liebemachen« neutral für die biologische Tatsache und die natürliche Sexualität. Geht es um eine durch Konditionierung (Gier, Schuld etc.) belastete Sexualität, dann spreche ich von »Sex« oder »Sexbesessenheit«.

Auf dem Weg »vom Sex zum kosmischen Bewusstsein« muss zuerst die Sexbesessenheit, dann aber auch der natürliche Sexualtrieb überwunden werden. Der erste Schritt gelingt nur durch eigenes Experimentieren. Wir müssen den Sex mit all den zugehörigen Emotionen zulassen, bewusst erleben und beobachten, ohne zu urteilen. Zu diesem Prozess der Reinigung entwickelte Rajneesh bereits Ende der Sechzigerjahre seine »Dynamische Meditation« (siehe Übung) und bald darauf, im Ashram in Poona, therapeutisch ausgerichtete Encounter- und Tantra-Gruppen.

Hat der Schüler seine Sexbesessenheit oder Verklemmtheit durchschaut und kann die körperliche Vereinigung entspannter erleben, dann erkennt er, worauf es wirklich ankommt: auf die Auflösung des Egos im Orgasmus.[40] Nun kann er die Bewusstheit zunehmend in stillen Meditationen vertiefen. Er kann aber außerdem seinem sexuellen Partner mit mehr Ehrfurcht und Liebe begegnen. Mann und Frau konzentrieren sich bei der körperlichen Liebe auf die göttliche Verschmelzung. In jedem Fall verliert nun auch der natürliche Sexualtrieb seine Herrschaft. Schließlich wird die Frau für den Mann wie eine Mutter, und sie liebt ihren Mann wie ihr eigenes Kind. Diese Liebe hat sowohl die Sexbesessenheit wie auch die animalische Sexualität transzendiert.

So weit in etwa Rajneeshs Konzept, das von Anfang an für die konkrete Umsetzung gedacht war. Rückblickend und aufgrund meiner eigenen Erfahrungen möchte ich sagen: Ein sehr gewagtes, revolutionäres, kompromissloses Experiment, das enorm viel in Bewegung gebracht hat.

Die Konfrontation mit dem Sex verlief, wie zu erwarten, alles andere als friedlich. In den Therapiegruppen flogen die Fetzen. Wutausbrüche, wilder Sex und Eifersuchtsdramen wechselten mit langen, stillen Umarmungen. Frauen, Männer und Kinder schwammen nackt in Bewässerungsbrunnen nahe des Ashrams, saßen zusammen auf den Gemeinschaftsklos. Körperliche und seelische Nacktheit wurden in diesem geschützten Raum zum natürlichen Lebensgefühl.[41]

Das Experiment schien insgesamt geglückt zu sein, zumindest was diesen ersten Schritt betraf: die Natürlichkeit wieder zu entdecken. Spontan wie ein Kind zu sein. Sex bewusst auszuleben. Die dabei auftauchenden Schuldgefühle, Scham, Wut, Minderwertigkeitskomplexe, Gier, Eifersucht etc. wahrzunehmen. In Poona und den vielen Bhagwan-Zentren rund um die Welt wurde Sexualität in häufig wechselnden Partnerschaften »erforscht«.[42]

Leicht war und ist diese Transformation nicht. Immer wieder rückten Emotionen in den Vordergrund. Auch langjährige

Schüler und vor allem Schülerinnen des Meisters bezogen sich in ihren Fragen bis zum Schluss – Osho starb im Januar 1990 – auf Partnerschaftsprobleme, Eifersucht, Unverständnis, Frustration. Die spirituelle sexuelle Vereinigung, von der Rajneesh bereits in seinen ersten Vorträgen gesprochen hatte, schien für die Fragenden nach wie vor außerhalb ihres Erfahrungsbereichs zu liegen. Und es klingt ja auch überirdisch:

»Ein Mann und eine Frau, denen es gelingt, sich auf spiritueller Ebene zu vereinigen – und sei es auch nur ein einziges Mal – haben das Gefühl, selbst für viele kommende Leben zutiefst miteinander verbunden zu sein. Ein tiefes Fließen setzt ein. Reine Ekstase und Zeitlosigkeit sind die Mitgift. Der Sex, von dem ich rede, ist spiritueller Sex, die Erfahrung des Göttlichen.«[43]

Viele berichteten, dass sie »das Göttliche erfahren« hätten, und zwar in den Meditationen in Gegenwart des Meisters. Doch ich kann mich an keinen Fall erinnern, der sich ausdrücklich auf »spirituellen Sex« bezog. Zum tantrischen Liebesspiel gab Rajneesh auch – zumindest öffentlich – keine konkreten Anleitungen. Was in den Tantra-Gruppen und in den Gemeinschaftsschlafräumen ablief, war freizügig und wild, doch kaum andächtig oder meditativ. Viele Frauen fühlten sich beschämt und zum Sex mit wechselnden Partnern gedrängt.

Bei Hunderttausenden von Bhagwan-/Oshoschülern, die sich auf das Experiment einließen, musste mit einem gewissen Prozentsatz negativer Erfahrungen gerechnet werden. Es gab psychiatrische Fälle, auch manchen Gebärmutterkrebs, der mit der »freizügigen Liebe« in Verbindung gebracht wurde. Nach meiner subjektiven Einschätzung war und ist das Gesamtergebnis jedoch ein neues Lebensgefühl, eine gelebte Religiosität, in der alle Aspekte des Lebens geachtet werden. Entweder ist alles heilig oder nichts.

## Übung: Die Dynamische Meditation

Diese sechzigminütige Meditation treibt zunächst die Anstrengung auf die Spitze, um darauf ganz natürlich tiefe Entspannung folgen zu lassen. Sie sollte morgens mit nüchternem Magen und geschlossenen (verbundenen) Augen ausgeführt werden. Die CD dazu leitet mit unterschiedlicher Musik durch die fünf Phasen.

**Phase 1**
Zehn Minuten. Heftiges, tiefes, chaotisches Atmen durch die Nase, so schnell wie möglich, unter Einsatz des ganzen Körpers. Anstieg der Energie spüren, ohne sie zu entladen.

**Phase 2**
Zehn Minuten. Ausagieren der Energie. Wild tanzen, schreien, weinen, lachen, singen – anfangs notfalls etwas schauspielern. Stets in Aktion sein, nicht nachdenken.

**Phase 3**
Zehn Minuten. Mit hochgehobenen Armen und aufgerichtetem Körper (im Rhythmus zur Musik) hüpfen. Immer wenn die Füße (mit der ganzen Sohle) den Boden berühren, tief aus dem Bauch heraus den Laut »Huh« ausstoßen. »Lasse diesen Ton in dein Sexzentrum hineinhämmern. Gib alles, was du hast, erschöpfe dich total.«[44]

**Phase 4**
Fünfzehn Minuten. Stopp! (sagt eine Stimme auf der CD). Der Körper gefriert sofort – ohne jede Korrektur! – in seiner momentanen Haltung und verharrt so. Nur beobachten. (Shivas »Wutentbrannt, verharre so!«) Die CD läuft tonlos weiter.

**Phase 5**
Fünfzehn Minuten. Freie, tänzerische Bewegungen zur heiterbeschwingten Musik von Deuter. »Sei ausgelassen, gehe mit der Musik, tanze, drücke deinen Dank an die Schöpfung aus und nimm dein Glücksgefühl mit in den Tag.« (Osho)

Die »Dynamische Meditation« ist vielschichtig. In der Zeitschrift *fit for fun* wurde sie als Powerübung vorgestellt. Wer sich probehalber eine Woche lang darauf einlässt, erfährt einen außergewöhnlichen Energiezuwachs. Die Arbeit geht leichter von der Hand, das Denken wird klarer, der Sex besser. Im therapeutischen Bereich wird die Meditation zur Erdung und Zentrierung, auch zur bewussten Wahrnehmung und Integration von verdrängten »Seelenanteilen« oder »Schatten« eingesetzt. Als Meditation im Sinne der spirituellen Traditionen stärkt sie den »inneren Beobachter«. Etliche, die diese Meditation konsequent ausführten, berichten von einer frappierenden Erfahrung. Sie erlebten sich – speziell beim »Stopp!« – plötzlich als vom Körper getrennt. Der stand da – oder war gar zu Boden gesunken – und erschien ihnen wie jeder andere Gegenstand im Raum. Erstaunlich: Das bin ich ja gar nicht! Ich bin ... der Raum?

Diese Meditation erfordert vollen Einsatz. In der Gruppe, sagte Rajneesh, fällt das leichter. Die gemeinsame Energie trägt. Die Dynamische Meditation wird in allen Osho-Meditationszentren angeboten. Doch Sie können sie zu Hause, allein oder mit Ihrem Partner, auch ohne Geschrei und Gestöhn üben. Probieren Sie es einmal aus.

Die Dynamische Meditation ist in gewisser Weise die erweiterte Form des sechsten »Tibeters«. Sie verwandelt sexuelle Energie in Bewusstheit und verbindet die Anstrengung und Disziplin des Yoga mit dem spielerischen Zulassen und der bewussten Wahrnehmung aller Zustände im Tantra.

# Teil 3

## Im Hier und Jetzt

# Kapitel 7 – Zeit und Zeitlosigkeit

Wenn Sie dieses Buch gerade lesen, sehen Sie schwarze Zeichen auf weißem Papier, erkennen darin Buchstaben, Wörter, Sätze. Ihre Aufmerksamkeit richtet sich jeweils auf das nächste Wort, die nächste Zeile. Wenden Sie sich ab, schauen woanders hin oder schließen die Augen, dann ist der Kontakt zwischen uns unterbrochen. Probieren Sie es aus!

Nun sind Sie wieder mit diesem Text beschäftigt. Ist das nicht ein verrücktes Spiel? Mit jedem Wort entsteht etwas Neues. Sie wissen nicht, wie es weitergeht. Sie sind (hoffentlich) gespannt. Was empfinden Sie gerade in Ihren Händen? Können Sie dort etwas spüren, während Sie weiterlesen? In jedem Fall ist Ihre Aufmerksamkeit jetzt nicht mehr auf die Wörter, sondern auch auf einen Teil Ihres Körpers gerichtet – ob Sie wollen oder nicht. Was hören Sie? Achten Sie auf die Geräusche der Umgebung. Können Sie gleichzeitig Ihre Hände spüren? Und was ist mit dem Atem? Geht er ruhig und gleichmäßig?

Sie lesen und sind sich doch zugleich bewusst, wie sich Ihre Hände anfühlen, wie der Atem ein- und ausströmt, was Sie hören. Normalerweise ist das nicht so, wenn Sie ein Buch lesen, oder? Wie empfinden Sie diesen Unterschied? Sie nehmen mehr »Dinge« gleichzeitig bewusst wahr. Hände spüren, Atem, Geräusche … Lenkt das vom Lesen ab? Ist es anstrengend? Oder fühlen Sie sich irgendwie wacher? Entspannen Sie sich. Dies ist kein Examen. Nur eine Übung, ein kleines Experiment, um diesen Moment, das Jetzt, bewusster zu erleben.

Bücher sollen in der Regel in ihren Bann ziehen. Eine spannende Geschichte, interessante Informationen bieten. Ein Stephen-King-Roman soll Ihren Puls beschleunigen, das Herz schneller schlagen lassen. Sie sollen das Buch möglichst in einer Nacht durchlesen. Würde der Autor seinen Leser plötzlich ansprechen und fragen: »Wie fühlen Sie sich? Beschleunigter Puls? Achten Sie auf Ihren Atem!«? Natürlich nicht. Er würde die ganze Spannung zerstören, indem er Sie auf sich und Ihr augenblickliches Befinden zurückführt. Sie würden sich Ihrer Rolle als Leser bewusst werden. Und das geht nicht zusammen. Die Geschichte in dem Buch hat eine andere Zeit als Sie. Was dort gerade geschieht, ist nicht Ihr Jetzt.

Die Zeit vergeht. Mit jedem Wort, das Sie gerade lesen, mit jedem Atemzug. Möchten Sie diesem unerbittlichen Zeitstrom entkommen? Das Reich der Phantasie und der Träume bietet leider nur eine vorübergehende Fluchtmöglichkeit.

## Kann der Körper unsterblich werden?

Colonel Bradford verspricht ein langes, gesundes Leben und Verjüngung. Das ist seine Hauptbotschaft. Sie erinnern sich: »Wenn Sie wirklich wollen, dass die Gesundheit und das Aussehen der Jugend vollständig wiederhergestellt werden, gibt es einen sechsten Ritus ...«

Wem es gelingt, die sexuelle Energie so umzuwandeln, dass alle Energiezentren stets optimal funktionieren, der altert also angeblich nicht. Attraktive Vorstellung, oder? Für immer wie fünfundzwanzig aussehen und sich großartig fühlen ... Vielleicht halten wir das nur deshalb für einen reinen Wunschtraum, weil unser Verstand falsch programmiert ist? Das war jedenfalls die Idee von Prentice Mulford, dem ersten amerikanischen »Positiv-Denker«. Wir glauben so sehr an unseren physischen Tod, dass er unserer Erwartung entsprechend auch eintritt, schrieb Mulford. Sein Buch *Unfug des Lebens und Sterbens*, um 1900 entstanden, fand bis heute Millionen begeisterte Leser.[1] Viele übten und üben sich im Umdenken. Auch

Bradford betonte, wie sehr die geistige Einstellung den Alterungsprozess beeinflusse. »Solange das Ziel, jünger zu werden, für Sie ein unmöglicher Traum ist, wird es genau das bleiben«, formuliert es Colonel Bradford bei Kelder.[2]

Die Wahrscheinlichkeit, dass Sie einhundert Jahre alt werden, ist heute beträchtlich größer als vor fünfzig, einhundert oder eintausend Jahren. Etliche Forscher glauben, dass sich der hormongesteuerte Alterungsprozess in naher Zukunft gezielt verlangsamen lässt. Sie können also zuversichtlich sein.

Auch die chinesischen Taoisten waren (und sind) davon überzeugt, dass die konsequente Umwandlung sexueller Energie zu einem gesunden Leben bis ins hohe Alter führt. Ja, mehr noch: »Die Taoisten bezeichnen Wiedergeburt als den Gebrauch der Geschlechtsdrüsen, um die Körperzellen und das Gewebe zu verjüngen und den Körper zu transformieren beziehungsweise zu vergeistigen.«[3]

Den Körper vergeistigen? Was ist damit gemeint? Laut Stephen Chang nichts Geringeres als das, was Jesus nach seiner Kreuzigung widerfahren sein soll: die leibliche Auferstehung. Mit dem Unterschied, dass Chang glaubt, den physischen Tod überspringen zu können.

»Die Taoisten fanden Methoden, um mit Gott zu gehen, den Körper zu vergeistigen und den Menschen, während er auf der Erde lebt, in das vierte Reich emporzuheben. Das vierte Reich, das göttliche oder Reich Gottes, ist erreichbar. Der menschliche Körper wird dort vergeistigt. Ein vergeistigtes Wesen ist nicht an Raum und Zeit gebunden. Mit der Unsterblichkeit erlangt man vollständige Zufriedenheit, Frieden und Glück. Denn nun ist man eins mit Gott und dem Universum. Das Tao der Sexualität ist die Brücke zum vierten Reich, und die Theorie der sieben Drüsen bildet ihr Fundament.«[4]

Die verschiedenen Ansätze und Modelle, das Leben zu verlängern, haben eines gemeinsam. Sie sehen das Leben auf einer Zeitlinie »entlanglaufen«. Irgendwann werden wir alt und krank und müssen sterben – es sei denn, wir finden rechtzeitig eine Methode, dieses Ende aufzuschieben oder gar zu verhindern. Doch selbst wenn eine Methode wie der sechste »Tibeter« schon nach kurzer Zeit Resultate zeigt – graue Haare und Falten verschwinden, Sie fühlen sich jünger und kräftiger –, die Zukunft ist und bleibt ungewiss. Wir können im nächsten Moment von einem Auto überfahren werden.

Damit will ich die Methoden zur Steigerung der Vitalität und der Verjüngung keinesfalls abwerten. Ich möchte nur darauf hinweisen, dass sie zu einer verkrampften Fixierung auf die Zukunft führen könnten. Wer alles daransetzt, seinen »Körper zu vergeistigen«, folgt einem Ideal. Die Energiezentren und die endokrinen Drüsen müssen in perfekter Balance gehalten werden. Und man kann letztlich nie genug dafür tun. Wie kann ich diesen Moment aber bewusst genießen, wenn der perfekte Zustand noch nicht erreicht ist?

Ich denke, es ist realistischer, sich innerlich auf den physischen Tod einzustellen: Dieser Körper, diese individuelle Persönlichkeit mit all ihren Gefühlen und Erfahrungen, wird eines Tages enden. Doch das Ende kann ein bewusstes und erfülltes Aufblühen in das Neue, vollkommen Unbekannte sein.

Ich möchte dazu anregen, von der linearen, horizontalen Vorstellung des Lebens zu einer vertikalen, »räumlichen« überzugehen. Erinnern Sie sich an Shivas Meditationsanleitung? »Während des Liebesspiels, süße Prinzessin, geh in der Umarmung auf wie im immer währenden Leben.« Er meinte nicht: Spann deinen Beckenbodenmuskel an, damit du nicht alterst. Er meinte: Geh ganz in diesem Moment auf, dann verschwinden Vergangenheit und Zukunft. Dann entdeckst du Zeitlosigkeit und Unsterblichkeit – jenseits aller Vorstellung.

## Keine Zeit mehr

*Meister, wie wird es im Reich Gottes sein?*
*Dort wird es keine Zeit mehr geben.*
Neues Testament

Bei welchen Momenten wünschen wir uns eine Zeitdehnung? Klar, bei den schönsten. Vom Erleben extremer Zeitlupe berichteten allerdings am häufigsten Menschen, die den Tod vor Augen sahen. »Auf einmal scherte der Wagen auf der Gegenspur aus und war direkt vor mir. Wir hatten beide wenigstens achtzig Sachen drauf. Doch das Auto kam ganz langsam auf mich zu. Das ist also das Ende!, sagte eine fremde Stimme in mir ganz ruhig. Eine ungeheure Woge der Angst schien alles zu überfluten. Doch zugleich war alles so still – wie in Watte gepackt. Hände bewegten das Steuer, ein Fuß trat auf die Bremse, als liefe ein Film ab …« So oder ähnlich beschreiben Autofahrer die Momente vor dem unvermeidlichen Aufprall. Manche lagen danach im Koma, andere kamen mit weniger schweren Verletzungen oder einem Schock davon.

Ist das ein Hinweis darauf, dass die Gegenwart erst dann wirklich bewusst erlebt wird, wenn jede Zukunft unmöglich erscheint? Könnte es sein, dass uns eine wissenschaftlich garantierte Aussicht auf das »endlose« Leben nicht etwa lebendiger, sondern eher lethargisch machen würde?

Die meisten Berichte von Menschen, die sich am Ende ihres Lebens wähnten, nannten folgende Merkmale dieser Momente:

- eine Art Zeitlupeneffekt
- eine sehr genaue, klare Wahrnehmung
- eine innere Distanz zum Geschehen, auch zu Gedanken und Gefühlen
- eine ungewöhnlich starke Präsenz von etwas »Höherem«

Sollen wir etwa Bewusstheit an einem Autounfall üben? Der Trend zum Extremsport zeigt, dass viele genau diesen Kick der Gefahr suchen. Einerseits stimmt es: Um im Moment zu sein, brauchen Sie höchste Aufmerksamkeit. Energie. Das Feuer der Alchimisten. Andererseits: Kommt die Energie aus dem, *was* Sie wahrnehmen, oder aus der Art, *wie* Sie wahrnehmen? Und wie hängt das zusammen? Das Leben scheint sich – was die Präsenz, die Wachheit im Moment betrifft – nicht um unsere Wünsche und Vorlieben zu kümmern. Der eine erfährt die Zeitlosigkeit angesichts des Todes, der andere in der Ekstase der Liebe. Und da ist auch noch der Zen-Mönch, der täglich stundenlang nur an die Wand starrt.

Oder einer wie Eckart Tolle, der kurz vor dem Selbstmord stand, weil er das Leben und sich selbst nicht mehr ertrug. »Ich kann mit mir selbst nicht weiterleben!« Und der dann entdeckte: »Wenn ich nicht mit mir selbst leben kann, dann muss es zwei von mir geben: das ›Ich‹ und das ›Selbst‹, mit dem ›ich‹ nicht mehr leben kann.«[5]

Das »Selbst« steht hier für die unglückliche Person, mit der wir uns normalerweise identifizieren, wenn wir »ich« sagen. Dieses »Selbst« sucht ständig nach Liebe, Erfüllung, und zwar immer »draußen«, als äußere Bestätigung. Doch zugleich wird diese Suche wahrgenommen und beobachtet, inklusive Gedanken, Bewertungen und Gefühle, in jedem Moment. Wer oder was nimmt wahr? Wer ist der Beobachter?

Jede Situation im Leben, jeder Moment bietet die Gelegenheit, sich diese Frage zu stellen, ihr vor allem nachzuspüren. Dabei kann es zu einem radikalen Wechsel der Perspektive kommen. Unvermittelt sehe ich mich handeln, denken, fühlen – doch aus einer befreienden Distanz heraus. Damit ändert sich auch das Zeitbewusstsein. Es gibt *nur* diesen Moment.

Die traditionellen Methoden der Meditation sollen helfen, sich seiner selbst zunehmend in jedem Moment bewusst zu werden, gleichgültig, ob dieser Moment spannend oder langweilig ist. Meditation vereint höchste Wachheit und tiefste Entspannung. Diese ungewöhnliche Kombination erfordert Übung und Ausdauer, vor allem eine innere Motivation, das Bewusstsein zu erforschen.

Entspannungsmethoden wie das Autogene Training helfen nachweislich, Stress abzubauen. Sie dienen der Gesundheitsvorsorge. Sie können auch tiefer in das Mysterium des Seins führen. Weniger Gedanken erscheinen. Ein Schwebezustand entsteht, man ist losgelöst von allen Sorgen, ja, sogar von der Schwere des Körpers. Eine solche Leichtigkeit ist unvergesslich. Sie wirkt im Alltag als Erinnerung weiter. Doch jeder Moment stellt neue Anforderungen, die Erinnerung verblasst. Oder das erinnerte Gefühl der Leichtigkeit steht in schmerzhaftem Widerspruch zur augenblicklichen Situation.

Entspannung ist zwar der Hauptschlüssel zum bewussten Erleben, zur erfüllten Sexualität, zur erfüllten Partnerschaft, zur Liebe. Doch so, wie Entspannung heutzutage meist »verabreicht« wird, ist sie eher ein Schlafmittel. Die andere Seite der Meditation, die Wachheit, wird in der Regel unterschlagen. Sie führt in die dauerhaft befreiende Tiefe der Entspannung, muss dabei jedoch genau das heikle Thema berühren, das wir so gern vermeiden. Unser Ende.

Das hört sich richtig ernst und fast religiös an, nicht wahr? Klingen da nicht salbungsvolle Begräbnisreden durch? Oder gar so ein »Bereue, denn dein Ende ist nahe!«? Irrtum. Es geht nur darum, die Leichtigkeit, die Sie vielleicht in manch einer Entspannungsübung erfahren haben, ein für alle Mal zum Fundament zu machen. Sie *sind* diese Leichtigkeit, schon immer und für alle Zeiten. Ihr persönliches Ende, der Tod, bedeutet natürlich ein vollkommenes Loslassen – und Sie haben dabei keinerlei Entscheidungsfreiheit. Doch wenn schon eine einfache Entspannungsübung, die Ihre persönlichen Sorgen vorübergehend verfliegen lässt, so leicht und unbeschwert macht – wie befreiend muss dann erst die endgültige Auflösung all Ihrer

Gedanken sein! Die kreisen doch alle, Hand aufs Herz, immer nur darum, dass auch ja alles in Ordnung ist.

## Spüren Sie den Körper von innen

Was hindert uns eigentlich daran, »im Hier und Jetzt« zu leben? Seit Jahrtausenden machen spirituelle Lehrer Sorgen, Ängste, Wünsche, Erinnerungen oder Bewertungen dafür verantwortlich. Ein vielschichtiges Geflecht aus Emotionen, Gedanken, Vorstellungsbildern zieht uns aus diesem Moment heraus in die Vergangenheit oder die Zukunft. Hätte ich doch nur … Wenn ich ihm morgen begegne, dann … Wie es ihr jetzt wohl geht? …

Solche Gedanken tauchen natürlich nicht in der Vergangenheit oder Zukunft, sondern immer nur jetzt auf. *Alles* geschieht jetzt. Ein Vogel singt, der Chef schimpft, die Ampel springt auf Rot. Doch sowie sich menschliche Sprache einmischt, gleichgültig ob laut gesprochen, gelesen oder gedacht, ist da eine Art Zeitpfeil. Die Aufmerksamkeit wird auf etwas gelenkt, das nur im Geist existiert. Etwas, das geschah, geschehen wird oder gerade irgendwo anders geschieht als hier. Sicher, wahrscheinlich, vielleicht, hoffentlich nicht. In jedem Fall geschieht es nicht jetzt, ist keine unmittelbar wahrgenommene Tatsache.

So vorteilhaft es einst für den Menschen war, aus seinen Erfahrungen heraus Entscheidungen treffen und die Zukunft planen zu können: Wir sind – so sagen die Mystiker seit den Veden und Buddha bis heute mit zunehmender Dringlichkeit – nicht mehr angewiesen auf diesen »Computer«, der ständig Daten aus der Vergangenheit auf ihren Wert für die Zukunft hin »hochrechnet«. Ursprünglich ein nützliches Instrument, ist es nun derart überlastet mit vergangenem Schmerz und übernommenen Meinungen, dass wir einfach nicht mehr klar wahrnehmen können. Die Flut der Gedanken beherrscht uns, überlagert unsere Bewusstheit und wahre Intelligenz.[6]

Glauben Sie nichts. Testen Sie selbst.

**Übung: Ohne Gedanken sein**

Schließen Sie die Augen, und geben Sie Ihrem Verstand den entschiedenen Befehl, sich zwanzig Sekunden lang nicht einzuschalten. Keine Gedanken. Keine ablenkenden »Zeitpfeile«.

Sind Gedanken aufgetaucht? Nein? Vielleicht haben Sie sie nicht bemerkt? Buddha soll während eines Lidschlags über eine Million mentaler Impulse beobachtet haben. Diese vermutlich übertriebene Überlieferung deutet zumindest an, dass es bei der Meditation nicht darum gehen kann, Gedanken zu unterdrücken. Die Frage ist, wie können wir sie wahrnehmen, ohne uns darin zu verlieren, ohne ihren »Zeitpfeilen« zu folgen?

Da gibt es verschiedene Möglichkeiten. Eine bewährte Methode ist, sich auf etwas zu konzentrieren, das unabhängig von Gedanken, jedoch ebenfalls immer jetzt geschieht. Buddhas bekannteste Meditation ist, den natürlich strömenden Atem zu beobachten. Diese Methode wird bereits im Vigyana Bhairava Tantra beschrieben. Der Atem soll nicht – wie in vielen Yoga-Übungen und beim sechsten »Tibeter« – zur Steigerung der Energie gelenkt, kontrolliert oder manipuliert, sondern in seinem natürlichen, entspannten Fluss beobachtet werden. Die Gedanken werden wie »nebenbei« wahrgenommen. Die Zeitpfeile schießen ins Leere, denn die Aufmerksamkeit ist auf den Atem gerichtet. Auch wenn das zunächst nur für einen Moment gelingt – Sie können jederzeit auf den Atem zurückkommen, solange Sie leben. Mit zunehmender Übung werden Sie häufiger in der Gegenwart zentriert sein, auch in Stresssituationen. Und Sie werden feinere, »feinstoffliche« Aspekte des Atems entdecken.

Ähnlich verhält es sich, wenn Sie Ihre Aufmerksamkeit darauf richten, wie sich Ihr Körper von innen anfühlt. Meist achten wir ja nur auf körperliche Empfindungen, wenn sie besonders lustvoll oder schmerzhaft sind. Die »normalen« Empfindungen bewusst wahrzunehmen, erfordert Übung. Ein leichtes Kribbeln im Nacken, ein gewisser Druck im Bauch, ein weiches, warmes Vibrieren in den Händen. Was spüren Sie *jetzt*? Nichts? Nicht einmal, wie der Stuhl gegen Ihren Po drückt? Selbst wenn Sie schweben würden, wäre da immer noch ein ganz feines Empfinden von Dasein.

Nehmen Sie sich täglich wenigstens zehn Minuten Zeit, mit geschlossenen Augen so tief wie möglich in das Empfinden Ihres Körpers einzutauchen. »Der Körper steht dem Bewusstsein näher als der Verstand«, erklärte Pater Willigis Jäger mir. »Der Verstand muss ausgrenzen, sich auf etwas spezifizieren, während der Körper ganz offen für alles und jedes sein kann.«

Deshalb legen Willigis Jäger und seine Mitarbeiterin, die Körpertherapeutin Beatrice Grimm, so viel Wert darauf, dass das Gebet wieder zu einer körperlichen Erfahrung, zum »Körpergebet« wird. Mit ausgebreiteten oder gekreuzten Armen aufrecht stehen, auf dem Boden knien oder ausgestreckt liegen, einfach gehen oder sitzen – sich in verschiedenen Haltungen in das Empfinden des Hierseins, des Lebendigseins zu versenken: Das ist Gebet, stille Andacht, Hingabe an das Leben. Im Moment sein, ohne an irgendeine positive Auswirkung der Übung oder Meditation zu denken. Diese Gegenwart ist sich selbst genug.[7]

Richten Sie Ihre Aufmerksamkeit immer wieder auf das körperliche Empfinden. Sie werden staunen. Von innen gespürt, ist Ihr Körper von völlig anderer Qualität, als von außen betrachtet. Im Spiegel sehen Sie Ihr Gesicht altern. Doch sowie Sie die Augen schließen und einfach nur empfinden – nicht denken –, fühlen Sie da ein bestimmtes Alter? Fühlen Sie sich von innen nicht wie »immer«?

Mit dem Alter kommen in der Regel zunehmend Beschwerden wie Müdigkeit, Rheuma usw. Doch unangenehme Körperempfindungen wie Übelkeit, Fieber, Kopfschmerzen, Angst – das haben Sie auch schon als Kind erlebt. Darunter gibt es in jedem Moment eine zeitlose Schicht. Ein feines, unbestimmbares Gefühl des Lebendigseins. Es bleibt stets gleich, ob Sie acht oder achtzig Jahre alt sind. In diesem untergründigen Gefühl oder Wissen liegt das wahre Geheimnis des »ewigen Quells der Jugend«. Das Grundgefühl, im Körper zu sein, ist zwar nicht definierbar, doch letztlich irgendwie gut. Nicht sensationell ekstatisch. Einfach okay. Da fehlt nichts. Wären da nicht die Gedanken!

Leiden Sie gerade unter körperlichen oder seelischen Schmerzen? Dann sollten Sie sich jetzt auf ein Experiment einlassen, das Ihr Leben radikal verändern kann. Sie können sich geistig in jene Zustände hineinversetzen, die sie gelegentlich überkommen und die Sie fürchten. Migräne, Übelkeit, Angst ... Der entscheidende Punkt ist, dass Sie die Empfindung da sein lassen, ohne irgendetwas verändern zu wollen. Wut, Angst, Verletztheit, Scham, all die Emotionen, die sich seit Ihrer Kindheit angesammelt haben, können Sie konzentriert in Ihrem Bauch oder Solarplexus spüren. Ihr Wunsch ist, diese unangenehmen Empfindungen so schnell wie möglich loszuwerden. Im akuten Schmerz rasen die Gedanken. »Aufhören!« »Warum ausgerechnet ich?« »Alles andere als das!« »Kann mir denn niemand helfen?« Bleiben Sie mit Ihrer ungeteilten Aufmerksamkeit bei der augenblicklichen Empfindung! Übergeben Sie sich den Flammen. Es ist keine Erlösung in Sicht. Nur dieser Moment existiert! Denken Sie nicht an Transformation. Und sie wird geschehen! Das ist Shivas Tantra: »Wutentbrannt, verharre so!«

Wird das »Nein« losgelassen, gibt es keine Trennung mehr zwischen der Empfindung und dem, der empfindet. Nur Empfinden. Intensiver Schmerz oder höchste Lust, ein leichter Druck in der Magengegend oder ein Kribbeln im Bein. Die befreiende Erkenntnis: Das alles geschieht in einem unendlich weiten Raum. Dieser Raum bleibt unberührt, vollkommen still, unverändert. Das bin ich wirklich. Jetzt. In allem, was geschieht. Ich habe es bei mir selbst und bei vielen Menschen beobachten können: Das, was jetzt ist, so anzunehmen und es zuzulassen, wie es ist, sich in das Empfinden hineinzugeben, sich darin aufzulösen – das ist eine wunderbare Erlösung, eine Befreiung!

»Ärger und Wut sind einfach nur Energie, die sich auf eine bestimmte Art ausdrückt, sind ein Ausdruck des Lebenstanzes und manchmal sogar nützlich. Wenn Ärger und Wut *jetzt* als Antwort auf eine Situation auftreten, nicht im Nachdenken oder Reflektieren, dann hat das seine eigene Schönheit und Berechtigung. Aber wir müssen es nicht unbedingt ausdrücken. Wenn wir den Ärger vollkommen fühlen, dann geschieht vielleicht eine Handlung oder ein Sprechen oder auch nicht. Wenn wir den Ärger fühlen, ohne über ihn nachzudenken, ohne zu schauen, woher er kommt, ohne zu versuchen, ihn loszuwerden, ohne ihn auf jemanden oder etwas zu projizieren, ohne einen Schuldigen zu suchen, dann wird der Ärger selbst akzeptiert, und man muss nicht mehr ärgerlich sein. Und dann ist Stille. Wenn Ärger und Wut nicht sofort in dem Moment, in dem sie entstehen, gefühlt werden, dann verschimmelt diese Energie, fängt an zu stinken und wird zu Hader und Groll.«[8]

## Übung: Der sechste »Tibeter« als »Körpergebet«

Je öfter wir etwas regelmäßig tun, desto müheloser führt der Körper es aus, ohne dass wir uns darauf konzentrieren müssen. Erinnern Sie sich an Ihre ersten Fahrstunden? Wie selbstverständlich fahren Sie nun durch dichtesten Verkehr und können dabei die Radiohits genießen und vom Urlaub träumen. So wird auch eine Übung wie der sechste »Tibeter« bald wie von selbst ablaufen. Sie führen sie korrekt aus und denken dabei an die bevorstehende Arbeit im Büro, oder dass Sie bald keine grauen

Haare mehr haben werden. Daran ist nichts falsch. Die Übung funktioniert wie das Autofahren automatisch. Die Energie wird in jedem Fall gesteigert.

Sobald Sie geistig nicht mehr damit beschäftigt sind, die Übung richtig auszuführen, entsteht ein geistiger Freiraum. Nutzen Sie ihn dazu, präsent zu sein. Gehen Sie in jeder Empfindung auf wie in Shivas »immer währendem Leben«. Es gibt nur diesen Moment. Keine Vergangenheit, keine Zukunft. Sich als strahlend jugendliches Wesen in die Zukunft zu projizieren, ist nicht nötig. Die Übung wirkt ohne solche New-Age-Hilfen. Wenn Sie geistig aktiv sein müssen, fragen Sie lieber: Wer oder was nimmt dies jetzt wahr? Doch grübeln Sie nicht, wer Sie wirklich sind. Spüren Sie. Wo und wie werden die Empfindungen wahrgenommen?

Üben Sie mit Andacht. Leicht gesagt, ich weiß. Echte Andacht kann man nicht mit dem Kopf herstellen. Das ist ja gerade das Problem unserer Religionen. Gefangen in Wünschen und Ängsten, murmeln die Menschen ihre Beschwörungsformeln. Der sechste »Tibeter« ist ein Gebet – wie der Sonnengruß im Yoga. Ein stilles Körpergebet. Danken Sie dem Leben. Im Danken sind Ihre Bitten bereits erfüllt.

Sie sind sich bewusst: Eine mir letztlich unbegreifliche Energie wird durch die folgende Übung spürbar und vielleicht zum Segen aller »verwandelt«. Es ist eine mächtige Energie. Sie kann in Hass oder Liebe, in Krieg oder Frieden umgewandelt werden.

Die meisten von uns haben als eines der ersten Gebete das christliche Vaterunser gelernt. »Dein Wille geschehe!« Das soll zum Ausdruck bringen: Nicht ein Atemzug, nicht ein Gedanke geschieht aus meinem eigenen Willen. Gott, unbegreifliche Schöpferkraft und Liebe, alles Leben in mir, Dein Wille geschehe! Ich bin einverstanden und sage aus dem tiefsten Herzen ja zu allem, was geschieht.

Diese innere Einstellung können Sie in einer entsprechenden

Körperhaltung ausdrücken und zugleich unterstützen. Sie stehen aufrecht und schauen entspannt auf Ihre in Augenhöhe aneinander gelegten Hände. Dieser alte Gruß der Inder – »*Namaste*, ich grüße das Göttliche in dir!« – bezeugt Ehrerbietung, Demut und Hingabe – nicht Unterwürfigkeit! Sie bleiben innerlich aufgerichtet, wie getragen von der Freude und Dankbarkeit, sein zu dürfen.

In solcher Andacht geschieht die Übung wie von selbst. Sie werden es bemerken: Beurteilungen wie »Mache ich das auch richtig?« und Überlegungen wie »Was soll das, was bringt mir das überhaupt?« tauchen eher am Rande auf. Der Sinn aller heiligen Rituale, Gebete und Meditationen ist eben genau dieser: Die Handlung, auch die Gedanken, Empfindung und Gefühle als etwas geschehen zu lassen, das nicht von mir persönlich, sondern »von oben« (oder innen) gelenkt wird. Das zu üben, erscheint mir als eine lohnende, lebenslange Aufgabe.

# Kapitel 8 – Sex oder Liebe?

## Ein Test

Was unterscheidet Sex von Liebe? Und was verbindet beide? Im ersten Teil dieses Buches habe ich eine sehr knappe Antwort darauf gegeben: Sex will haben, Liebe möchte geben. Stimmt das? Jeder hat aufgrund seiner Erfahrungen und Informationen eine andere Vorstellung von Sex und Liebe. Wenn es um eine erfüllte Beziehung geht, bewerten Männer den Faktor Sex höher als Frauen. Für Frauen sind Kommunikationsprobleme der Hauptscheidungsgrund.

Sollte Sie überzeugt haben, was ich bisher zum sechsten »Tibeter«, dem Chakra-System und der Umwandlung sexueller Energie ausgeführt habe, werden Sie mir zustimmen: Sex als Energie im ersten und zweiten Chakra ist noch keine Liebe. Erst durch bewusstes Üben, durch Präsenz gelangen wir zur Ebene des Herzchakras, zur Liebe. Und damit zu einer erfüllten Sexualität und Partnerschaft. Doch klingt das nicht ziemlich abstrakt, wie New-Age-Ideologie? Wie soll das praktisch in einer Partnerschaft umgesetzt werden?

Zunächst möchte ich Sie bitten, mir bei der Definition von Sex und Liebe zu helfen. Denn hier herrscht allgemein eine ziemliche Verwirrung. Ich führe eine Liste von Eigenschaften auf, die Sie dem Begriff »Sex« und/oder dem Begriff »Liebe« zuordnen können. Setzen Sie mit einem Bleistift hinter jedem Wort ein »S« für Sex oder ein »L« für Liebe. Wenn Sie sich nicht entscheiden können und mehr oder weniger beides für zutreffend halten, schreiben Sie »S/L«. Passt keines von beiden, schreiben Sie nichts.

Unschuldig
Käuflich
Gierig
Verletzlich
Peinlich
Erregend
Rein
Romantisch
Erhebend
Wild
Befreiend
Animalisch
Abstoßend
Anziehend
Geheimnisvoll
Göttlich
Erfüllend
Lustvoll
Ermüdend
Leidenschaftlich
Idealistisch
Energiesteigernd
Emotional
Beängstigend
Ekstatisch
Lebenswichtig
Öffnend
Männlich
Weiblich
Gebend
Fordernd
Entspannend

Falls Ihnen weitere Begriffe einfallen, denen Sie ein »S« oder ein »L« hinzufügen wollen, nehmen Sie ein Blatt Papier zur Hand.

Schauen Sie sich Ihre Zuordnung noch einmal an. Bemerken Sie eine Tendenz? Was erscheint erstrebenswerter: Sex oder Liebe? Die Liebe kommt wahrscheinlich besser weg. Sie nimmt in unserem Wertesystem den höheren Platz ein. Doch beide Begriffe sind schwammig und emotional befrachtet. »Sex passiert im Kopf« – das ist schon zu einem Slogan geworden. Ebenso: »Liebe kommt vom Herzen!« Als grobe Grundrichtung ist das schon richtig. Doch wo bleibt zum Beispiel die natürliche sexuelle Energie? Entsteht die etwa im Kopf?

Wir müssen also bei dem Begriff Sex unterscheiden zwischen der ursprünglichen, natürlichen Energie, dem tatsächlichen Akt der körperlichen Vereinigung, dem Orgasmus, den sexuellen Phantasien und all den Spielarten sexueller Erregung und Lust bis hin zur Perversion. Das sind sehr unterschiedliche Aspekte!

Und dann die Liebe. »Nur ein Wort«, sagen die einen. »Die Essenz aller Religion«, sagen die anderen. Dazwischen steht Hollywood. Und Ihre eigene Erfahrung.

Ich verstehe unter Liebe Präsenz. Das bewusste Verweilen im Moment. Je präsenter Sie bei der sexuellen Vereinigung sind, desto stärker wird sie von Liebe erfüllt sein.

## Präsenz und körperliche Liebe

*Die Liebe ist eine Macht, die Liebe erzeugt.*
Erich Fromm[9]

Körperliche Liebe müsste eigentlich ganz von selbst zu einer erhöhten Aufmerksamkeit, zum verstärkten Empfinden, zur reinen Präsenz im Körper führen. Wenn nicht sexuelle Lust und die Wonne der Vereinigung uns in den Moment bringen können, was dann? Warum es trotzdem so selten funktioniert, haben wir bereits gehört. Jahrtausende der moralischen Konditionierung und des Missbrauchs sexueller Energie haben aus der Sexualität ein einziges großes Problem gemacht.

Selbst wenn ein Mann den erregenden Anblick des nackten weiblichen Körpers aushält, ohne vorzeitig zu ejakulieren oder aus Versagensangst »schlapp« zu machen: Wie lange kann er präsent bleiben? Spürt er den Penis in der Vagina, den Kontakt, den feinen Energieaustausch? Oder reibt er sich wie beim Masturbieren zum schnellen Höhepunkt? Und was läuft im Kopf ab?

Alon Gratch, Psychologe in New York, hörte sich fünfzehn Jahre lang die Probleme der Männer an und entdeckte dabei sieben Schichten der männlichen Psyche. Sex ist die tiefste. Männer denken alle sieben Sekunden an Sex. Doch wenn es dann konkret wird, passiert Folgendes: »In der sexuellen Arena entfalten Männer von Natur aus ihre emotionalen Konflikte, in denen es aber letztlich nicht um Sex geht.«[10]

Statt im sexuellen Akt wirklich präsent zu sein, macht der Mann (sehr oft) seine Partnerin gedanklich zum pornografischen Objekt, um sich nicht auf Nähe einlassen zu müssen («emotionale Abwesenheit«). Oder er bringt seine unausgesprochenen Ängste und Wünsche ein, die jedoch mit der augenblicklichen Situation nichts zu tun haben. Ob das wirklich seine »Natur« ist?

Und die Frau? Angenommen, sie lässt sich nach etlichen frustrierenden sexuellen Beziehungen und einigen therapeutischen Frauen-Workshops auf einen Mann ein. Wird ihre entschiedene Offenheit und Hingabe nicht bald wieder auf diese scheinbar undurchdringliche Schicht des Misstrauens und der Abwehr stoßen? Kann sie die Vereinigung wirklich ohne innere Verkrampfung so bewusst erleben, wie sie es sich aus tiefstem Herzen wünscht?

Naura Hayden wurde zur Bestsellerautorin, nachdem sie herausgefunden hatte, dass über die Hälfte aller amerikanischen

Frauen den Orgasmus nur vortäuschen. Ihre Empfehlung: Der Mann soll mit dem Penis möglichst lange nur ganz wenig in die Vagina eindringen. Das steigere die Lust der Frau bis zur Selbstvergessenheit. Unzählige Dankesbriefe – sagte sie mir in einem Interview – bezeugten, dass verkorkste Beziehungen wieder aufblühten. Die Frauen gaben ihren Männern »durch die Blume« zu verstehen, wie sie es gern hätten, und die Männer verzichteten auf das übliche, aus Pornofilmen bekannte »Bumsen«. Sie versuchten sich tatsächlich im Geben. Ein wichtiger Schritt. Doch geht er weit und tief genug?

»Als ich merkte, dass der Mann mich immer noch floh in meiner fraulichen, sexuellen Natur, als er merkte, dass er mich weder besitzen konnte noch mir einfach entfliehen, da entstand der Geist der Rache, in ihm und in mir. Ganze Kulturen gingen auf und zerbrachen unter größten Grausamkeiten an dieser nie zu Ende geführten Geburt, der Geburt der sexuellen Liebe zwischen Mann und Frau. Ich bin SEX pur. Ich lebe weniger in der Phantasie als in der zellulären Unmittelbarkeit. Ich weiß, dass alles andere Verschleierungen und Tarnungen sind, die aus der Geschichte kommen. Und ich lasse es nicht mehr zu, dass ich damit identifiziert werde. Mein Leib ist es, der nach dieser Erlösung ruft, dass der Mann mich erkennt in meiner wahren Natur.« Dies lässt die Theologin und Friedensforscherin Sabine Lichtenfels die »Göttin« zum Thema weibliche Sexualität äußern.[11]

Täglich haben Millionen Männer und Frauen Geschlechtsverkehr. Die Liebe scheint dadurch nicht zu wachsen. Nur die Frustration und die Überbevölkerung. Ist es nicht leichter, beim Extremsport oder in der Zen-Meditation präsent zu sein als bei der »schönsten Sache der Welt«? Schade, könnte man sagen. Sex und Meditation passen eben nicht zusammen. »Ursache des meisten Unglücks auf der Welt ist, dass Männer und Frauen tatsächlich vergessen haben, wie man körperlich liebt. Das ist die größte Tragödie aller Zeiten.«[12]

Eine ziemlich radikale Aussage des spirituellen Lehrers Barry Long, 1926 in Sydney geboren. Er lehrt als »Tantra-Meister des Westens« eine außergewöhnliche Disziplin des »richtigen Liebemachens«. Meine Frau Ieva und ich waren zwischen 1991 und 1996 seine Schüler. Im Unterschied zu Bhagwan/Osho, in dessen Ashram in Poona wir uns kennen gelernt hatten, war Barry Long für uns kein Guru auf einem entfernten Podest. Wir unterhielten uns mit ihm ganz normal, beim Essen, Autofahren, während der Seminare in Deutschland, Holland, England und Australien. Ohne seine Lehre – da sind wir einer Meinung – hätte unsere Ehe nicht bis heute gehalten und sich stets vertieft. Wir begriffen den Unterschied zwischen Sex und Liebe, den Barry Long so hervorhebt.

Wenn ich nun etwas ausführlicher auf Barry Longs Anleitungen zum Liebemachen eingehe, möchte ich damit niemandem zu nahe treten. Auch dies ist letztlich nur ein Konzept. Sollten Sie und Ihr Partner bereits einen Weg zur erfüllten Sexualität gefunden haben, brauchen Sie keine weiteren Anregungen. Doch Sie haben immerhin bis hier weitergelesen. Also suchen Sie vermutlich. Und ich glaube, dass Sie etwas finden werden, das für Ihre Partnerschaft sehr wertvoll sein kann.

## Die stille Vereinigung

Es fehlt heute nicht an Ratgebern, wie Mann und Frau oder auch gleichgeschlechtliche Paare sexuelle Erfüllung finden können. In der Regel geht es dabei um Techniken zur Steigerung der körperlichen Lust. »Kreisen Sie mit dem Zeigefinger der rechten Hand neunmal um die linke Brustwarze Ihrer Partnerin, während Sie mit dem Zeigefinger der linken Hand ihre Klitoris berühren.« Gleichzeitig soll die Frau den Penis des Mannes an bestimmten Stellen streicheln – usw. Gegenseitige sinnliche Stimulation, nicht weit entfernt von gegenseitiger

Selbstbefriedigung. Und stets droht die Langeweile. Neue Ideen müssen her. Eiswürfel auf dem Bauch, eine Kirsche von Mund zu Mund schieben. Speziell entwickelte Instrumente einsetzen. Oder Masken aufsetzen. Das regt die sexuelle Phantasie an. »Schaffen Sie ein erregendes Ambiente! Seien Sie wild, leidenschaftlich, inszenieren Sie eine Kissenschlacht! Spielen Sie den Vamp, die Unschuld vom Lande, die Piratenbraut! Besuchen Sie einen Swingerklub! Treiben Sie es im Fahrstuhl, auf dem Parkplatz oder in der Telefonzelle! Probieren Sie dies, seien Sie das!«

Das Prinzip der Stimulation lässt sich scheinbar unendlich variieren und verfeinern. Immer häufiger greifen die Ratgeber in Sachen Sex und »Wa(h)re Liebe« (TV-SenderVox) auch auf die alten, östlichen Techniken der Liebeskunst zurück. Was dabei allerdings nicht berücksichtigt wird: Jede Stimulation, jede äußere Erregung führt letztlich, sei sie auch noch so versiert eingesetzt, zu Frustration oder Obsession, Überdruss oder Sucht – jedenfalls nicht zu dauerhafter Erfüllung. Es sei denn, die Liebeskunst dient einer unvergänglichen Wahrheit, wie im ursprünglichen Tantra oder im Taoismus.

Berühmte Filme wie *Der letzte Tango in Paris*, *9½ Wochen* oder *Im Reich der Sinne*, die das Thema Luststeigerung tiefer ausloten, enden tragisch. Warum? Sie zeigen eine Wahrheit auf. Für sich genommen, ohne Bewusstheit, ohne die Liebe zu dem, was beide Partner im Tiefsten vereint, führt die Steigerung von Lust und Leidenschaft in eine Sackgasse.

Spielerischer, kreativer, phantasievoller Umgang mit Sex. Wunderbar! Solange es funktioniert, warum nicht? Gott Shiva ist ein Tänzer. Für ihn ist das ganze Leben *Leela*, ein herrliches Spiel und zugleich unergründliches Geheimnis. Doch ist das die Ebene, auf der die lockeren Sexspielchen ablaufen? Eine Leserin schrieb an die tantrisch orientierte Zeitschrift *Connection*: »Ich habe an vielen Tantra-Gruppen teilgenommen und habe mittlerweile genug von dieser oberflächlichen Glitzer-Szene.

Schöne Kristalle, bunte Tücher, Räucherstäbchen, Kerzen und Reizwäsche sind halt nicht ›the real thing‹«.

Doch was ist das »wahre Ding«? Ehrlichkeit, sagte meine Frau, als ich mit ihr über diesen Punkt sprach. Wenn sie das Gefühl habe, ihr Partner verberge etwas vor ihr und wirke dadurch unnatürlich und angespannt, könne sie sich nicht wirklich öffnen und hingeben. Empfinden Sie als Frau ähnlich? Und was meint der männliche Leser dazu? Ich fühlte mich jedenfalls an einem empfindlichen Punkt getroffen. Darauf wäre ich nicht gekommen: Ehrlichkeit als das »wahre Ding« in einer erfüllten Sexualität und Partnerschaft.

Was bedeutet das? Zum Beispiel, dass sexuelle Phantasien, die bisher wie selbstverständlich zur Stimulation beim Liebemachen dienten, als störend wahrgenommen werden. Ehrlichkeit geht hier zusammen mit der Erkenntnis, dass die direkte und authentische Begegnung vermieden wird, wenn ich mir einen anderen Partner vorstelle. Zunächst kommt es darauf an, diese Tatsache zu sehen. Darüber zu sprechen ist ein zweiter, mutiger Schritt, der die Beziehung insgesamt – möglicherweise durch einige emotionale Turbulenzen hindurch – auf eine neue Ebene des Vertrauens heben kann.

Barry Long leitet zu einer ungewöhnlichen Art des »Liebemachens« an.[13] Dabei geht es nicht um sexuelle Stimulation, sondern darum, in jedem Moment so wach, präsent und ehrlich wie möglich zu sein. Das lässt sich nicht von heute auf morgen umsetzen. Long weist darauf hin: Nur wer sich wirklich danach sehnt, »die Wahrheit der Liebe in sich und im anderen zu finden«, kann und wird bereit sein, die Anleitungen über Monate oder gar Jahre zu praktizieren.

Zunächst beschreibt er – ähnlich wie Kelder – einen Mythos: Bevor die Menschen begannen, über ihren Tod und ihre Zukunft nachzudenken, lebten sie in der Gegenwart. Mann und Frau brauchten keine Worte, um miteinander zu kommunizieren. Sie fühlten sich als Einheit verbunden. »Ihr körperliches

Lieben war ekstatisch. Die so erzeugte göttliche Energie war so mächtig, dass die Lichtkreise ihrer Körper nach dem Liebesakt mit unglaublicher Pracht leuchteten. Dieser aus sich selbst leuchtende Schein spiritueller Liebe, der in beiden durch körperliche Vereinigung erzeugt wurde, war der Ausdruck ihrer göttlichen irdischen Natur. Denn am Beginn der Zeit waren Männer und Frauen Götter, und sie erhielten die Bewusstheit und Präsenz ihrer Göttlichkeit, ihre Zeitlosigkeit, aufrecht, indem sie sich göttlich körperlich liebten.«[14]

Dieser Mythos soll nicht in ein vergangenes, goldenes Zeitalter zurückführen. Er will auf etwas hinweisen, das jetzt jederzeit möglich ist. Zunächst erweckt er vielleicht eine Sehnsucht in Ihnen. Könnte ich mich tatsächlich *so* mit dem geliebten Menschen vereinen? Keine Enttäuschungen, keine Eifersucht, keine Dramen, keine Routine? Stattdessen Steigerung der Energie, Seligkeit, Wonne, Liebe? Wer sehnt sich nicht danach?

Wir erleben die Welt in Gegensätzen: Tag und Nacht, gut und böse, richtig und falsch. Doch in all ihren menschlichen Tiefen und Höhen erfahren wir die Dualität am unmittelbarsten in der Liebesbeziehung zwischen Mann und Frau. Mit dem Mythos gesagt: »Als die einzigen beiden bewussten physischen Pole der Liebe erhellten sie sich gegenseitig. Er erweckte ihre Liebe zu neuem Leben, während sie seine Liebe und Autorität erneuerte.«[15]

Wenn die Gedanken und Emotionen für einen zeitlosen Moment verschwunden sind, erscheint der Partner nicht mehr als die allzu bekannte Person mit all ihren voraussagbaren Reaktionen, sondern als die Göttin, als der Gott. Wir werden zum zeitlosen Urbild des göttlichen Liebespaares. Zu Shiva und Shakti.

Jede alte Kultur hat ihren Mythos von der ursprünglichen Einheit zwischen Mann und Frau. Irgendetwas – die Schlange, der Teufel, der Verstand, das Ego,- führte zur Zweiheit, Trennung. Zur Vertreibung aus dem Paradies, zu Missverständnissen, Schuld, Scham, Kampf. Die ursprüngliche göttliche Einheit ist immer hier. Doch wir erleben sie so selten, weil sie überlagert ist von vielen emotionalen Schichten. Ausgerechnet in den intimsten Momenten kommt das Bild des früheren Geliebten hoch. »Warum hat er mich nur so verletzt?« Auch wenn Sie sich ganz fest vornehmen, den jetzigen Partner unvoreingenommen zu lieben und ganz im Augenblick zu sein. Die Emotionen spielen ihr eigenes Spiel.

Haben Sie Vorträge und Seminare besucht, wo es um Erleuchtung, Bewusstsein, Meditation etc. geht? Ist Ihnen dabei aufgefallen, wie oft und wie intensiv in den anschließenden Fragen aus dem Auditorium das Thema unglückliche Beziehung angesprochen wird? Manche spirituelle Lehrer wollen davon nichts hören. Sie sagen: Lass dich nicht von diesen Problemen ablenken. Richte deine ganze Aufmerksamkeit nach innen. Dort, in der Stille deines Seins, gibt es kein Problem.

Andere – wie Barry Long – schlagen vor, zunächst das aktuelle Problem auf ganz praktische Weise zu lösen. Etwa durch eine offene Aussprache mit der Person, die uns immer wieder durch den Kopf geht. Solange es im Kopf oder im Unterbewusstsein weiter gärt, bleibt jede Meditation nur der angestrengte Versuch, Frieden zu finden. Der wahre, dauerhafte innere Frieden wird sich nicht einstellen.

Wir sehnen uns danach, glücklich zu sein. Wir streben Höhepunkte an. Für kurze Momente fühlen wir uns erfüllt und glücklich. Doch bald herrschen wieder Frustration, Ärger, Sorgen oder Langeweile. Gerade dieses Auf und Ab der Emotionen macht uns so unzufrieden, meint Barry Long. Partnerschaftsprobleme sorgen dafür, dass die Kurven mit einem extremen Auf und Ab verlaufen.

Heißt das nun, das ganze schöne Drama soll zu einer geraden Linie geglättet werden, ohne jede Leidenschaft? Dieselbe Frage stellte sich bereits bei den Chakren. In den unteren Chakren herrschen Überlebenstrieb, Sex, Emotionen. Sehr aufregend.

Doch je höher wir »aufsteigen«, desto feiner werden die Energien. Wut, Angst, Eifersucht oder Gier verschwinden allmählich. Die Wolken lichten sich. Das Leben erhält eine andere Qualität. Statt im Drama verstrickt zu sein, gewinnen Sie eine innere Distanz zu den Gedanken und Emotionen. Sie sind ausgeglichener, klarer, zentrierter, stärker präsent, liebevoller.

Es stimmt: Präsenz, Bewusstheit, Stille bleiben stets gleich, unberührt von der Achterbahn der Emotionen. Mit einer langweiligen, geraden Linie hat das jedoch nichts zu tun. Im Gegenteil. Das Leben erscheint in jedem Moment neu und geheimnisvoll. Freude und Liebe, Staunen und Dankbarkeit treten an die Stelle von Angst und Gier.

Im Chakra-System ist damit der Sprung vom Sex zur Liebe markiert. Wir kreisen nicht mehr selbstsüchtig in Phantasien um die eigene Lust und Selbst-Befriedigung. Was der sechste »Tibeter« als von einem Partner unabhängige Yogaübung bewirken soll, will Barry Long in der körperlichen Liebe zwischen Mann und Frau verwirklichen. Die beiden Methoden ergänzen sich gut. Sexuelle Phantasien und Emotionen stören den natürlichen Energiefluss. Sie können sie nicht einfach abschalten. Doch Sie können präsent sein, sich ganz auf die körperlichen Empfindungen konzentrieren. Dadurch lösen sich die Vorstellungen im Kopf auf. Und Sie können im sechsten »Tibeter« ebenso wie in Shivas »Umarmung wie im immer währenden Leben« aufgehen.

Die folgende Übung fasst die wichtigsten praktischen Punkte in Barry Longs Anleitungen zusammen, und zwar auf dem Hintergrund meiner eigenen Erfahrungen. Sollten Sie sich angesprochen fühlen und sich tiefer auf die Praxis einlassen wollen, brauchen Sie allerdings das Buch oder die Kassetten von Barry Long.

## Übung: Liebemachen nach Barry Long

Sie und Ihr Partner sind übereingekommen, sich körperlich zu lieben und dabei – wie in einem Experiment – bestimmte »Versuchsanordnungen« zu befolgen. Nehmen Sie sich wenigstens dreißig Minuten Zeit.

Sie stehen sich nackt gegenüber und schauen einander in die Augen. Streicheln Sie sich gegenseitig, ohne jedoch die Genitalien zu berühren. Küssen Sie sich sanft auf die Lippen, doch vermeiden Sie Zungenküsse. Es geht ja gerade darum, den anderen oder sich nicht sexuell zu stimulieren. Das ist ungewohnt. Alle bisherigen Techniken und Erfahrungen sollen bei diesem Experiment beiseite gelassen werden. Sollten Sie, der männliche Partner, keine Erektion haben – kein Problem. Der Penis wird in der Vagina die gewünschte Festigkeit bekommen und mit seiner »natürlichen Autorität« agieren, wenn Sie im Empfinden bleiben.

Die asiatischen Liebeskünste kennen viele effektive Stellungen. Da gibt es die luststeigernden und die gesundheitsfördernden. In dieser Übung sollte die Stellung so sein, dass Sie sich in die Augen schauen und still-entspannt verharren können. Beginnen Sie mit der »Missionarsstellung«.[16] Sie – der Mann – liegen aber nicht auf Ihrer Partnerin, sondern stützen sich mit den Armen ab. Bleiben Sie während der Vereinigung so lange wie möglich in dieser Liegestützhaltung (das regelmäßige Üben des fünften »Tibeters« hilft, entspannt »durchzuhalten«). Gleitet der Penis nicht gleich in die Vagina, versuchen Sie nicht, die Erektion durch Sexphantasien oder körperliche Stimulation herzustellen. Sie spüren nur und lassen geschehen. Sie, die Partnerin, können sanft nachhelfen.

Ist der Penis in der Vagina, lassen Sie ihn seine Umgebung spüren, erkunden. Er ist in seinem Element. Die einzige Schwierigkeit für beide Partner, besonders aber für den Mann, ist es, den Kopf in den Körper sinken zu lassen. Einfach nur zu empfinden, wie der Penis als hochsensible »Antenne« die »Informationen« aus der Vagina aufnimmt. Es hat seinen tieferen Sinn, dass in der indischen Tantra-Tradition der Penis – im Sanskrit: *Lingam* – und die Vagina – *Yoni* – ohne ihre individuellen »Besitzer«, für sich genommen, in der Vereinigung dargestellt wurden.

Die Geschlechtsorgane haben ihr eigenes »Wissen«, wie der ganze Körper. Verstehen Sie das bitte als Hypothese, die Sie nun im Experiment überprüfen wollen: Der Penis nimmt sehr feine weibliche Energien auf. Ginge es nur nach dem Gesetz der Fortpflanzung, müsste er ejakulieren. Je schneller, desto ökonomischer. Auf der Ebene der bewussten körperlichen Vereinigung von Mann und Frau gelten jedoch andere Regeln. Penis und Vagina sind die Kontakte in einem Energiekreislauf zwischen den »einzigen beiden bewussten Polen der Liebe auf der Erde«.

Achten Sie auf den Unterschied zwischen der treibenden Kraft sexueller Erregung und dem viel feineren Empfinden, mit dem Partner jetzt körperlich und seelisch verbunden zu sein. Bewegen Sie sich nicht oder nur wenig. Folgen Sie nicht automatisch dem Impuls, die körperliche Lust durch Bewegungen zu steigern und auf den Höhepunkt hinzuarbeiten. Falls Sie in den Sog sich steigernder Lust geraten oder bewusst damit spielen wollen, beobachten Sie. Was ist dieses Begehren? Wie fühlt es sich an? Ist es eher ein Geben, sich Hingeben oder eher ein Vereinnahmen, Aufsaugen? Was wollen Sie vom Partner?

Um nicht in Phantasien abzudriften, was meist unbemerkt geschieht, reden Sie miteinander! Sprechen Sie darüber, was Sie gerade empfinden – nicht darüber, was Sie denken! Was spüren Sie im Penis, wenn er ohne Bewegung in der Vagina ruht? Wie fühlt sich die Vagina an, wie der Penis? Wie empfinden Sie, die Frau, den Kontakt? Geschieht da etwas in der Bewegungslosigkeit – ein lebendiger Austausch? Sagen Sie es ihm! Es mag anfangs beiden Partnern so erscheinen, als würden sie ohne die normalen Bewegungen so gut wie nichts empfinden. Doch da sich zwei hochsensible Organe berühren, muss es da eine – wenn vielleicht auch nicht sehr erregende – Empfindung geben! Konzentrieren Sie sich darauf, wie sich Lingam und Yoni berühren.

Es geht bei dieser Art der körperlichen Vereinigung nicht um den Orgasmus. Wenn er geschieht, gut. Wenn nicht, auch gut. Jetzt, in diesem Moment der Vereinigung, gibt es weder Höhepunkt noch Talfahrt. Nur das augenblickliche Empfinden, wie es ist. Kein Vergleich zu früher. Kein Gedanke an mögliche Steigerungen. Sie sind mit einem anderen Menschen verbunden. Machen Sie sich ruhig bewusst, auf welch intime Weise Sie verbunden sind! Sie sind in einem Energiekreis zusammengeschlossen. Was da an den Kontaktstellen geschieht, entzieht sich Ihrem bewussten Verstand. Mehr als ein höfliches Händeschütteln ist es allemal …

Verharren Sie als Mann fünf bis zehn Minuten in der Liegestütz-Position. Verzichten Sie auf das routinemäßige »Raus – Rein«. Spüren Sie. Lassen Sie den Penis wie eine Wünschelrute ausschlagen! Lassen Sie ihn fündig werden! Ein solches Geschehenlassen fällt uns schwer. Wir müssen alle Vorstellungen und Erwartungen aufgeben. Doch das Verrückte ist: Ohne unsere Ideen zeigt uns das Leben erst seine wahre Kraft und Energie. Genau in dem Moment, in dem wir keine Erwartung oder Vorstellung haben, geschieht das Wunder, das Unerwartete, Unbegreifliche.

In den alten indischen Darstellungen des Liebesaktes erscheinen die Gesichter der Partner seltsam ausdruckslos, wie unbeteiligt. Dass die ansonsten so detailgetreuen Maler und Bildhauer unfähig gewesen sein sollen, Gefühle darzustellen, glaube ich nicht. Den verzerrten Gesichtsausdruck starker Lustempfindung, wie er in Pornofilmen vorgeführt wird – neutral betrachtet kaum zu unterscheiden von dem starker Schmerzen –, hätten die asiatischen Künstler zumindest andeuten können. Doch

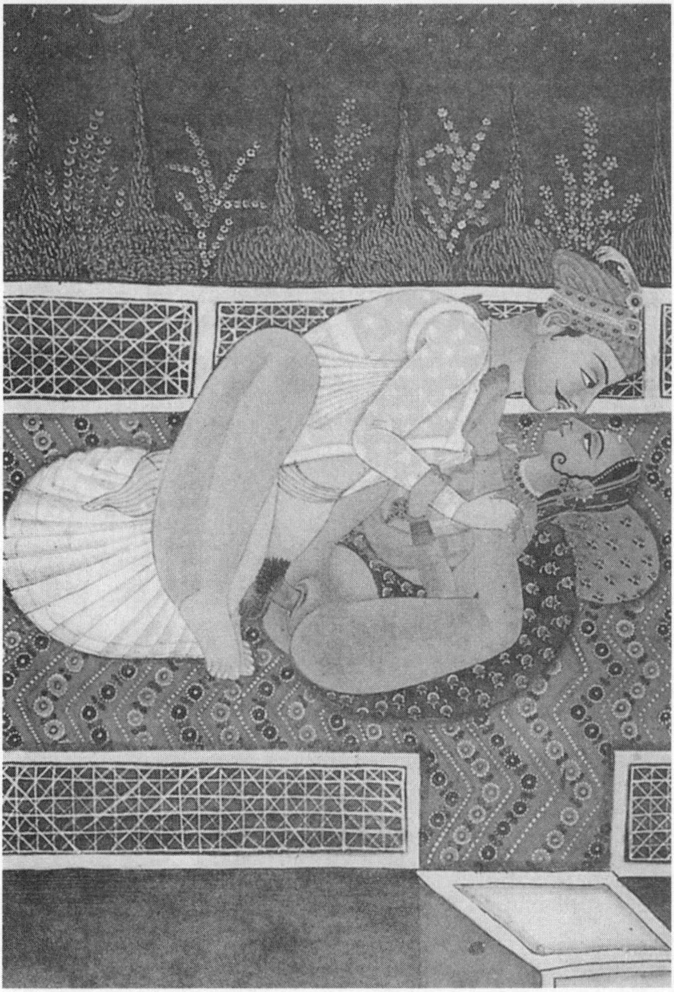

*In den traditionellen indischen Darstellungen der Liebeskunst erscheinen die Gesichter wie in einer entspannten Meditation*

das interessierte sie anscheinend nicht. Die Gesichter wirken stets entspannt und zugleich wach, die Augen scheinen gelassen etwas in der Ferne zu beobachten. Ich sage nicht: Imitieren Sie diesen gelassenen, meditativen Gesichtsausdruck. Doch vielleicht können Sie innerlich etwas abrücken von der Vorstellung, ein lustverzerrtes Gesicht und übertriebenes Gestöhne würde Ihren Partner besonders antörnen.

Bleiben Sie in der momentanen körperlichen Empfindung! Dieser Augenblick ist wunderbar genug! Das ist die Quintessenz der ansonsten sehr vielschichtigen Übung. Sie werden sich beim Ausprobieren wahrscheinlich nicht gleich alle Punkte merken können. Beginnen Sie einfach mit der Praxis. Hier die wichtigsten Punkte zur Erinnerung:

1. Gemeinsame, offene Absprache, das Liebemachen einmal anders zu probieren
2. Keine gegenseitige sexuelle Stimulation. Vorspiel nur als Einstimmung ins gegenseitige Vertrauen
3. Für Ihn: in Liegestütz-Stellung verharren. Zwischendurch die Arme entspannen. Auf der Frau oder seitlich von ihr ausruhen. Nicht einschlafen!
4. Für Sie: entspannt liegen, aufnahmebereit sein
5. Für beide: nur auf die Empfindungen achten. Ausdrücken, was empfunden wird, um präsent zu bleiben. Entweder keine körperliche Bewegung oder Bewegungen geschehen lassen
6. Die Empfindungen können, müssen sich aber nicht zur sexuellen Lust bis an die Grenze des Orgasmus steigern. Achten Sie genau auf den Unterschied: Welche Empfindungen treiben voran, welche nicht? Stellen Sie sich innerlich darauf ein, dass es »unterhalb« der sexuellen Erregung, ja, selbst während des Orgasmus noch etwas Feineres, Zeitloses wahrzunehmen gibt. Verzichten Sie als Mann »forschungshalber« auf die Ejakulation.

Wollen Sie das Experiment eine Woche lang täglich ausführen, egal, ob Sie sich danach fühlen oder nicht? Das würde Ihrer Partnerschaft einen enormen Energieschub geben. Wahrscheinlich werden Sie sich einander tiefer verbunden und vom anderen verzaubert fühlen. Doch das Experiment kann den Partnern auch zeigen, dass sie nicht zueinander passen. Bei einer solch intensiven Begegnung kommt die Wahrheit ans Licht. Die Erkenntnis wird jedoch von Liebe und Verständnis getragen sein. Denn Mann und Frau sind sich selbst und einander näher gekommen.

## Das Tao der Sexualität

Im Taoismus wurde die Sexualität ebenso genau erforscht wie im indischen Tantra-Yoga. Allerdings geht die chinesische Tradition kaum auf ein Ich oder Selbst ein. Die Menschen sind dort Energie, Teile oder Aspekte in einem unendlichen Kraftfeld. Begriffe wie Subjekt und Bewusstsein sind den Taoisten fremd.

*Tao* ist das »Ganze, Grenzenlose, Unaussprechliche«. Viele Autoren verwenden das Wort »Tao« heutzutage in Buchtiteln: *Das Tao der Physik* (Fritjof Capra), *Das Tao der Sexualität* (Stephen Chang), *Das Tao der weiblichen Sexualität* (Maitreyi D. Piontek). »Tao« steht hier für Essenz, Wesen, Geheimnis, Tor, Weg, Schlüssel, Methode.

Wenn ich an dieser Stelle vom Tao der Sexualität spreche, dann möchte ich damit etwas scheinbar Unvereinbares zusammenbringen: Methode und Mysterium. Der Untertitel dieses Buches – *Das Geheimnis erfüllter Sexualität* – lässt erwarten, dass bestimmte Schlüssel geliefert werden, mit denen sich die Türen zum Geheimnis öffnen lassen. Doch was, wenn das Geheimnis erfüllter Sexualität gerade darin bestünde, die sexuelle Vereinigung als Geheimnis, als schlichtweg unerklärliches Mysterium zu erleben? Die Schlüssel, Dietriche, Tricks und Informationen würden zwar Türen öffnen, doch die Räume dahinter erschienen immer weiter, unermesslicher.

Der sechste »Tibeter« und alle anderen Übungen in diesem Buch steigern die Energie und machen den Geist wacher, bewusster. Auch wenn dabei bestimmte Muskeln angespannt werden, der Effekt ist von ganz anderer Art als der beim Sport oder Fitnesstraining. Die Leistungssteigerung auf körperlicher und mentaler Ebene ist eher ein Nebenprodukt. Die hier aktivierte Energie bringt uns in völlig neue Erfahrungsräume. Was Ihr Verstand so plant und für erstrebenswert hält, erscheint Ihnen, je nach Energielevel, immer platter und unpassender. Da spulen zwar noch Gedanken und Emotionen ab. Doch Sie versinken zunehmend in das Erleben, werden selbst zum Erlebnisraum. Kein Analysieren, Überlegen, Sich-Anstrengen – einfach empfinden, geschehen lassen, sein. Und dabei zugleich Methoden anwenden? Kann das zusammengehen?

Sicher – mit Übung. Das gilt ja für alle Künste, gleichgültig ob Kampf-, Dicht- oder Schauspielkunst. Doch die Kunst, um die es hier geht, unterscheidet sich in einigen wichtigen Punkten von allen anderen. Sie erfordert kein besonderes Talent. Und es ist nicht nötig, alle möglichen Techniken der Verführungs- und Liebeskunst bis zur Perfektion einzustudieren, um dann schließlich als Meister intuitiv das Richtige zu tun. Schließlich: Das Ziel ist die Liebe selbst. Die Kunst des Liebens ist wie die Kunst des Lebens: in jedem Moment vollendet. Tao.

Alle Fäden laufen nun zusammen. Der sechste »Tibeter« lässt Sie die sexuelle Energie wahrnehmen, wie sie ist – noch bevor sie als Lust und als Begehren eines Objektes in Erscheinung tritt. Sie empfinden beim Ritus einen Sog von etwas »Eigenartigem«. Eine Flüssigkeit, ein elektrischer Impuls? Interpretieren Sie möglichst nicht. Spüren Sie nur. Erwarten Sie auch keine Super-Ekstase. Diese Energie steuert zwar die Sexualdrüsen, lässt uns fiebern, begehren, vor Lust vergehen. Doch an ihrer

Quelle fühlt sie sich nicht sexuell an. Deshalb haben wir in der Regel wenig Interesse, sie direkt zu erleben.

»Wir sind nicht interessiert an sexueller Energie, denn wir haben nicht den Schimmer einer Ahnung, was das ist. Wir haben sie nie erfahren, weil sie immer unbewusst bleibt. Woran wir tatsächlich interessiert sind, das sind die Resultate dieser Energie, die Bilder, die wir mit dieser Energie in Verbindung bringen, das Gefühl der Macht, das uns diese Energie verleiht.«[17]

Haben Sie schon einmal einen kleinen elektrischen Schlag bekommen, etwa an einem Weidezaun? So ähnlich ist das mit der reinen Empfindung sexueller Energie. Wenn Sie Elektrizität unmittelbar körperlich spüren, sehen Sie keine Lampen aufleuchten oder die *Tagesschau* in Ihrem Kopf flimmern. Empfinden Sie den eigentümlichen Sog beim sechsten »Tibeter«, dann ist das weder ein Orgasmus noch zieht es anschließend zwangsläufig attraktive Partner an. Und doch hat diese Erfahrung weit reichende Folgen. Denn normalerweise sind wir uns nur der Auswirkungen der Energie bewusst, etwa in sexuellen Phantasien. Dann hat sie bereits unbemerkt unser Denken und Fühlen vereinnahmt. Sie beherrscht uns. Und hier liegt ein wichtiger Unterschied zum Stromschlag am Weidezaun. Wer einen solchen Schlag bekommt, erfährt zwar sehr direkt Elektrizität. Das macht ihn jedoch wohl kaum zu einem versierten Elektriker oder Elektroniker. Wer dagegen die von unten im Körper aufsteigende Energie bewusst erlebt, erhält damit zugleich Informationen. Sie mögen nur zu einem Bruchteil den Verstand erreichen. Doch über das gesamte Körper-Geist-Seele-System wirken sich die Informationen in jedem Moment auf allen Ebenen des Lebens aus. Eine dieser Ebenen ist die sexuelle Vereinigung. Sie fühlen sich beim Liebemachen zunehmend selbstsicher, klar und natürlich. Überprüfen Sie das bitte an der eigenen Erfahrung. Statistische Untersuchungen oder andere objektive, wissenschaftliche Beweise kann ich Ihnen dazu nicht bieten.

Yoga, Tantra, Taoismus stimmen in einem überein: Eine Grundenergie wie die der Sexualität erkennen und mit ihr richtig umgehen zu können erfordert, dass sie unmittelbar erlebt, am eigenen Leib erforscht wird – je näher an ihrer Quelle, desto besser. Unsere westliche Kultur bevorzugt Informationen aus zweiter Hand: Welche Hormone wirken beim Verlieben? Was genau geschieht beim Orgasmus aus medizinischer und biochemischer Sicht? Das zu wissen kann durchaus helfen. Die Aufmerksamkeit wird auf bisher unbeachtete Aspekte gelenkt. Allzu romantische oder naive Vorstellungen werden hinterfragt. Letzte Gewissheit bietet jedoch nur die eigene Erfahrung.

Der sechste »Tibeter« bringt Sie in unmittelbaren Kontakt mit der ungefilterten sexuellen Energie, und zwar an einem Punkt, an dem sie sich noch nicht in Lust, Begehren, Phantasien geteilt und erschöpft hat. Diese regelmäßige Erfahrung hilft Ihnen in allen Situationen, ganz besonders aber bei der sexuellen Vereinigung, im Empfinden präsent zu bleiben. Sie haben innere Autorität gewonnen.

Sie, der Mann, sind fähig, die Energie bewusst zu erleben und damit in gewisser Weise auch zu beherrschen. Sie werden nicht, von Lust und Begehren übermannt, schon vor der Penetration oder kurz nach ihrem Beginn ejakulieren, sondern ganz »dabei bleiben«.[18] Hierbei hilft natürlich auch das Training des PC-Muskels. Es genügt nicht, im *Playboy*[19] oder in diesem Buch gelesen zu haben, dass der Mann multiple Orgasmen haben kann, wenn er im entscheidenden Moment den PC-Muskel anspannt. Man(n) muss wirklich wollen und üben. Denn der entscheidende Moment ist schnell verpasst. Dann bleibt vom Lektüre-inspirierten Vorsatz nur noch der Gedanke übrig: »Eigentlich wollte ich doch …« Erst die ständige Übung lässt den PC-Muskel, den ganzen Körper wie im Reflex handeln und damit die Energie umwandeln, statt sie hinauszuejakulieren.

Sie, die Frau, spielen ihrem Partner nichts mehr vor. Eher helfen Sie ihm, achtsamer und präsenter zu sein. Sie genießen die

Energie, ohne ihn durch übertriebenes, unechtes Gestöhne erregen zu wollen. Bleiben Sie im reinen Spüren. Lassen Sie die Gedanken, Bilder und Emotionen vorbeigehen. Es hat sich mittlerweile herumgesprochen: Frauen können viele Orgasmen haben. Mit jedem weiteren steigt ihre Leidenschaft (im Gegensatz zum Mann, falls er Ejakulation mit Orgasmus gleichsetzt). Doch warum darauf hinarbeiten, sich wie wild bewegen, die Vaginamuskeln anspannen, wenn es viel leichter und zugleich tiefer empfunden geschehen kann? Nämlich indem Sie einfach bei sich, Ihrem Empfinden bleiben, ganz wach und präsent.

Tao der erfüllten Sexualität. Darunter verstehe ich hier: stille, von Gedanken unbeeinflusste Wahrnehmung einer Kraft, die zur Vereinigung von Mann und Frau drängt. Mit dem regelmäßigen Üben des sechsten »Tibeters« lernen Sie diese Kraft kennen und umzuwandeln – gezielter und effektiver als in den anderen Übungen der Fünf »Tibeter«. Was da im unmittelbaren Kontakt mit der sexuellen Energie geschieht, ist für den Verstand unerklärlich. Es erscheint ihm bedeutungslos, sexuell unergiebig. Alle seine Deutungen stören nur das Empfinden und bewusste Erforschen. »Das Tao ist unaussprechlich.« Es schließt dabei keinesfalls Informationen »zweiter Hand«, aus Büchern und Filmen, aus. Sie haben ihre Funktion. Tauchten Sie jedoch beim Liebemachen als Gedanken auf – »Jetzt wird wohl gerade Testosteron ausgeschüttet«, »Ob Madonna wirklich *das* gemeint hat?« –, dann hätten sie ihre Funktion überschritten. Sie würden nur die Hingabe an diesen einmaligen, unwiederholbaren Moment der Liebe stören.

»Wenn Mann und Frau einander in einen Zustand emporheben, der die mentale Ebene übersteigt, werden sie in einem Erlebnisstrom fließen, in dem es weder Bewertung noch Denken gibt, und dann vollzieht sich die totale Vereinigung zwischen Mann und Frau. Ihre Vereinigung, die Synthese der Yin- und Yang-Kräfte, des Makrokosmos und des Mikrokosmos, bringt das Universum in ein harmonisches Gleichgewicht.«[20]

## Übung 1: Sexuelle Energie spüren

Diese Übung hat mehrere Teile und Aspekte. Sie bezieht sich auf verschiedene Erscheinungsformen sexueller Energie und ist in unterschiedlichen Situationen anzuwenden. Immer geht es ums bewusste Spüren.

Beim sechsten »Tibeter« konzentrieren Sie sich ganz besonders auf den Moment, wo Sie sich wieder aufrichten und den PC-Muskel anspannen. Was genau spüren Sie? Nicht analysieren, nur empfinden. Achten Sie auf jede Art von »innerem Sog«. Was steigt da auf? Wie fühlt sich das an? Löst es sexuelle Empfindungen oder Vorstellungen aus? Von wo bis wo geschieht diese »Bewegung«?

Beim Liebemachen sind drei Ebenen zu unterscheiden:

1. reglos ineinander sein, der Penis ruht in der Vagina
2. Steigerung körperlicher Lust bis zum Orgasmus
3. der Orgasmus selbst

Experimentieren Sie mit allen Ebenen.

Zur Luststeigerung bewegen Sie sich, bleiben jedoch so bewusst wie möglich im körperlichen Empfinden. Lassen Sie sich Zeit! Halten Sie immer wieder inne, nicht erst kurz vor dem Orgasmus. Die alchimistische Verwandlung geschieht nicht etwa nur am Siedepunkt, wo Sie sich kaum noch zurückhalten können. Zwar lassen etliche Tantra- und taoistische Schulen ihre Techniken erst an diesem Punkt greifen: das Tantra-Mantra der Zurückhaltung, die Visualisierung von Wünschen oder innerem Licht, Schließen des PC-Muskels im Mula Bhanda oder in der Hirschübung. Doch Mann und Frau sind schon vorher körperlich vereinigt. Da geschieht bereits, meist unbemerkt, ein feiner, intensiver Energieaustausch. Erinnern Sie sich an die Anleitungen von Barry Long! Stellen Sie Ihr Empfindungsmikroskop auf starke Vergrößerung ein.

Je tiefer Sie sich in das reine Empfinden sinken lassen können, desto mehr werden Sie sich wie nebenbei eines eigenartigen Raumes bewusst. Es ist nicht das Zimmer oder der Garten Eden, in dem Sie sich gerade lieben. Das Gesicht des anderen und was Sie von Ihrem Körper und Ihrer Umgebung sehen, erscheint irgendwie in Distanz gerückt. Ein Bild, ein Inhalt dieses alles umfassenden und aufnehmenden Raumes. Der Raum selbst ist unsichtbar, ungreifbar, nichts. Reine Präsenz, auch Gegenwart, Gegenwärtigkeit, Bewusstsein, Sein, Selbst, Brahman, Tao, Gott, Wahrheit, Unverborgenheit oder Lichtung genannt. Gewichtige Begriffe für etwas, das eigentlich so einfach ist: die Tatsache, jetzt hier zu sein. Jeder weiß es, denkt, spricht, handelt auf der Grundlage dieser selbstverständlichen Annahme: Natürlich bin ich da – na und? Nun, folgen Sie Shivas Rat, verharren Sie im augenblicklichen Empfinden, und Sie werden es selbst erfahren. Wirklich zu wissen, »ich bin« – das ist ungeheuerlich. Es sprengt alle Grenzen von Raum und Zeit.

Achten Sie darauf. Lenkt die Steigerung der Lust – oder Ihr starkes Interesse daran – von Ihrem innersten Empfinden zu sein, von der Präsenz ab? Oder fühlen Sie sich eher wacher, klarer?

**Orgasmus**

Was immer Sie nun unter Orgasmus verstehen: Können Sie bei dieser Empfindungs- und Gefühlsintensität bewusst und präsent sein? Bleiben Sie im Körper zentriert. Spannen Sie als Mann den PC-Muskel an. Die Prostata stößt dadurch die Samenflüssigkeit langsamer aus, und der körperliche Orgasmus dauert länger. Diese Übung verlangt Konzentration und Selbstbeherrschung in einer scheinbar unkontrollierbaren Situation. Sie fühlen sich von einer Woge der Lust und Leidenschaft fortgerissen und sollen dabei zugleich gezielt einen Muskel anspannen, der normalerweise unbeachtet bleibt! Das mag die Ekstase anfangs, solange sich Ihr Verstand einmischt, dämpfen. Doch

Sie erleben mit jedem Üben – der sechste »Tibeter« ist hier eine große Hilfe – bewusster, was beim Orgasmus im Körper geschieht. Sie erfahren den Körper als Instrument. Was da abläuft, ist von der Natur, von Gott vorprogrammiert. Sie nehmen nicht nur Muskelbewegungen, sondern auch die Energie dahinter wahr – das, was die Hebel in Bewegung setzt.

Die Intensität des Orgasmus hängt von vielen Faktoren ab: Wie sehr Sie Ihren Partner begehren, wie gut Ihr Körper funktioniert, wie effektiv Sie tantrische oder taoistische Techniken der Luststeigerung und Orgasmusverlängerung einsetzen können. Wie ein Profisurfer suchen Sie die Riesenwelle. Sie inszenieren sie sogar. Wozu? Um darin unterzugehen. Um sich von sich selbst, vom »Ich-Panzer«, von dieser verkrampften Schutzhaltung »Hier ich, du dort« zu befreien. Die Lust ist so stark, dass Ihr Verstand seine Kontrolle verliert. Dasselbe kann bei starken Schmerzen geschehen.

Je bewusster Sie im Empfinden verharren können, desto klarer wird Ihnen der ganze Mechanismus. Sie werden zum Beobachter. Nicht zum Voyeur, sondern zum Raum der Wahrnehmung. Sie erleben sich, Ihren Körper, Ihre Gefühle, in voller Intensität und Leidenschaft. Doch zugleich – und das meinte Osho, als er vom Orgasmus als Schlüssel zur Meditation sprach – erscheint Ihnen alles wie in einem Traum oder Film. Das Leben läuft von selbst ab. Diese Einsicht kommt immer dann, wenn das aktuelle Geschehen den Verstand überwältigt. Wenn Sie nun schon die Welle des Orgasmus so gut vorbereitet haben, genießen Sie doch auch das vollkommene Eintauchen, Versinken und Getragenwerden! Mal mit, mal ohne Anspannung des PC-Muskels. Doch immer präsent im Empfinden.

**Masturbation**

Masturbieren Sie gewohnheitsmäßig? Verurteilen Sie sich deshalb insgeheim, schämen Sie sich, oder stufen Sie sich gar als sexsüchtig ein? Taoisten, Tantriker und heutige Sexualforscher regen dazu an, Masturbation zur Energiesteigerung zu nutzen. Sie können die Masturbation in eine für Sie sinnvolle Aktion verwandeln. Beachten Sie folgende Punkte:

1. Als Mann: Vermeiden Sie die Ejakulation. Experimentieren Sie mit dem Anspannen des PC-Muskels.[21]
2. Für Mann und Frau: Aus taoistischer Sicht repräsentieren die Genitalien (wie die Füße oder die Ohren) den ganzen Körper. Stimulieren Sie immer nur den empfindlichsten Teil, dann werden zugleich auch nur die zugehörigen Organe stimuliert. Sie sind zwar schneller erregt, überreizen dadurch jedoch zugleich bestimmte Teile Ihres Organismus. Masturbieren Sie, als würden Sie sich heilend massieren, wie bei einer Fußreflexzonen-Massage. Alle Teile der Genitalien liebevoll berühren.
3. Achten Sie darauf, wie sich Ihre Wahrnehmung verändert, während die körperliche Lust steigt. Sollten Sie sich – das betrifft vor allem Männer – an einem Bild »aufgeilen«, beobachten Sie möglichst genau: Welche Aspekte werden wann wichtig? Augen, Brüste, Po, Vagina? Was ist, wenn Sie das Bild einfach nur betrachten, ohne sich körperlich zu stimulieren? Kommen von »dort draußen« sexuelle Impulse?
4. Danken Sie dem Menschen, der Frau oder dem Mann hinter diesem Bild. Tatsache ist, Sie haben sie/ihn benutzt. Ein schlechtes Gewissen hilft nicht – danken Sie einfach nur innerlich. Das macht Sie bewusster.

## Übung 2: Sich in die Augen schauen

Die Augen sind das Tor zur Seele, heißt es. Ob das stimmt, erfahren Sie in dieser unkomplizierten Übung. Setzen Sie sich eine Woche lang täglich zehn Minuten Ihrem Partner gegenüber, und schauen Sie ihm/ihr in die Augen. Um zu vermeiden, dass Sie abwechselnd ins rechte oder linke Auge des Partners schauen, richten Sie Ihre Aufmerksamkeit auf das »Dritte Auge« – einen Punkt zwischen den Augenbrauen. So nehmen Sie beide Augen gleichzeitig und entspannt wahr.

Um präsent zu bleiben und nicht in Gedanken abzudriften, achten Sie zugleich darauf, wie sich Ihr Körper von innen anfühlt. Vielleicht verschwimmt und verändert sich das Gesicht des anderen, erscheint Ihnen plötzlich fremd. Oder Sie fühlen sich stark zu ihm/ihr hingezogen, spüren sexuelle Erregung. Was immer an Gedanken und Gefühlen auftaucht, Sie beobachten nur. Versuchen Sie nicht zu ergründen, was der andere gerade denkt oder fühlt. Lassen Sie alle Gedanken einfach vorbeiziehen.

Bei dieser Übung sind Sie in sich zentriert und öffnen sich dem anderen zugleich. Es ist die einfachste und effektivste Übung zur Vertiefung einer Partnerschaft, die ich kenne.

Es bietet sich an, anschließend gemeinsam die Sechs »Tibeter« zu praktizieren und/oder »richtig Liebe zu machen«.

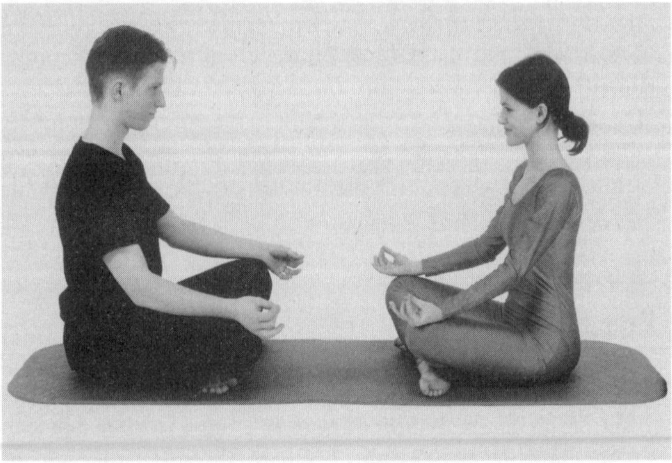

*Sich in die Augen schauen, ohne etwas zu erwarten*

Erinnern Sie sich an einen Traum, in dem Sie einem Mann/einer Frau begegneten, mit dem/der Sie sofort eine starke Anziehung verband, die dazu führte, dass Sie sich körperlich vereinigten? Ohne Gedanken, ohne Anstrengung? Könnte diese »traumhafte« Verschmelzung nicht auch beim »realen« Liebemachen geschehen?

Ich habe so etwas in jenen Momenten erlebt, in denen ich mich regungslos verhielt, nur spürte. Wie im Traum ist jedes Vorher und Nachher wie weggeblasen. Der Mensch mir gegenüber erscheint unergründlich und zugleich tief vertraut. Manchmal wirkt das Gesicht wie eine Maske. Dahinter lockt etwas unbeschreiblich Wundervolles. Eine innere Stimme, eher ein Gefühl, scheint lachend zu rufen: »Hallo. Erkennst du mich denn nicht? Ich bin's!«

Was geschieht, wenn keine Erwartung, keine Erinnerung ablenkt vom im Hier-und-Jetzt-Sein, lässt sich nicht verallgemeinern. Es ist immer neu, unerwartet, für jeden einzigartig. Alle Übungen in diesem Buch können helfen, diese ungreifbare, erfüllende Präsenz zu erahnen, zu erkennen, sich ihr hinzugeben. Und das Verrückte ist: Sie sind ja bereits hier, in diesem boden- und bettlosen Traum, dessen Träumer wir nicht zu kennen scheinen.

# Anhang

# Anmerkungen

## Teil 1 – Der sechste »Tibeter« auf dem Prüfstand

1 Peter Kelder: *Die Fünf »Tibeter«®*. Scherz Verlag, 1999, S. 12/13
2 Siehe Einleitung von Verleger Harry B. Lynn zu *Die Fünf »Tibeter«®, Das Begleitbuch.* Scherz Verlag, 2000
3 Wolfgang und Brigitte Gillessen: *Erfahrungen mit den Fünf »Tibetern«®, Neue Einblicke in das alte Geheimnis.* Scherz Verlag, 1997, S. 34
4 Arnold H. Lanz: *Fitness und Entspannung mit den Fünf »Tibetern«®*, Scherz Verlag, 1998, S. 143 f.
5 Ebd., S. 144
6 Ebd., S. 145
7 Ebd., S. 146
8 Ebd., S. 146 ff.
9 Im Rundschreiben November 2000, herausgegeben vom Fünf-»Tibeter«-Dachverband Deutschland, S. 7–10
10 Ebd.
11 Maruscha Magyarosy: *Das heilende Ja. Die Fünf »Tibeter«®, Körpermeditation*, Scherz Verlag, 2001
12 Maruscha Magyarosy: *Das Paradies ist in dir.* Scherz Verlag, 1999, S. 108
13 Ebd.
14 Ebd.
15 Gemeint ist der Lichtnahrungsprozess nach Jasmuheen. Literatur dazu ist im Koha-Verlag erschienen.
16 Entspannungsmusik des ehemaligen Yes-Keyboarders Rick Wakeman von seiner CD-*Sun*-Trilogie, Sattva-Musik.
17 Der amerikanische Pater Matthew Fox lehrt zum Unwillen des Vatikans eine wirklich »Frohe Botschaft« ohne Scham- und Schuldgefühle; Bücher u. a. im Kösel und im O. W. Barth Verlag
18 Gisela Leonie Teschke: *Der Weg zur Schönheit mit den Fünf »Tibetern«®*. Scherz Verlag, 2003

19 Kelder, Lanz u. a.
20 Hannes Motal: *Die* Fünf »Tibeter«-CD. *Musik pur für Bewegung, Tanz und kreative Entspannung.* Scherz Verlag, 1996
21 Wilhelm Reichs *Orgon-Akkumulator* ist nicht auf sexuelle Energie spezialisiert, sondern soll auch Energie aus der Atmosphäre und dem »Äther« speichern können. Heute gibt es viele therapeutische Richtungen, die Reichs Ansätze weiterentwickelten und erfolgreich einsetzen. Beispiele: die *Core-Energetik* des Reichschülers Dr. med. John Pierrakos (geb. 1921) oder die tantrische *Orgodynamik* von Michael Plesse. Dr. med. Hajo Lassek setzt sich als Leiter des Wilhelm-Reich-Instituts (Berlin) für eine medizinische Umsetzung der Orgon-Energie ein, speziell in der Krebsbehandlung. Eine empfehlenswerte Reich-Biographie schrieb Myron Sharaf. *Wilhelm Reich. Der heilige Zorn des Lebendigen* (Simon und Leutner). Website zu Wilhelm Reich: www.orgon.de
22 Vgl. z. B. Nancy Ettcoff: *Nur die Schönsten überleben.* Diederichs Verlag, 2001
23 Quelle: www.kirchen.de/drs/bischof/wkindex.htm
24 Osho (d. i. Bhagwan Shree Rajneesh): *Vom Sex zum kosmischen Bewusstsein.* Osho Verlag, 1995, S. 29
25 Stephen T. Chang: *Das Tao der Sexualität. Von der tieferen Weisheit des Liebens.* Goldmann Verlag, 1995, S. 214
26 *Die Fünf »Tibeter«®. Das Begleitbuch.* Scherz. S. 207
27 Der XIV Dalai Lama in einem Interview von Susanne Aernecke und Michael Görden anlässlich ihres Films *Shambhala* (1992).
28 Stephen T. Chang, S. 79
29 Der Journalist Michael Leitner zeigt in seinem Buch *Mythos HIV. Eine kritische Analyse der Aids-Hysterie* (Verlag videel OHG) auf der Grundlage genauer Recherchen und in Übereinstimmung mit hochkarätigen Wissenschaftlern, dass der HIV-Test kein sicherer Nachweis für Aids ist und dass die Medikamente in vielen Fällen eher zum Tod führten als das angebliche Virus.

## Teil 2 – Yoga und Tantra

1 Mircea Eliade: *Yoga – Unsterblichkeit und Freiheit.* Suhrkamp Verlag, 1977, S. 209

2 Osho, *Das Buch der Geheimnisse*, S. 38. Eine gezielte Vereinfachung. Yoga und Tantra sind ungemein komplexe, ineinander verwobene Systeme. Viele Tantriker folgten und folgen auch heute noch strengen Ritualen und Disziplinen, während sich vielleicht manch ein Yogi nur an die ersten Verse der berühmten Sutras von Patanjali hält und sie – auch ohne die detaillierten folgenden Übungen – unmittelbar versteht: »Yoga: zur Ruhe kommen der Denkbewegungen«.

3 Kelder, S. 15

4 Diese Übung und einige andere Anregungen verdanke ich dem (vergriffenen) Buch von Alan Forman und Stephan Niederwieser, *Das Chakra-Erlebnisbuch*, Scherz Verlag, S. 17 f.

5 Quelle: *Men's Health*, www.Mann-agement.de

6 Quelle: Dietmar Bittrich, *Mann oh Mann. Was er liebt – was er fürchtet – was er denkt – was er tut.* Goldmann, 2000

7 Sie können das Mantra auch zu Om-ah-hum erweitern und dabei in den Gesang einer CD einstimmen, wo das tibetische Mantra *Om mani padme hum* zu einem ergreifenden Kanon gestaltet wurde. In diesem Fall, das kann ich aus eigener Erfahrung bestätigen, wird auch das Herzchakra mit angeregt. CD: Leela: *River of Silence.* Bestellung über silenceMedia@gmx.de und silenceMedia, Postfach 71 08 11, 81458 München

8 Mundaka Upanisad, II, II, 3–4

9 Ravindra Kumar: *Kundalini for Beginners.* Llewellyn Publications, USA, 2000 (Übersetzung C. S.)

10 Maria Szepes: *Der rote Löwe*, Fischer Verlag (Münsingen), 1999

11 Der Neurologe Andrew Newberg macht in einem Labor Fotos von dem, was Gläubige die Gegenwart Gottes nennen. Er lädt Buddhisten und Franziskaner-Nonnen zu Gebet und Meditation, an deren Höhepunkt er ihnen einen Isotopenindikator injiziert, um die Hirnaktivität im Moment des Transzendierens festzustellen. Auf diese Weise versucht er, eine biologische Grundlage für religiöse Gefühle zu finden.

Newberg ist Assistenzprofessor an der University of Pennsylvania, sein Fachgebiet nennt sich Neuroimaging. Er hat herausgefunden, dass es an der Hinterseite des Gehirns einen kleinen Bereich gibt, der kontinuierlich die räumliche Orientierung eines Menschen berechnet, also den Sinn dafür, wo der eigene Körper aufhört. Während intensiver Gebete oder der Meditation verfällt dieser Bereich jedoch in völlige Inaktivität.

»Das bewirkt ein Verschwimmen der Grenzen zwischen dem Selbst und der Welt«, erklärt Newberg. »Wenn man weit genug geht, löst sich das Selbst komplett auf, und man spürt ein Gefühl der Einheit, der unendlichen Grenzenlosigkeit.«

Nun wollen sich Forscher der John Hopkins University in Baltimore die Tatsache zunutze machen, dass sich Körper und Gehirn in Phasen intensiven Meditierens oder Betens verändern. In solchen Zuständen scheinen Menschen ihr Bewusstsein auszuschalten. Eine von der nationalen Gesundheitsbehörde in Auftrag gegebene Studie soll die Auswirkungen von Gruppengebeten auf schwarze Frauen mit Brustkrebs testen. Die Forscher hoffen, letztendlich eine biologische Grundlage für religiöse Entrückung zu finden, die alle Glaubensrichtungen verbindet. (Quelle: www.derStandard.at)

12 So der amerikanische Yogalehrer Christopher S. Kilham in *Lebendiger Yoga. Das Profibuch zu den Fünf »Tibetern« von Peter Kelder.* Scherz Verlag, 1995, S. 27

13 B. K. S. Iyengar: *Licht auf Yoga.* O. W. Barth,1993, S. 124

14 Ebd.

15 Ebd., S. 128

16 Ebd., S. 135

17 Gerhard H. Eggetsberger: *Power für den ganzen Tag. Sieben Übungen zur Steigerung der Lebensenergie.* Orac Verlag, 1995, S. 33. (Weitere Informationen zu den Kundalini-Tests: Institut für angewandte Biokybernetik und Feedbackforschung. Josefstädterstr. 72/01, A-1080 Wien. Tel. 0043/1/4 08 38 72, Fax: 4 08 41 51.)

18 Dies erzählte mir Hans Georg Schoen, der seit über vierzig Jahren in Deutschland Yoga unterrichtet.

19 Stephen T. Chang, *Das Tao der Sexualität*, S. 78

20 Richard Bach: *Die Möwe Jonathan.* Econ Ullstein List Verlag, 2001. Im englischen Original heißt es übrigens *»to find perfection«*. Die treffendere Übersetzung wäre also: »... um endlich den Sinn des Lebens darin zu sehen, Vollkommenheit zu *finden* und zu verkünden.«

21 Bach, S. 49

22 Vgl z. B. Ken Wilber: *Halbzeit der Evolution*, Fischer Verlag (Frankfurt a. M.), 1996, oder *Eros, Kosmos, Logos*, Fischer Verlag (Frankfurt), 2001

23 Kumar: *Kundalini for Beginners.* Kumar ist Wissenschaftler und hat nach eigener Aussage das Erwachen durch das Aufsteigen der Kundalini erfahren.

24 Osho: *Vom Sex zum kosmischen Bewusstsein*, S. 140

25 Der Film wurde in Indien zensiert. Im Ursprungsland des Tantra ist das Thema Sexualität – vermutlich durch den Einfluss der prüden englischen Moral – tabu.

26 Mallanaga Vatsyayana: *Das Kamasutra*, Deutscher Taschenbuch Verlag, 1991, S. 10

27 Traditionell werden vier Grund-Mantren praktiziert: Das *Mantra der Wahrnehmung* – sexuelle Lust bewusster erleben: »Omm Ahdi Omm«. Das *Mantra der Kontrolle* – Ejakulation/Orgasmus zurückhalten: »Pahh Dahh O-Mahmm«. Das *Mantra des Übergangs* – erster Schritt vom Empfinden zur Transformation und Vergeistigung: »Omm Dahh Ahh«. Und schließlich das *Mantra der Kanalisierung* – die sexuelle Energie in höhere Zentren lenken: »Ahh Nahh Yahh Taunn«. Vgl. Ashley Thirlbey: *Tantra – Reigen der vollkommenen Lust. Die Geheimnisse der altindischen Liebeskunst.* Wilhelm Heyne Verlag, 1995

28 Es gab damals wie heute auch weibliche tantrische Gurus. Überliefert ist zum Beispiel die Geschichte von dem Gelehrten Sahara, der mit einer Pfeilmacherin auf einem Verbrennungsplatz der Toten lebte und dort, alle Schriften vergessend, von ihr die Einweihung in die »höchste Einsicht« empfing. Tantrische Lehrtexte von Frauen sind uns nicht überliefert. Abgesehen davon, dass unzählige Dokumente tantrischer Kultur durch den Islam zerstört wurden, dürfte auch die insgesamt patriarchaische Struktur des Brahmaismus dafür gesorgt haben, dass Frauen offiziell (in Schriften) nicht zu Wort kamen.

29 Bhagwan Shree Rajneesh: *Das Buch der Geheimnisse. 16 Reden des Meisters der Meditation über das »Vigyana Bhairava Tantra«.* Wilhelm Heyne Verlag, 1984, S. 10

30 Osho: *Das Buch der Geheimnisse*, S. 114 und S. 172

31 Osho: *Vom Sex zum kosmischen Bewusstsein*, S. 10

32 Ebd., S. 15

33 Ebd., S. 34

34 Die Vorträge wurden in Hindi gehalten. Originaltitel: »Sambhog Se Samadhi Ki Aor«. Die englische, von Rajneesh autorisierte Überset-

zung verwendet für den Sanskritbegriff *Samadhi* das Wort *superconsciousness.*

35 Osho: *Vom Sex zum kosmischen Bewusstsein*, S. 78

36 Ebd., S. 79

37 Ebd., S. 97

38 Ebd., S. 86

39 Ebd.

40 Wilhelm Reichs »Charakterpanzer«. Auch Erich Fromm weist in seinem Klassiker von 1956, *Die Kunst des Liebens*, auf die Bedeutung der orgiastischen Vereinigung und des Orgasmus hin: »Bis zu einem gewissen Grade ist dieser [der sexuelle Orgasmus] eine natürliche und normale Art der Überwindung des Abgetrenntseins und eine Teillösung für das Problem der Isolation.« (*Die Kunst des Liebens.* 2001, S. 26.) Eine Teillösung, weil wiederholungsbedürftig – bis hin zur Sucht. Im Unterschied zu Rajneesh heben die westlichen Psychologen nicht auf das bewusste Wahrnehmen des Moments der Auflösung ab, auf die Verbindung zur Meditation also.

41 Nach wie vor lesenswert: das Ashram-Buch des ehemaligen Stern-Reporters Jörg Andrees Elten (Satyananda): *Ganz entspannt im Hier und Jetzt. Tagebuch über mein Leben mit Bhagwan in Poona.* Osho Verlag, 2000 (Neuauflage). Und ebenso sehenswert der Film »Ashranqin Poona« (1979)

42 Bemerkenswert dabei ist, dass Bhagwan als einer der ersten bereits 1982 Kondome öffentlich als wirksamsten Schutz gegen Aids empfahl, was in den Medien belacht, in den Bhagwan-Gemeinschaften jedoch streng befolgt wurde.

43 Osho: *Vom Sex zum kosmischen Bewusstsein*, S. 178

44 Osho: *Das Orangene Buch.* Osho Verlag, 1998. Rajneesh beschrieb hier ausführlich die Dynamische und andere seiner Meditationen.

## Teil 3 – Im Hier und Jetzt

1 Prentice Mulford: *Unfug des Lebens und Sterbens.* Fischer Verlag (Frankfurt a. M.), 1977

2 Kelder, S. 55

3 Chang, *Das Tao der Sexualität*, S. 34 f.

4 Ebd., S. 36. Dr. Chang spricht in seinem *Tao der Sexualität* für be-

stimmte Richtungen des Taoismus. Das berühmte *Tao Te King* von Laotse zum Beispiel enthält keine Anleitungen zur endlosen Verlängerung des individuellen Lebens.

5 Eckart Tolle: *Jetzt! Die Kraft der Gegenwart. Ein Leitfaden zum spirituellen Erwachen.* J. Kamphausen Verlag, 2001, S. 15

6 Auf meine Frage, ob Gedanken der Erfahrung von Präsenz und Bewusstheit im Wege stehen, antwortete der Benediktinerpater und Zenmeister Willigis Jäger: »Einfälle, wichtige Erkenntnisse, auch bei Wissenschaftlern, kommen nicht so sehr durch Nachdenken. Sie fallen aus der Stille als Intuition ein. Erst wenn die lineare Aktivität des Verstandes zurücktritt, kann etwas einfallen. Der Verstand ist zweifellos etwas Kostbares. Milliarden Jahre hat die Evolution gebraucht, bis eine Spezies auftauchte, die ›Ich‹ sagen und über sich nachdenken kann. Und doch ist die Ratio auch Einschränkung. Das Problem entsteht, wenn der Verstand alle anderen Möglichkeiten des Erfahrens verdrängt. Er leidet an einer Art Hypertrophie. Der Verstand hat seine Grenzen. Diese Grenze können wir zwar noch weiter hinausschieben, wir werden immer gescheiter werden; doch am Ende erweist sich der Verstand als Eingrenzung. Die Entwicklung des Bewusstseins geht nicht auf der rationalen Ebene weiter, sondern in einem ganzheitlichen Erfassen. Der Verstand muss eingebunden werden in das, was wir ›Gesamtbewusstsein‹ nennen. Es geht nicht darum, den Verstand abzuwürgen. Er hat vielmehr zu erkennen, dass er nur ein wichtiges Funktions- und Organisationszentrum im größeren Feld des Bewusstseins ist. Er muss sich einbinden lassen in eine größere Erfahrung, in Fähigkeiten, die wir alle besitzen, die wir aber leider nicht entwickeln. Wir wissen nicht, dass wir Fähigkeiten in uns haben, die umfassender erkennen lassen, als der Verstand das ermöglicht. Das nächste Jahrhundert wird ein Jahrhundert der Metaphysik sein. Davon bin ich fest überzeugt. Man wird eines Tages feststellen, dass es Erkenntnismöglichkeiten gibt, die umfassender sind als das rein rationale Begreifen.«

7 Willigis Jäger, Beatrice Grimm: *Der Himmel in dir. Einübung ins Körpergebet.* Kösel Verlag, 2000

8 Pyar Troll: *Reise ins NICHTS – Geschichte eines Erwachens.* J. Kamphausen-Verlag, 2000

9 Erich Fromm: *Die Kunst des Liebens.* Deutscher Taschenbuch Verlag, 2001, S. 46

10 Alon Gratch: *Wenn Männer reden könnten. Was Männer fühlen, ohne es zu sagen.* Scherz Verlag, 2001, S. 28

11 Sabine Lichtenfels: *Weiche Macht. Perspektiven eines neuen Frauenbewusstseins und einer neuen Liebe zu den Männern.* Meiga Verlag, 1996, S. 137 ff.

12 Barry Long: *Sexuelle Liebe auf göttliche Weise.* MB-Verlag, 1999, S. 14

13 Auf Hörkassette: *How to Make Love Rightly* (1984/Neufassung *Making Love* 1995, Barry Long Foundation/Terra Versand, Freiburg), seit 1999 als Übersetzung in dem Buch Barry Long: *Sexuelle Liebe auf göttliche Weise.* (MB-Verlag/VSB). Die Tapes wurden bereits ab 1988 im Osho-Ashram in Poona von Therapeuten und Tantra-Lehrern genutzt. Barry Long weist allerdings seit vielen Jahren öffentlich darauf hin, dass es keine von ihm autorisierten Lehrer gibt und dass eine Vermischung seiner mit anderen Lehren zu folgenschweren Missverständnissen und Verwirrungen führen würde. (www.BarryLong.org und www.originaltantra.com)
Der Psychologe Stephan Striek untersuchte in seiner Diplomarbeit die Wirkung von Barry Longs Tantra-Lehre auf einige Schüler und kam zu folgendem Ergebnis: »Vor allem die Begegnung mit der Präsenz und Lehre von Barry Long brachte bei meinen Gesprächspartnern/innen langsame, aber auch durchaus dramatische und tief greifende Entwicklungsprozesse und Veränderungen in Liebe, Sexualität und Partnerschaft in ihrem Leben in Gang. Meine Gesprächspartner/innen berichten, dass die Liebe zu ihren Partnern in ihrem Erleben einen über das Persönliche in der Beziehung hinausgehenden Sinn und Zweck hat. Sie beschreiben Entwicklungsprozesse, in denen sie sich zunehmend der überpersönlichen Ebenen sexueller Liebe bewusst werden.« (Stephan Striek: »... This Making of Love has a lot to do with God!«, Diplomarbeit, Hamburg, 2001, bisher unveröffentlicht).

14 Barry Long: *Sexuelle Liebe auf göttliche Weise*, S. 23 f.

15 Ebd., S. 24

16 Der Ausdruck wurde angeblich in jenen Ländern geprägt, wo sich europäische Missionare mit ihrer beschränkten Liebeskunst lächerlich machten. Sie kannten nur: Mann oben, Frau unten.

17 Steven Harrison: *Eins sein. Transformation durch Beziehung.* Edition Spuren, 2001, S. 102

18 Bei dem Problem vorzeitiger Ejakulation empfiehlt der Psychologe Alan Gratch, nicht etwa an irgendetwas »Abtörnendes« zu denken, wie es viele Männer versuchen. Wir sollten uns vielmehr »ausschließlich auf die Gefühle beim Geschlechtsverkehr konzentrieren, um diesen zu verlängern. Je mehr ein Mann das tut, desto weniger dringlich ist das Verlangen nach einem Orgasmus.« (Gratch, *Wenn Männer reden könnten – Was Männer fühlen, ohne es zu sagen*, S. 333)

19 »›Bienen und Schmetterlinge haben multiple Orgasmen, intelligente Affen haben multiple Orgasmen, Frauen haben multiple Orgasmen – wenn die Partner sie denn dazu kommen lassen. Und jetzt geht es darum, dass Männer begreifen, dass auch sie das können: vier, fünf, sechs, viele ungetrübte Highs hintereinander genießen‹, erklärt Marian Dunn vom Center for Human Sexuality in NewYork City« (Dietmar Bittrich: »Der multiple Orgasmus des Mannes«, *Playboy*, Okt. 2001, S. 92). Hintergrund: Neuere Forschungen an amerikanischen Universitäten bestätigen (wie die Forschungen von Eggetsberger) die Effektivität der alten asiatischen Techniken zur Steigerung der Lust ohne Ejakulation. Ruhiger Atmen, PC-Muskel trainieren und im richtigen Moment anspannen.

20 Chang, *Das Tao der Sexualität*, S. 177

21 Zum Austesten der Schwelle empfiehlt Sexualforscherin Beverly Whipple gelegentliches Masturbieren, »immer am Rand entlang und möglichst selten darüber hinaus«. (Bittrich, *Playboy*, Oktober 2001, S. 94).

# Literatur

## Zu den Fünf »Tibetern«


Gillessen, Brigitte: *Das Energieprogramm der Fünf »Tibeter«®* Scherz Verlag, 1997

Gillessen, Wolfgang und Brigitte: *Erfahrungen mit den Fünf »Tibetern«®. Neue Einblicke in das alte Geheimnis.* Scherz Verlag, 1997

Kelder, Peter: *Die Fünf »Tibeter«®* Scherz Verlag, 1999

*Die Fünf »Tibeter«®. Das Begleitbuch.* Scherz Verlag, 2000

Kilham, Christopher S.: *»Lebendiger Yoga. Das Profibuch zu den Fünf »Tibetern«® von Peter Kelder.* Integral Verlag, 1997

Lanz, Arnold H.: *Fitness und Entspannung mit den Fünf »Tibetern«®* Scherz Verlag, 1998

Lanz, Arnold H.: *Die Fünf »Tibeter«® für ein langes Leben. Der Königsweg zu mehr Lebensfreude und Vitalität.* Scherz Verlag, 2001

Magyarosy, Maruscha: *Das heilende Ja. Die Fünf »Tibeter«®-Körpermeditation*, Scherz Verlag, 2001

Magyarosy, Maruscha: *Das Paradies ist in dir.* Scherz Verlag, 1999

Magyarosy, Maruscha: *Intelligenz des Herzens durch die Fünf ».Tibeter«®*, Scherz Verlag, 1997


## Zur Transformation sexueller Energie


Chang, Stephen T.: *Das Tao der Sexualität. Von der tieferen Weisheit des Liebens.* Goldmann Verlag, 1995

Eggersberger, Gerhard H.: *Power für den ganzen Tag. Sieben Übungen zur Steigerung der Lebensenergie.* Orac Verlag, 1995

Forman, Alan und Stephan Niederwieser: *Das Chakra-Erlebnisbuch*, Scherz Verlag, 1998

Harrison, Steven: *Eins sein. Transformation durch Beziehung.* Edition Spuren, 2001

Iyengar, B. K. S.: *Licht auf Yoga.* O. W. Barth Verlag, 1993
Long, Barry: *Sexuelle Liebe auf Göttliche Weise.* MB-Verlag/VSB, 1999
Osho: *Vom Sex zum kosmischen Bewusstsein.* Osho Verlag, 1995
Osho: *Das Orangene Buch.* Osho Verlag, 1988
Piontek, Maitreyi D.: *Das Tao der weiblichen Sexualität.* O. W. Barth Verlag, 1998
Thirleby, Ashly: *Tantra – Reigen der vollkommenen Lust. Die Geheimnisse der altindischen Liebeskunst.* Wilhelm Heyne Verlag, 1995
Vatsyayana, Mallanaga: *Das Kamasutra*, Deutscher Taschenbuch Verlag, 1991

## Weitere zitierte Bücher

Bach, Richard: *Die Möwe Jonathan.* Ullstein, 2001
Bittrich, Dietmar: *Mann oh Mann. Was er liebt – was er fürchtet – was er denkt – was er tut.* Goldmann, 2000
Eliade, Mircea: *Yoga – Unsterblichkeit und Freiheit.* Suhrkamp Verlag, 1977
Elten, Jörg Andrees (Satyananda): *Ganz entspannt im Hier und Jetzt. Tagebuch über mein Leben mit Bhagwan in Poona.* Osho Verlag, 2000
Ettcoff, Nancy: *Nur die Schönsten überleben.* Diederichs Verlag, 2001
Fromm, Erich: *Die Kunst des Liebens.* Deutscher Taschenbuch Verlag, 2001
Gratch, Alon: *Wenn Männer reden könnten – Was Männer fühlen, ohne es zu sagen.* Scherz Verlag, 2001
Jäger, Willigis und Beatrice Grimm: *Der Himmel in dir. Einübung ins Körpergebet.* Kösel Verlag, 2000
Lichtenfels, Sabine: *Weiche Macht. Perspektiven eines neuen Frauenbewusstseins und einer neuen Liebe zu den Männern.* Meiga Verlag, 1996
Long, Barry: *Meditation: Ein Grundlagenkurs.* J. Kamphausen Verlag, 1998
Ortiz, John M.: *Das Tao der Musik. Die geheime Macht der Musik – wie man sie kreativ einsetzen und nutzen kann.* O. W. Barth Verlag, 1999
Sharaf, Myron: *Der heilige Zorn des Lebendigen.* Simon und Leutner, 1994

Szepes, Maria: *Der rote Löwe.* Fischer Verlag (Münsingen), 1999
Tolle, Eckart: *Jetzt! Die Kraft der Gegenwart. Ein Leitfaden zum spirituellen Erwachen.* J. Kamphausen Verlag, 2001
Troll, Pyar: *Reise ins NICHTS – Geschichte eines Erwachens.* J. Kamphausen-Verlag, 2000
Wilber, Ken: *Eros, Kosmos, Logos.* Krüger Verlag, 1996

## Zeitschriften

*Connection-Special* Nr. 31, 35, 39, 45, 51 (alle zum Thema Tantra). Connection Medien GmbH, Bestellbox/Fax: (0 86 39) 98 34 14

# Tonträger

## Sprache

Long, Barry: *Zusammen-Sein*
Long, Barry: *Liebe und Leere*
Long, Barry: *Making Love*
Videos, Bücher und Hörkassetten von Barry Long sind erhältlich über den Terra Versand, Postfach 70 01 55, 79055 Freiburg, Tel. (07 61) 4 56 78 45

## Sprachliche Anleitung mit Musik

Bust/Leimbach/Zapp: *Tantramassage.* Life Creation Media/Silenzio
Dahlke, Rüdiger: *Partnerbeziehungen. Glücklich und Dauerhaft.* Bauer Ton
Mack, Bernhard/TranceZenDance: *Vision.* Doppel-CD. Junfermann

## Musik

*Zu allen Chakren*

Bollmann, Christian: *Heilende Klänge.* Lichthaus-Musik
Goldman, Jonathan: *Chakra-Chants.* Etherean/Silenzio
Kamal: *Chakra Breathing.* New Earth/Silenzio
Motal, Hannes: *Die Fünf »Tibeter«® Musik pur für Bewegung, Tanz und kreative Entspannung.* Scherz Verlag
Osho/Deuter: *Dynamische Meditation.* New Earth/Silenzio
Osho/Deuter: *Kundalini Meditation.* New Earth/Silenzio
Santo: *Oberton Chakra Meditation.* Osho Verlag

*1. bis 3. Chakra (Tanzen)*

Asher, James: *Feet in the Soil.* New Earth/Silenzio
Gabrielle Roth: *Bones, Initiation, Ritual, Trance, Waves* u. a. Alle Raven/ZYX
Tekbilek, Omar Faruk: *One Truth.* (Türkische Perkussion) Celestial Harmonies/Zweitausendeins
Flatischler, Reinhard: *Schinore*, *Coreana*, *Drumming Together*, *Ketu*, *Layers of Time.* Alle Intuition/SMV
V.A.: *Tribal Beats From Planet Earth.* Blue Flame/BMG

*4. und 5. Chakra (Gesang)*

Deva Premal: *The Essence, Love Is Space* u. a. Prabhu/Silenzio
Leela: *River of Silence.* Bestellung über silenceMedia@gmx.de und silenceMedia, Postfach 71 08 11, 81458 München
Gyuto Monks: *Freedom Chants.* Ryko/Intuition
Magic Earth: *Women of Power & Grace.* New Spirit/EMI-Elektrola
Miten: *Blown Away* u. a. Prabhu/Silenzio
Namaste: *Magical Healing Mantras.* New Earth/Silenzio
Oliver Shanti: *Tibetya.* WEA
Tibetan Secrets: *Die Musik zu den 7 Tibeterinnen* (drei CDs). Medial/ Silenzio
Wonder, Stevie: *Love Songs. 20 Classic Hits.* Motown/Universal

*6. und 7. Chakra (stille Meditation/»Liebemachen ohne Emotionen«)*

Al Gromer Khan/Amelia Cuni: *Monsoon Point.* New Earth/Silenzio
Chaurasia, Hari Prasad: *Raags Yaman & Shivaranjani* (indische Flöte). Chanda Dhara/Silenzio
Crystal: *Bluegreen.* AIM/Silenzio
Gorn, Steve: *Parampara* (indische Flöte).Wergo/SMD
Roach, Steve: *Dreamtime Return* (Doppel-CD) u. a. Celestial Harmonies/Zweitausendeins
Stillpoint: *Maps Without Edges.* Intuition/SMD
Vetter, Michael & The Overtone Choir: *Ancient Voices.* Wergo/SMD.

# Videos

Master Mantak Chia: *Mehr Liebeskraft. The Multi-Orgasmic Energy.* (Vortrag vom 9. April 1998 in Wien, Interview mit Gerhard H. Eggetsberger u. a.) 135 Min.VHS-Pal, ISBN 3-529512-44-0, Koha-Verlag

Nair, Mira: *Kama Sutra.* 109 min. PolyGram, 1997

Streubel, Brigitte/Magyarosy, Maruscha: *Die Fünf »Tibeter«® in Aktion.* Scherz Verlag

# Adressen (Tantra)

## Transformation sexueller Energie/Tantra

Aruna Institut, Tel. (0 79 36) 6 21.
E-Mail: aruna@t-online.de.
Website: www.aruna-tantra.de
Advaita Maria Bach, Tel. (06 11) 37 47 48.
E-Mail: Advaita-Tantra@t-online.de.
Website: www.advaita-tantra.de
Barry Long-Seminare, Tel. (0 40) 89 07 09 07.
Website: www.BarryLong.com und www.OriginalTantra.com
Dakini-Center Deutschland, Tel./Fax (0 71 83) 4 25 43.
E-Mail: Info@dakini-tantra.de.
Website: www.dakini-tantra.de;
Das Tantra Forum, Tel: (02 31) 9 17 34 34.
E-Mail: mail@tantra.de.
Website: www.tantra.de
Gerhard Eggetsberger, Institut für angewandte Biokybernetik und Feedbackforschung, Tel. +43 1/4 08 38 72.
Website: www.eggetsberger.com
Institut für Lebenskunst & Tantra, Tel. (0 30) 25 29 87 00.
E-Mail: ru/oktantra-in-berlin.de.
Website: www.tantra-in-berlin.de
Institut Namaste, Tel. +43 1/4 19 76 88-66.
E-Mail: info@tantra.de.
Website: www.tantra.at
Liebe Leben,Tel. (07 11) 7 54 24 48.
E-Mail: liebelebenlvS@aol.com.
Website: www.liebeleben.de
Mantak Chia: International Healing Tao, Beate Nimsky, Tel. (0 62 22) 6 44 51.
E-Mail: bneurope@hot.mail.com. Website: www.healing-tao.com

Orgoville Internation, Website: www.essencia.de

Puja und Raja Richardson. Making Love. Tantra nach B. Lony und Osko. E-Mail: pujara@libero.it. Website: www.love4couples.com

Skydancing Institut München, Infotel. (0 89) 43 65 16 01. Website: www.Skydancing-Tantra.de

The Art of Being, Tel. (07 61) 40 93 03. Website: www.art-of-being.de

Vision der Freude, Tel. (0 55 42) 50 34 37. Website: www.vision-der-Freude.de

# Dank

Ich danke Maruscha Magyarosy für ihre liebevolle Unterstützung bei der Arbeit an diesem Buch: für Gespräche und Textmaterial, für die Überprüfung des Manuskripts, für wertvolle Anregungen und das tiefere Einverständnis.

Ich danke Gisela-Leonie Teschke dafür, dass sie mich auf so bezaubernde Weise in die Sechs »Tibeter« einführte und mir ihr Vertrauen schenkte.

Ich danke Carlos Liebetruth für seinen herzlichen Humor und seine Offenheit.

Ich danke meiner Literaturagentin Heike Wilhelmi für das ermunternde Feedback nach dem Lesen des Manuskripts.

Ich danke meiner Mutter dafür, dass sie mich schon in jungen Jahren so liebevoll über Sexualität aufklärte.

Ich danke meiner Lektorin Dr. Petra Eisele für die tolle Zusammenarbeit.

Ich danke meinen spirituellen Lehrern, vor allem Osho, Barry Long und Pyar, dafür, dass sie mich tiefer ins Herz und in die Präsenz geführt haben.

Ich danke meiner Frau Ieva dafür, dass sie mich immer noch liebt.

Ich danke Gott, der Präsenz, diesem unbegreiflichen Bewusstsein »hinter mir«.

# Die Fünf »Tibeter« für alle Sinne

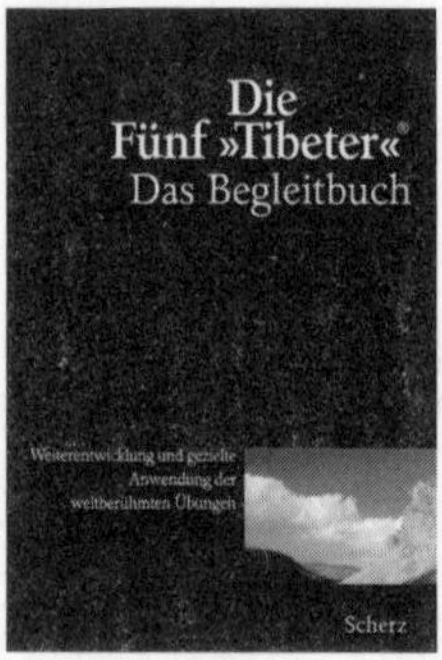


**Die Fünf »Tibeter«. Das Begleitbuch**
Weiterentwicklung und gezielte Anwendung der weltberühmten Übungen

272 Seiten, mit neuen Übungsprogrammen
ISBN 3-502-25052-9

Forscher, Ärzte und Wissenschaftsjournalisten haben sich eingehend mit dem Fünf »Tibeter-Phänomen« befasst und sind zu neuen Ergebnissen gelangt: Die positive Wirkung der 5 Übungen lässt sich naturwissenschaftlich begründen und durch gezielte Maßnahmen noch bedeutend steigern.

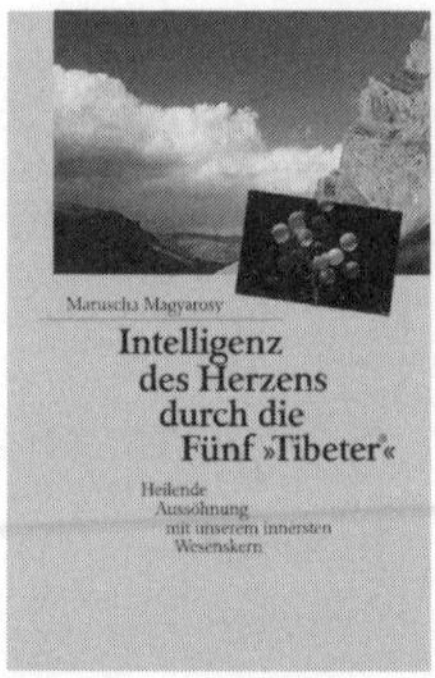


Maruscha Magyarosy
**Intelligenz des Herzens durch die Fünf »Tibeter«**
Heilende Aussöhnung mit unserem innersten Wesenskern

191 Seiten, mit zahlreichen Abbildungen
ISBN 3-502-25008-1

Die Yogalehrerin und Körpertherapeutin Maruscha Magyarosy wurde durch ihre persönliche Erfahrung mit den Fünf »Tibetern« auf den Weg der Entdeckung der Intelligenz und Weisheit des Herzens geführt.

Arnold H. Lanz
**Fitness und Entspannung mit den Fünf »Tibetern«**
Harmonisierende und aufbauende Übungen für jedermann

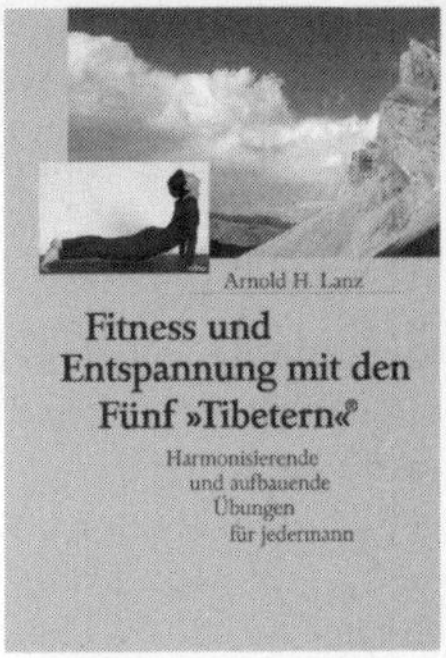


192 Seiten, mit 36 Abbildungen
ISBN 3-502-25016-2

Arnold H. Lanz, Seminarleiter und Heilpraktiker, bietet Menschen, die in ihrem Alltag bisher nur wenig Gelegenheit zu Sport, Muße und Entspannung fanden, durch dieses Buch Zugang zu Wellness und Gesundheit.

Fredy Gruber
**Mehr Power und Erfolg mit den Fünf »Tibetern«**
Dynamische Übungen zur Steigerung von Energie und Leistungskraft

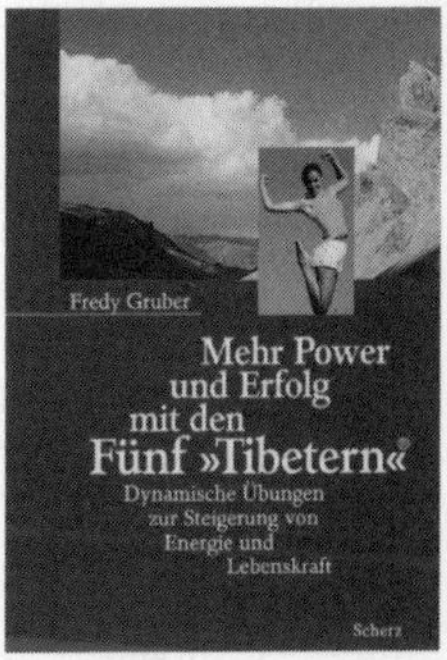


160 Seiten, mit zahlreichen Abbildungen
ISBN 3-502-25050-2

Fredy Gruber, Berater mit Schwerpunkt Traditionelle Chinesische Medizin und Managementtrainer, zeigt mit diesem Übungsprogramm, wie Sie die Fünf »Tibeter« wirksam einsetzen können, um beruflichen Erfolg und Fitness miteinander zu verbinden.

Brigitte Gillessen
**Das Energieprogramm der Fünf »Tibeter«**
Kraftvolle Übungen für Körper, Geist und Seele

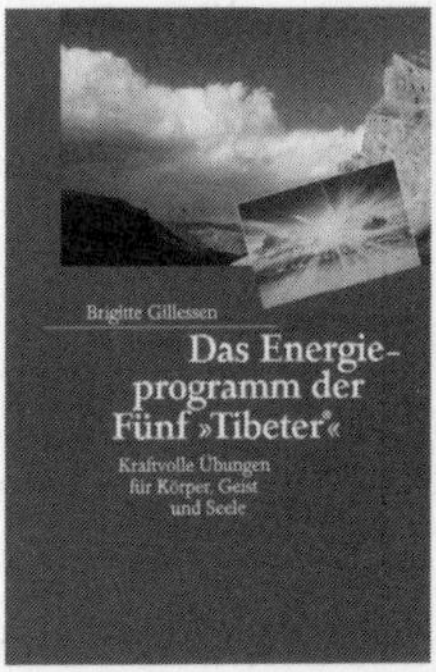


160 Seiten, mit ca. 18 Abbildungen,
ISBN 3-502-25007-3

Die Heilpraktikerin Brigitte Gillessen erschließt uns mit diesem Buch Mittel und Wege, um innere Blockaden zu lösen und die Energie wieder frei fließen zu lassen.

Wolfgang und Brigitte Gillessen (Hrsg.)
**Erfahrungen mit den Fünf »Tibetern«**
Neue Einblicke in das alte Geheimnis

180 Seiten, mit zahlreichen Abbildungen
ISBN 3-502-25399-4

Kompetente Yogalehrer, Therapeuten und langjährige »Tibeter«-Übende berichten über ihre Erfahrungen.

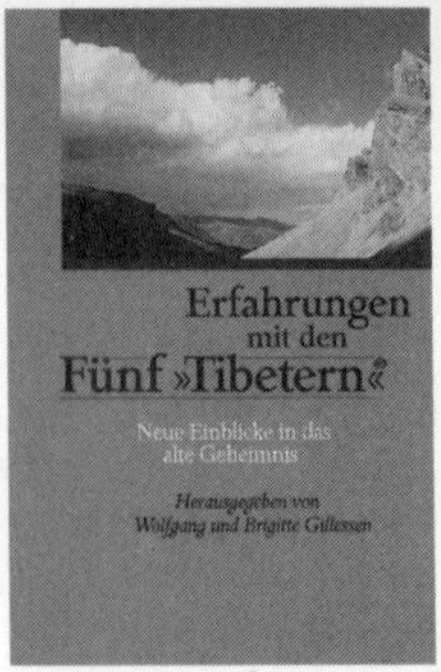


Dr. med. Ingfried Hobert
**Gesundheit selbst gestalten**
Wege der Selbstheilung und die
Fünf »Tibeter«. Ein Arzt berichtet

144 Seiten
ISBN 3-502-25411-7

Dr. Hobert – Schulmediziner und Naturheilkundler – wendet die Fünf »Tibeter« seit Jahren zur unterstützenden Behandlung bei vielen Krankheiten und bei der Rekonvaleszenz seiner Patienten mit großem Erfolg an. Drei weitere Ärzte berichten von ihren Erfahrungen.

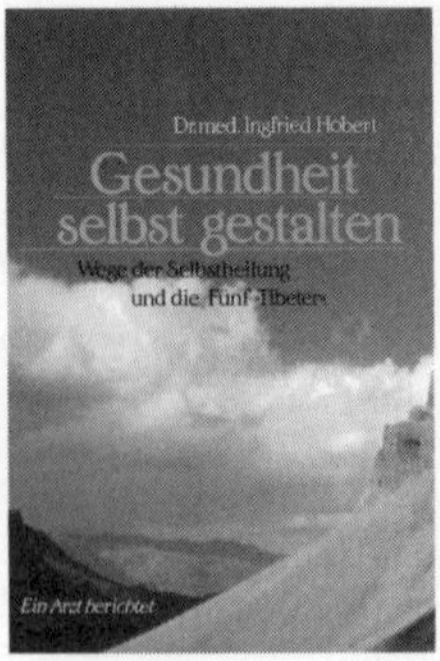


Barbara Simonsohn
**Die Fünf »Tibeter« mit Kindern**
Gesundsein darf Spaß machen!

134 Seiten, mit zahlreichen Fotos und Illustrationen
sowie einer Merktafel für Kinder
ISBN 3-502-25262-9

Die Therapeutin und Seminarleiterin Simonsohn beschreibt, wie Eltern und Kinder gemeinsam üben, wie Kinder motiviert werden und wie Pädagogen die Übungen in ihrer Praxis einsetzen können.

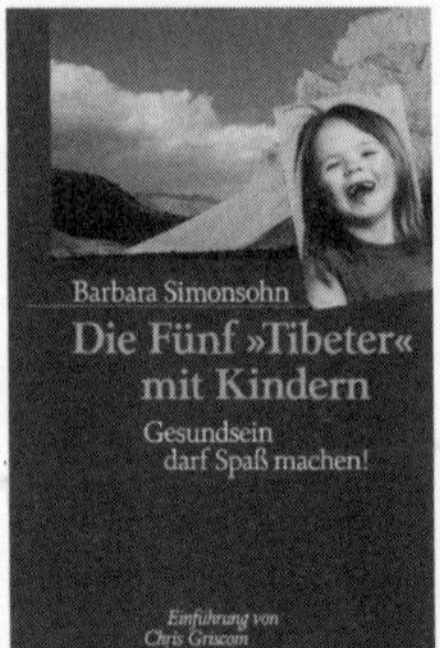

Devanando Weise / Jenny Frederiksen
**Die Fünf »Tibeter«-Feinschmecker-Küche**
Mit 144 Rezepten auf der Basis von Trennkost und mehr

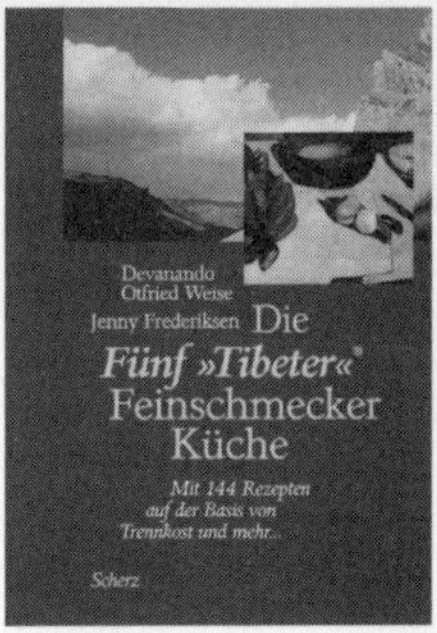


280 Seiten, mit zahlreichen Abbildungen
ISBN 3-502-25126-6

Die Gourmetköche Weise und Frederiksen haben ein Buch über schmackhafte und bekömmliche Vollwertkost geschrieben, das auf den Ernährungsvorschlägen Peter Kelders beruht.

Brigitte Streubel / Maruscha Magyarosy
**Die Fünf »Tibeter« ... in Aktion**
Das Video zum Bestseller von Peter Kelder

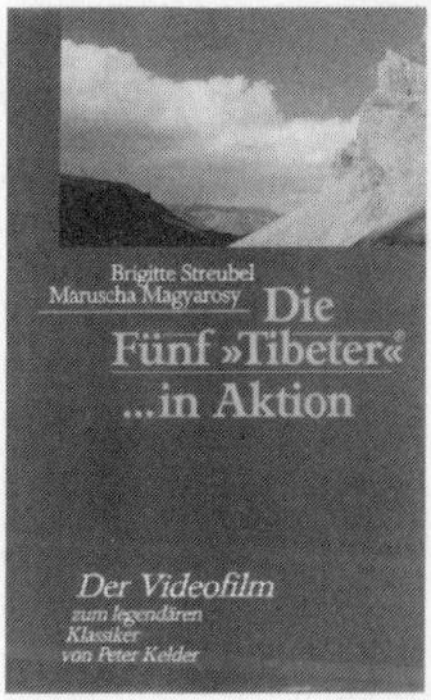


24 Minuten, VHS, Stereo
ISBN 3-502-25307-2

Die Yogalehrerin und Leiterin des Fünf-»Tibeter«-Ausbildungsprogramms Maruscha Magyarosy zeigt mit einer ihrer Übungsgruppen langsam und deutlich die authentischen Fünf »Tibeter« und auch die sechste Übung. Außerdem erklärt sie Schritt für Schritt die richtige Atmung und führt Entlastungsübungen für den sensiblen Rücken vor.

Hannes Motal
**Die Fünf »Tibeter« CD**
Musik pur für Bewegung, Tanz und kreative Entspannung

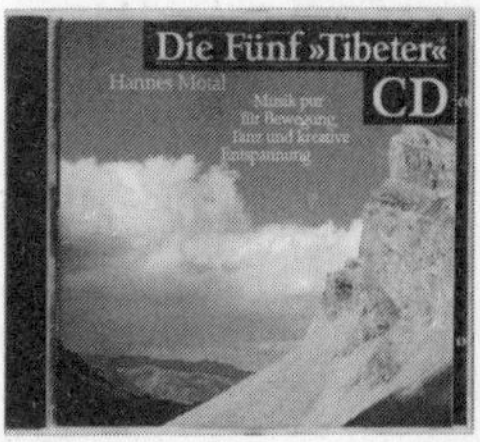


44 Minuten
ISBN 3-502-25103-7

Die acht Stücke des Wiener Musikers kreieren einen dynamischen Klangraum zum Üben der Fünf »Tibeter«. Aber auch wer sich nur entspannen oder tanzen will, wird mit dem fließenden Rhythmus dieser Musik auf seine Kosten kommen.

Maruscha Magyarosy
**Das heilende JA.**
**Die Fünf »Tibeter«-Körpermeditation**
Heilsame Übungen für Körper, Geist und Seele

144 Seiten, mit 18 Abbildungen und CD
ISBN 3-502-25053-7

Maruscha Magyarosy zeigt mit ihrem Fünf-Schritte-Programm, wie man durch regelmässige Praxis, verbunden mit entspannenden Meditationen und heilsamen Visualisationen, die wohltuende Wirkung der bewährten fünf Übungen noch intensivieren kann.

Arnold H. Lanz
**Die Fünf »Tibeter« für ein langes Leben**
Der Königsweg zu mehr Lebensfreude und Vitalität

256 Seiten, mit 7 Abbildungen
ISBN 3-502-25051-0

Arnold H. Lanz, der bekannte Fünf »Tibeter«-Trainer, stellt in diesem Buch sein Erfolgsprogramm für ein langes Leben voll Energie und Vitalität vor: Beweglich bleiben – auch in vorgerücktem Alter –, indem man schon ersten Anzeichen nachlassender Leistungsfähigkeit wirksam begegnet.

Jiao Guorui

**Qigong Yangsheng**

Chinesische Übungen zur Stärkung der Lebenskraft

*Aus dem Chinesischen von Stephan Stein*

Band 12948

Unter dem Oberbegriff Qigong werden vielfältige körperliche Übungssysteme zusammengefaßt, deren Gemeinsamkeit die Stärkung der Lebenskraft ist, also der Vorbeugung von Krankheiten, der generellen Gesunderhaltung und Kräftigung, der konkreten Behandlung von Krankheiten und der Linderung von Schmerzen. Beim Üben von Qigong geben wir durch Bewegungen und Imagination Impulse und Signale an unseren Organismus und beeinflussen damit unsere Körperfunktionen und unseren Geist. Richtig verstanden ist Qigong Körper- und Geisteskultur zugleich.
Um Qigong leicht in den Tagesablauf zu integrieren, werden aus den vier klassischen Formen – Acht Brokate, Stehen wie eine Säule, Spiel der Fünf Tiere und den 15 Formen des Tai-Ji – kleine Übungszyklen zusammengestellt. Diese Auswahl ermöglicht demjenigen, der nicht genug Zeit für die vollständigen Formen hat, kurze und trotzdem effektive Übungszeiten.

Ann Faraday

**Deine Träume – Schlüssel zur Selbsterkenntnis**

Ein psychologischer Ratgeber

Aus dem Amerikanischen von Margaret Carroux

Band 3306

Jedermann kann die Fertigkeit erwerben, seine Träume zu verstehen und sie für das tägliche Leben zu nutzen. Dieses Buch setzt beim Leser weder irgendwelche Vorkenntnisse noch Fachwissen voraus. Auch Menschen, die nichts über Träume wissen oder sich nicht an ihre Träume erinnern können, finden hier Schlüssel und Anleitung sowie eine Fülle von Beispielen.

»Ich habe dieses Buch mit großem Interesse gelesen.
Ann Faradays Buch ist einmalig in der
umfangreichen Traumliteratur.«
*Robert E. L. Masters,*
*Forschungsdirektor der Foundation for Mind*

Fischer Taschenbuch Verlag

fi 23306 / 1

Eugen Herrigel

**ZEN in der Kunst des Bogenschießens / Der ZEN Weg**

Band 16097

Die beiden Klassiker der westlichen Zen-Literatur endlich in einem Band!

»Eugen Herrigel war einer der ganz wenigen Nicht-Japaner, die das Wesen des Zen erfasst haben. Seine Schriften vermögen den westlichen Leser vertraut zu machen mit jener seltsamen und scheinbar unzugänglichen Art der östlichen Erfahrung, die wir ›Zen‹ nennen.«

*Daisetz T. Suzuki*

Ken Wilber

**Einfach »Das«**

Tagebuch eines ereignisreichen Jahres

Aus dem Amerikanischen von Clemens Wilhelm

Deutsche Erstausgabe

Band 15072

»Wenn dieses Tagebuch ein Thema hat, dann ist es der Gedanke, dass Körper, Seele und Geist sich nicht gegenseitig ausschließen. Die Begierden des Fleisches, die Ideen des Geistes und die Erleuchtung der Seele sind jeweils auf ihre Weise vollkommener Ausdruck des strahlenden Geistes, der allein in der Welt wohnt, sublime Gesten jener großen Vollkommenheit, die allein über der Welt leuchtet.«

*Ken Wilber*

Fischer Taschenbuch Verlag

fi 15072 / 1

Jiddu Krishnamurti
**Vollkommene Freiheit**
Das große Krishnamurti-Buch
Aus dem Englischen von Anne Ruth Frank-Strauss
Band 15067

Vollkommene Freiheit – das war Jiddu Krishnamurtis Leitmotiv. Dieser Band versammelt seine wichtigsten Aufsätze, Reden und Gespräche aus fünfzig Jahren weltweiter Lehrtätigkeit – viele davon hier zum ersten Mal in deutscher Übersetzung.

Fischer Taschenbuch Verlag

fi 15067 / 1

Else Müller

**Du fühlst die Wunder nur in dir**

Autogenes Training und Meditation
in Alltagsbeobachtungen, Aphorismen und Haikus

Band 11692

Das »meditative Tagebuch« umfaßt drei Teile, die gleichermaßen, aber in der Form völlig verschieden, hinführen zu Entspannung und Meditation.
Die Geschichten im ersten Teil »*Stadt, Sein, Sehnsucht. Autogenes Training in Alltags- und Reisebeobachtungen*« ermöglichen eine Sensibilisierung der Wahrnehmung des Selbst und des Lebensumfeldes. Sie bieten Anregungen, neue Ein- und Ansichten zu erlangen und mehr kreative Phantasie für die persönliche Lebensgestaltung und -bewältigung zu entwickeln.
Im zweiten Teil »*Alleinsein mit sich selbst*« sind »*Aphorismen von A bis Z*« als Meditationsvorlagen konzipiert. Die Konzentration auf den Spruch erleichtert das Abschalten vom bedrängenden Alltag, setzt eigene Gedanken und Phantasien frei, führt zu Entspannung und innerer Ruhe.
Der Teil »*Klatschmohn, Kornblume. Augenblicksbeschreibungen, Naturimpressionen*« wurde angeregt durch die japanische Haiku-Dichtung, die ihre Wurzeln im Zen-Buddhismus hat. Die Dreizeiler regen die Phantasie zum Malen bunter, vielfältiger Innenbilder an und dienen als Einstiegshilfe zu einer Meditation.

Fischer Taschenbuch Verlag

fi 84 / 5